广东省科技计划项目（编号2013B070603009）立项资助；
广东省教育厅、佛山科学技术学院创新强校教学类项目资助

我的妈妈是牙科医生

1 乳牙是我的好朋友

李霞 著

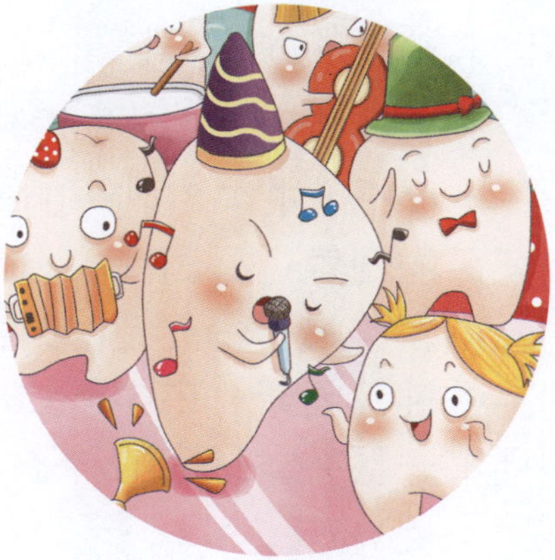

暨南大學出版社
JINAN UNIVERSITY PRESS

前言

在我国，口腔疾病患者的比例很高，而其中得到治疗的人数比例却相当低，这与民众口腔保健知识的缺乏有重要关系。如何把口腔保健知识传达给更多的人呢？我相信很多口腔科的医生和我一样，都考虑过这个问题。但是因为工作忙，这个念头一直被压抑着。

这个念头的复苏并逐渐强烈是在女儿出生之后。妈妈们常常问到乳牙、烂牙等相关问题，并时有抱怨：家里的图书只讲如何刷牙？为什么要刷牙？很难找到一本系统介绍口腔保健知识的科普书；因为职业的关系，几乎所有的朋友都会或多或少向我咨询关于口腔和牙齿健康的问题。大家对口腔健康的关注点燃了我写书的热情。女儿以及她的小伙伴们都特别喜欢看图文并茂的故事书，于是，我想到以图画书的形式来介绍口腔保健知识。经过多次努力尝试，终于成就了今天的《我的妈妈是牙科医生》。

《我的妈妈是牙科医生》一共六册，书中对乳牙的重要性、蛀牙的原因和预防方法、口腔卫生的维护方法、老掉牙的现象（牙周病）、假牙的种类、保护六龄牙等日常口腔保健知识进行了详细的介绍。该书尽管几经修改，以期尽可能多地传达日常牙齿保健知识，但考虑到故事的完整性等因素，书中所涉及的口腔知识仍然非常有限。我希望借此能在孩子们的心中播下一颗关爱牙齿的种子，希望他们能有健康的牙齿相伴终生。

图书能够顺利出版需要感谢的人实在太多了。首先，女儿心禹给了我莫大的勇气，这套书也是特别为她而写的；其次，要感谢家人的支持；再次，要感谢朋友们的热情鼓励和帮助；最后，要感谢图书的绘画作者、暨南大学出版社的古碧卡老师和方敏编辑的用心和努力。

妞妞今年5岁了，她的妈妈是一名牙科医生，妞妞知道很多关于牙齿的知识，是个牙齿小达人呢。

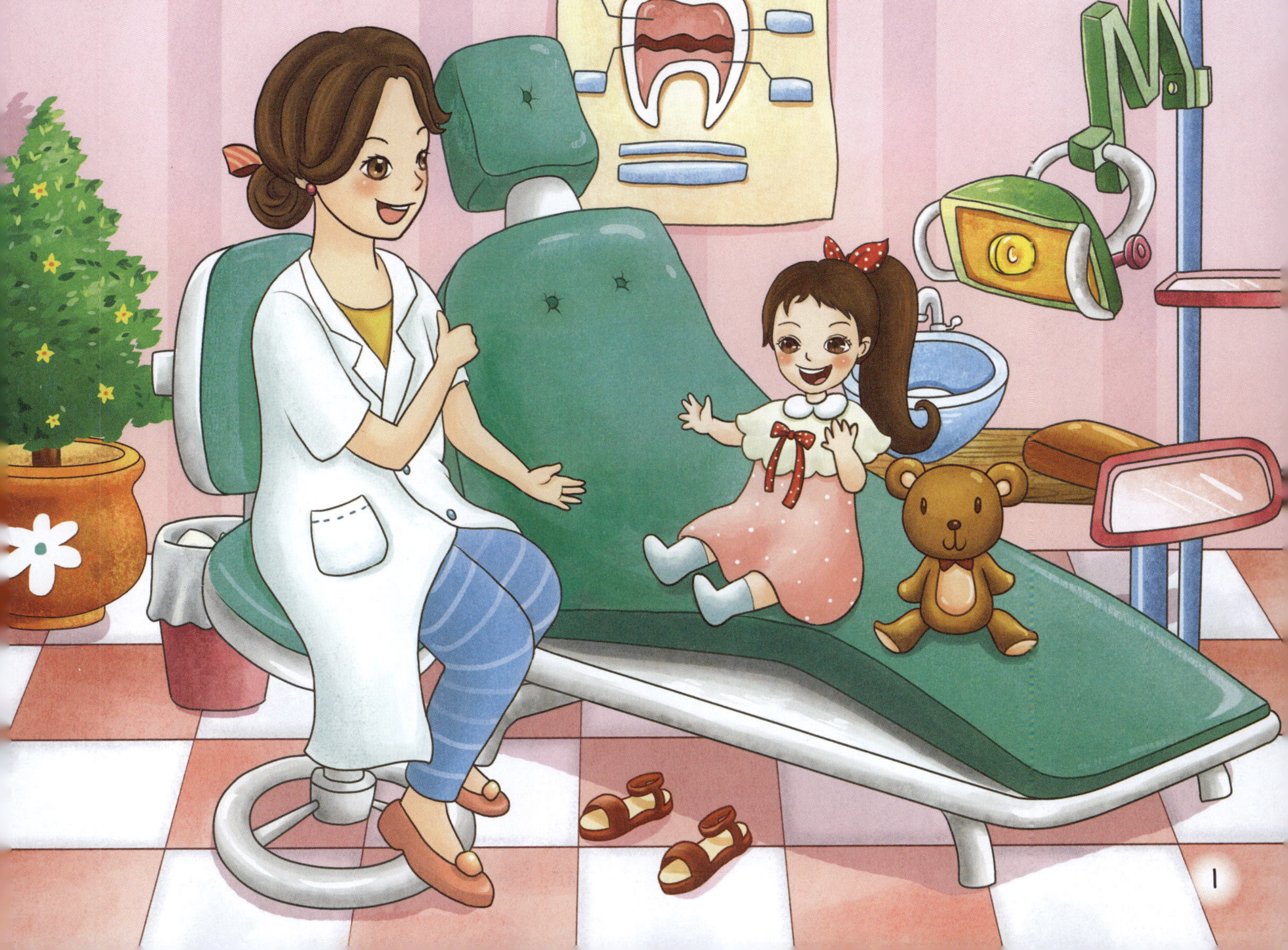

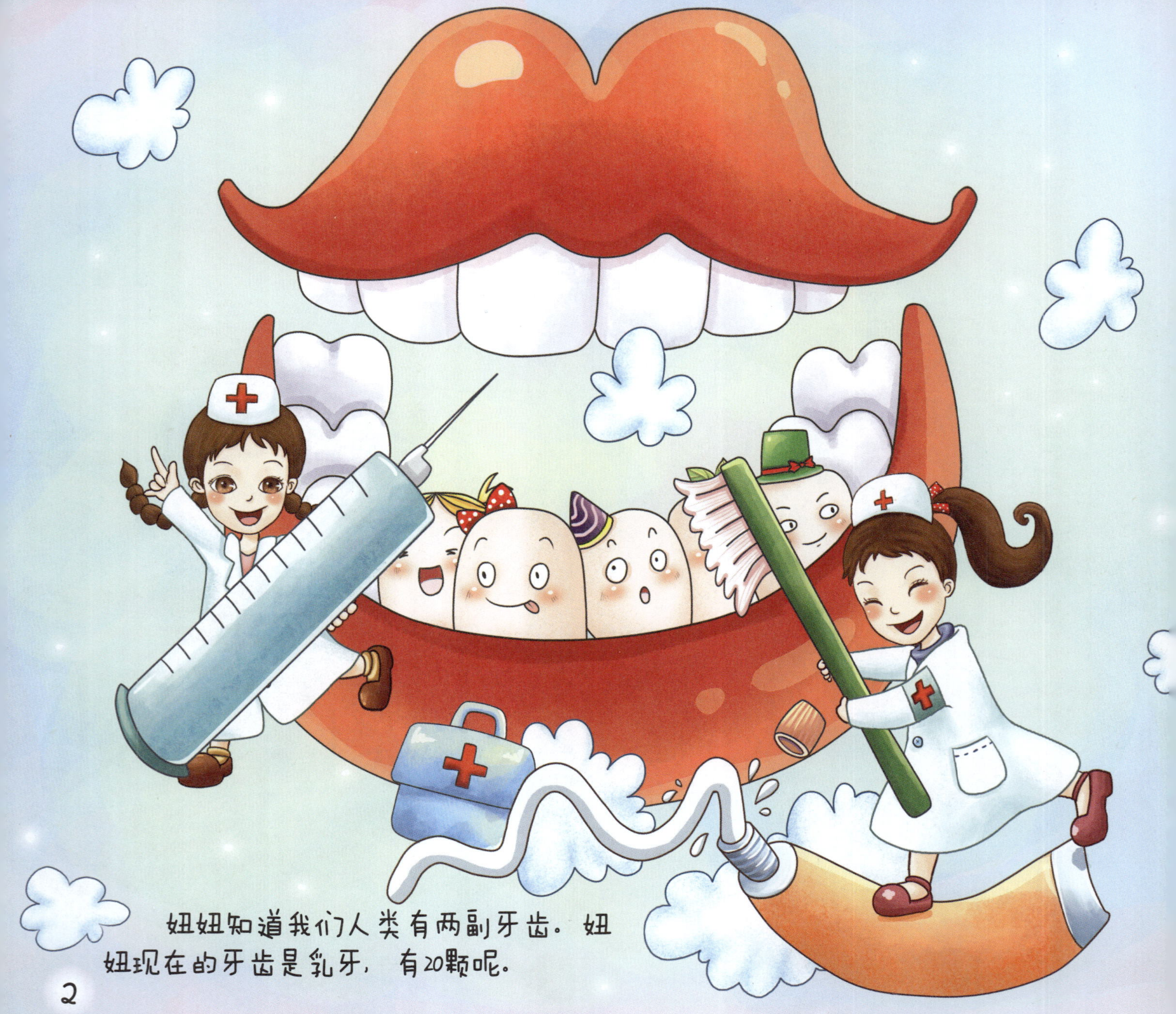

妞妞知道我们人类有两副牙齿。妞妞现在的牙齿是乳牙，有20颗呢。

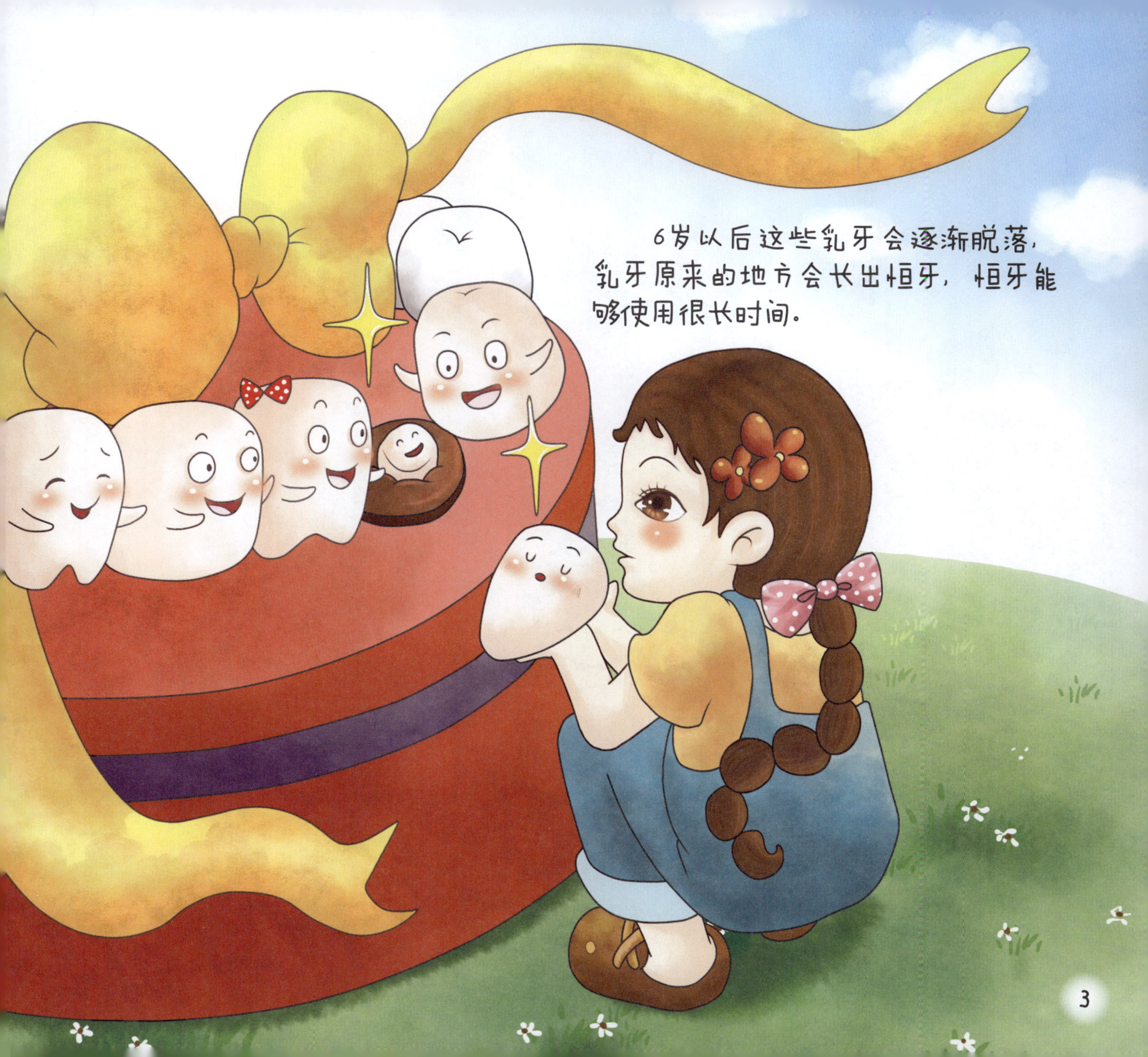

6岁以后这些乳牙会逐渐脱落，乳牙原来的地方会长出恒牙，恒牙能够使用很长时间。

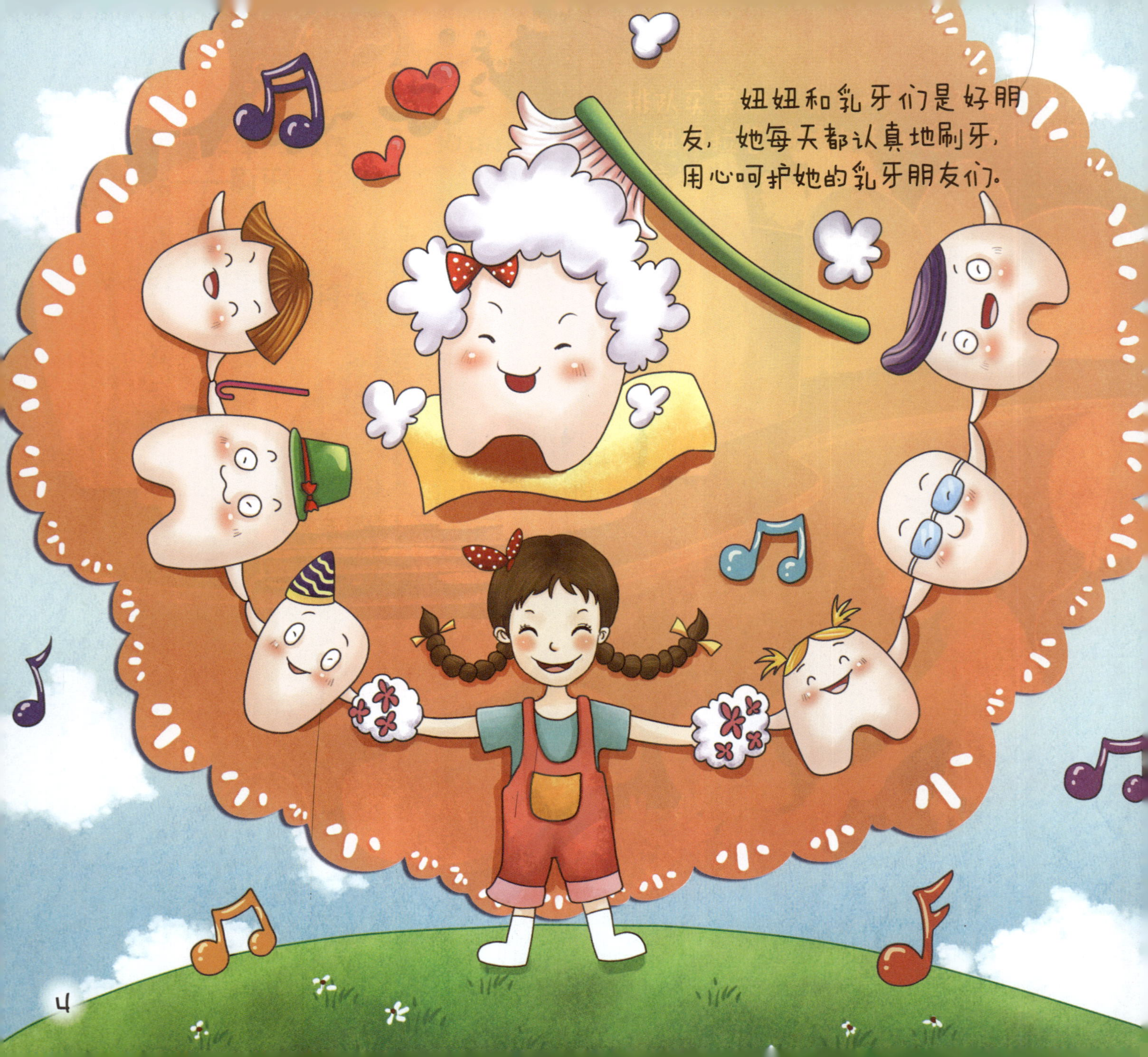

妞妞和乳牙们是好朋友，她每天都认真地刷牙，用心呵护她的乳牙朋友们。

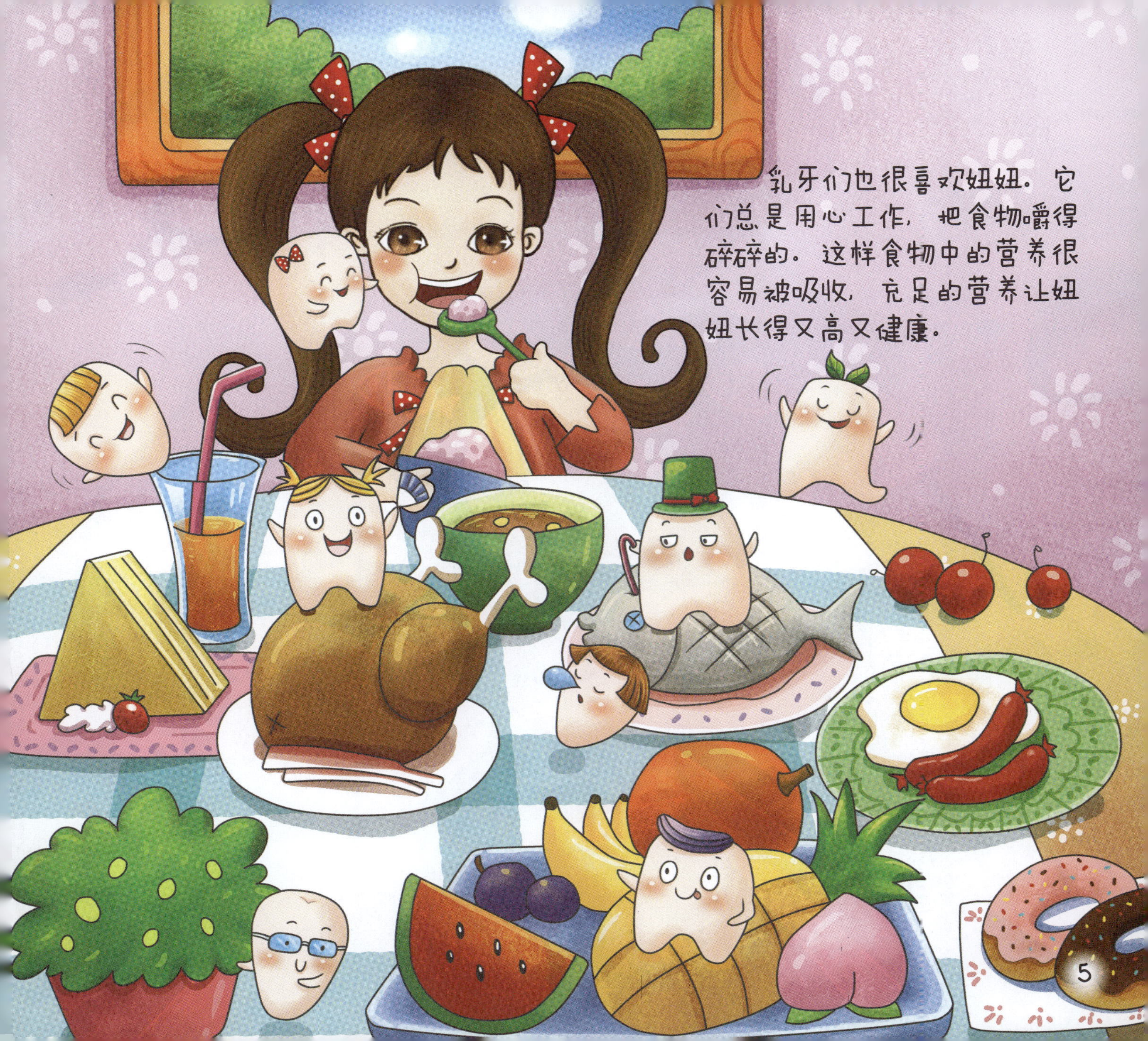

乳牙们也很喜欢妞妞。它们总是用心工作，把食物嚼得碎碎的。这样食物中的营养很容易被吸收，充足的营养让妞妞长得又高又健康。

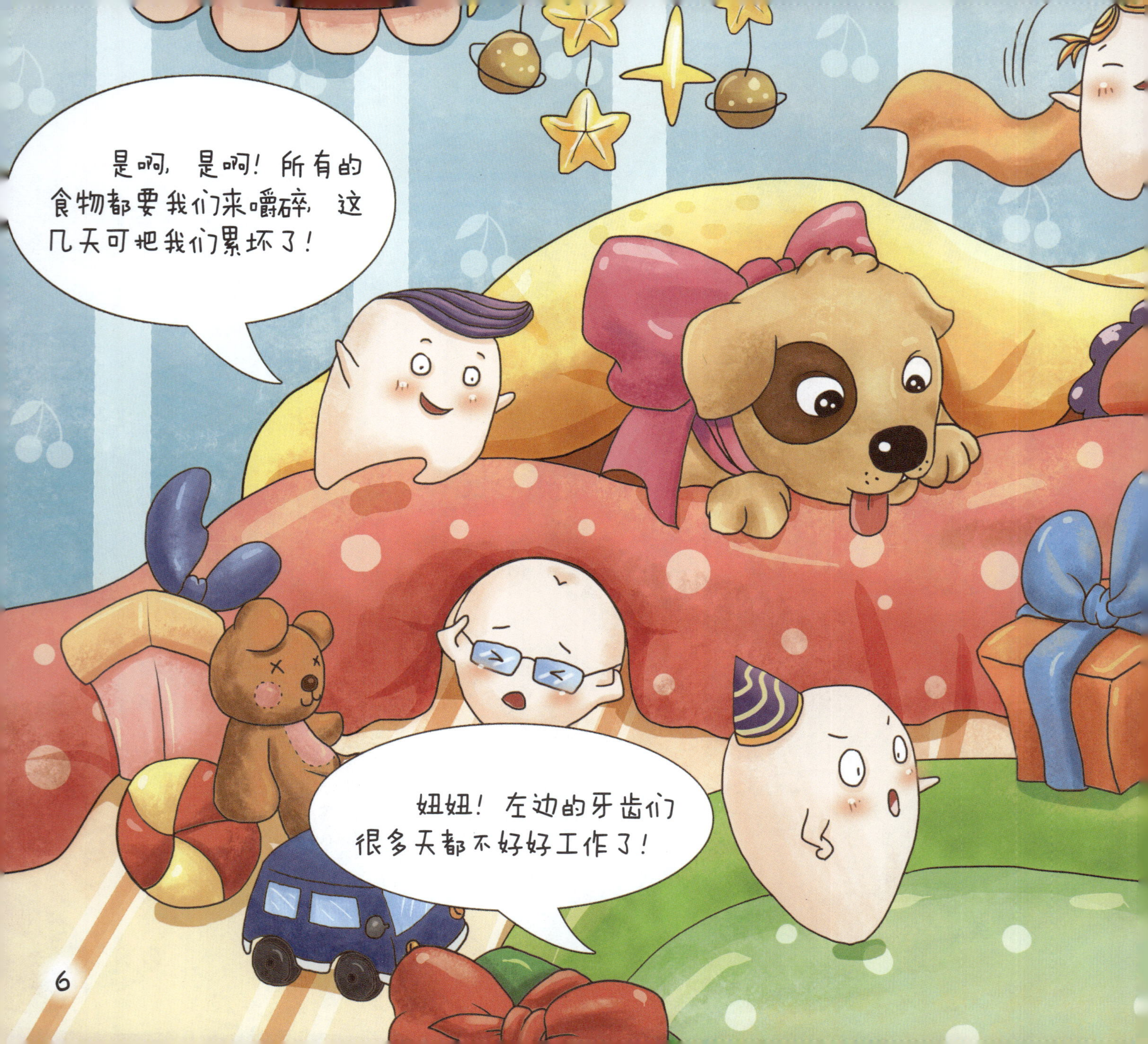
是啊，是啊！所有的食物都要我们来嚼碎，这几天可把我们累坏了！
妞妞！左边的牙齿们很多天都不好好工作了！

不过，和幼儿园的小朋友们一样，妞妞和牙齿朋友们有时候也会闹点儿小矛盾。

这要从几天前的一个晚上开始说起。

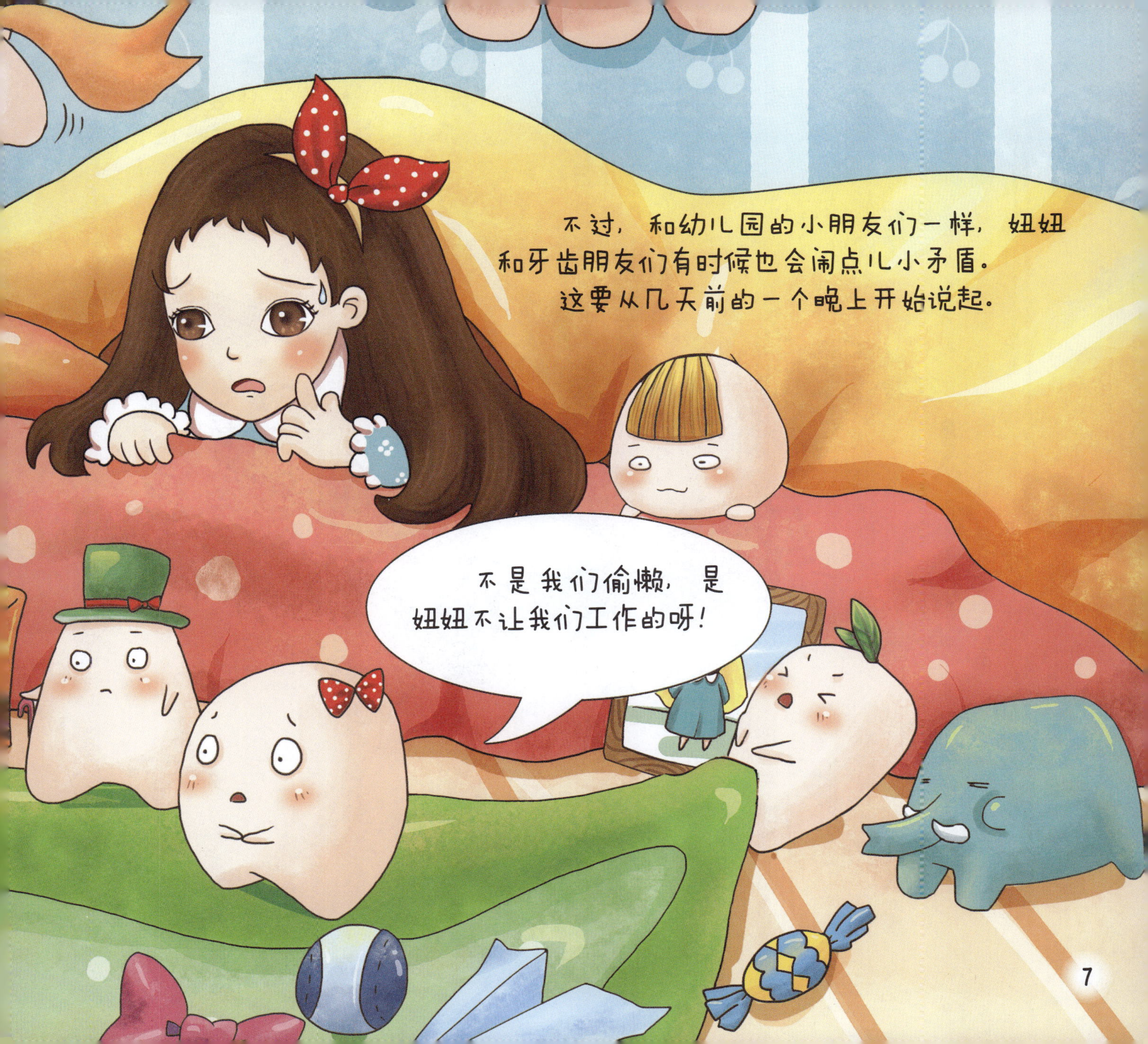

这几天左边的牙齿吃东西时有点疼，妞妞已经好几天没用它们吃东西了。妈妈让她张大嘴说了一个长长的“啊”字后，表情有点儿严肃地说：“牙齿上有牙洞了，得去补牙。”

妞妞觉得妈妈有点小题大做了。不就是一个小牙洞吗？

可是妞妞没有想到，右边的牙齿工作太久会累呀。

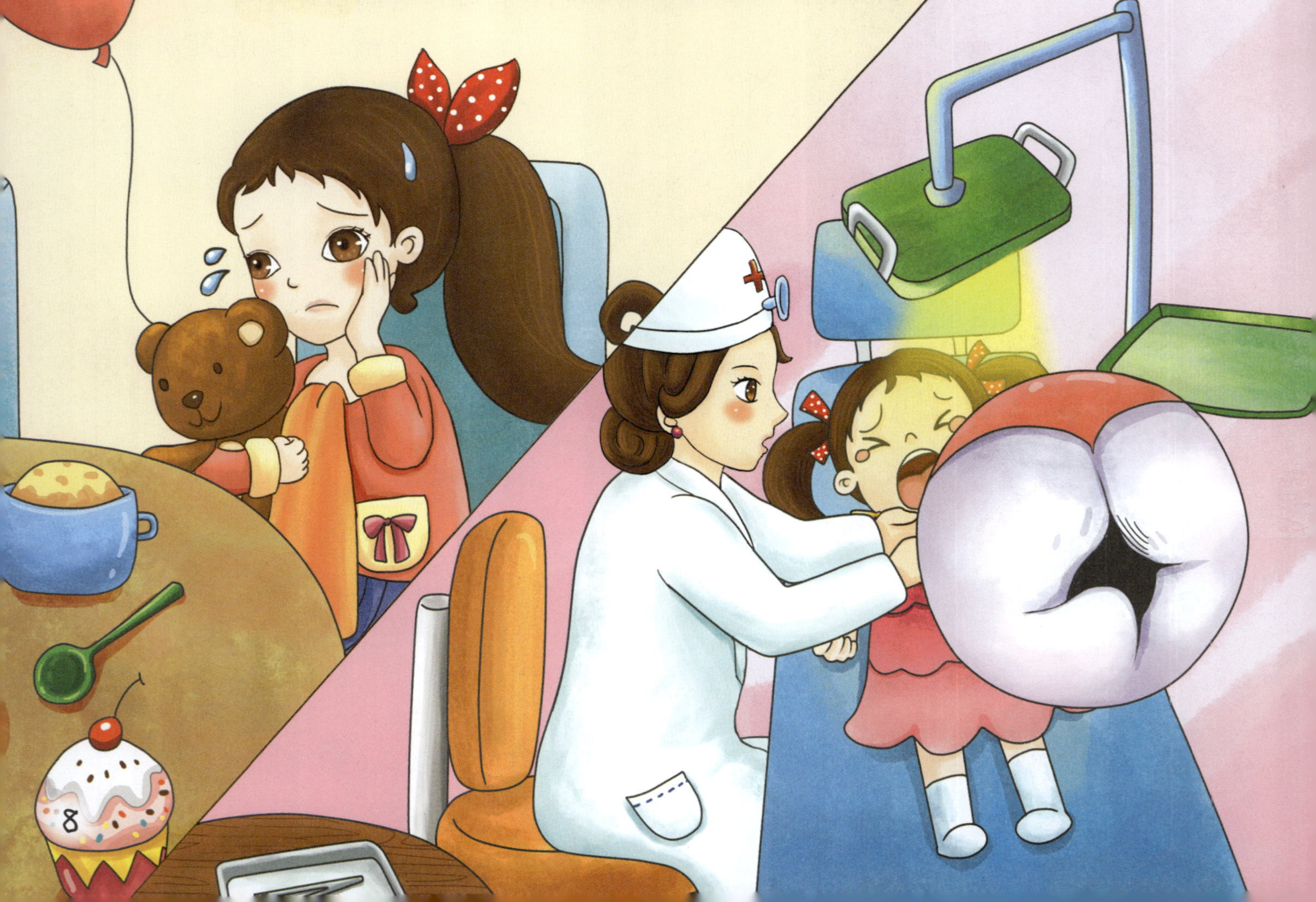

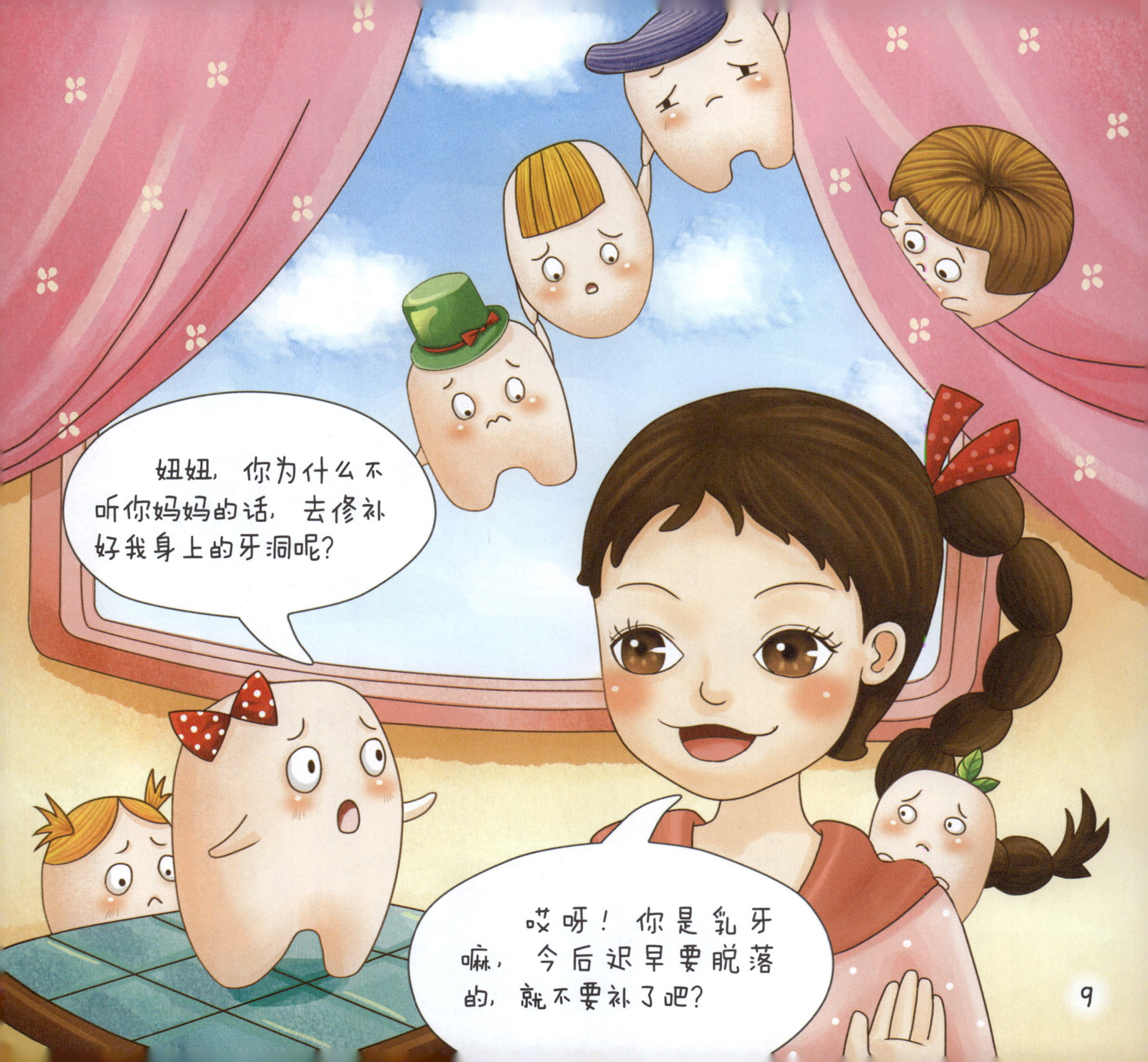
妞妞，你为什么不听你妈妈的话，去修补好我身上的牙洞呢？
哎呀！你是乳牙嘛，今后迟早要脱落的，就不要补了吧？

这下，乳牙小白和小贝着急了：“你胡说！虽然我们会脱落，可是我们也很重要的啊！你不爱护我们乳牙，我们不和你做朋友了！”

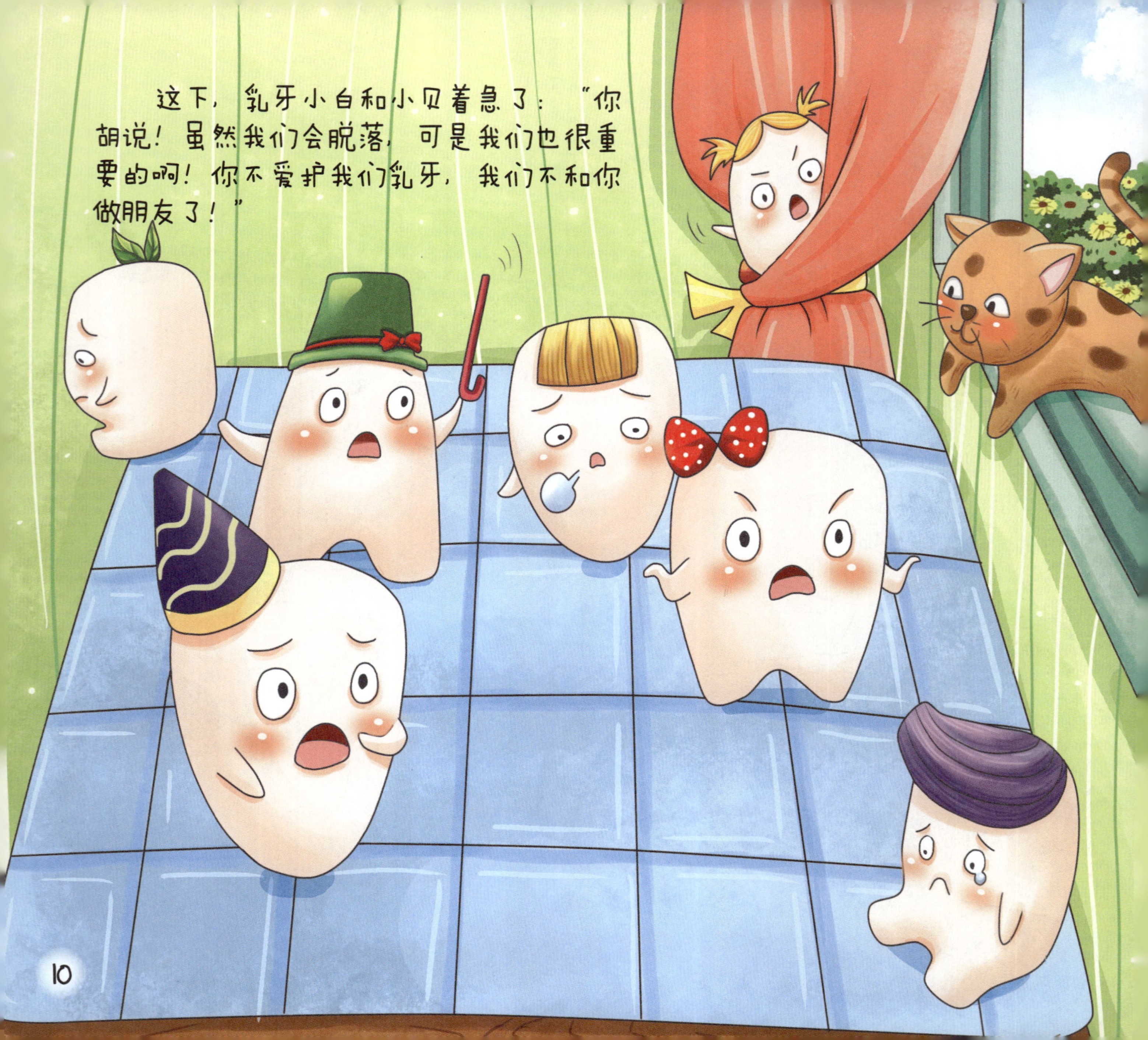

妞妞觉得乳牙们不讲道理，也生气了，说：“不做就不做！谁怕谁呀！我们人类有两副牙齿，除了乳牙，还有恒牙呢，它们很快就会长出来的！”

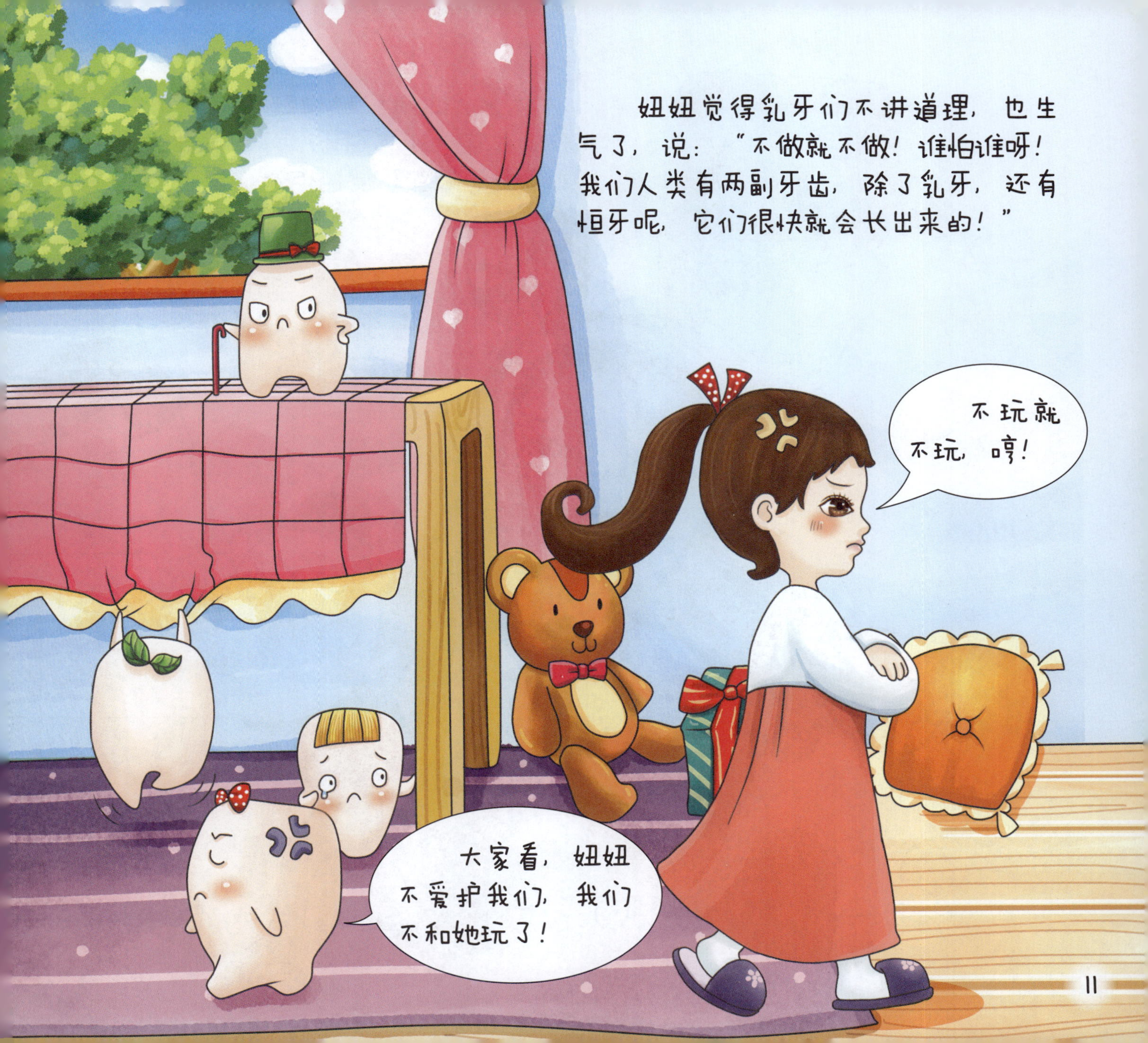
不玩就不玩，哼！
大家看，妞妞不爱护我们，我们不和她玩了！

早上，妞妞愉快地起床了。像往常一样，她起床后就去刷牙，可刚张开嘴，小白和小贝就带着乳牙们拍拍翅膀全飞走啦！

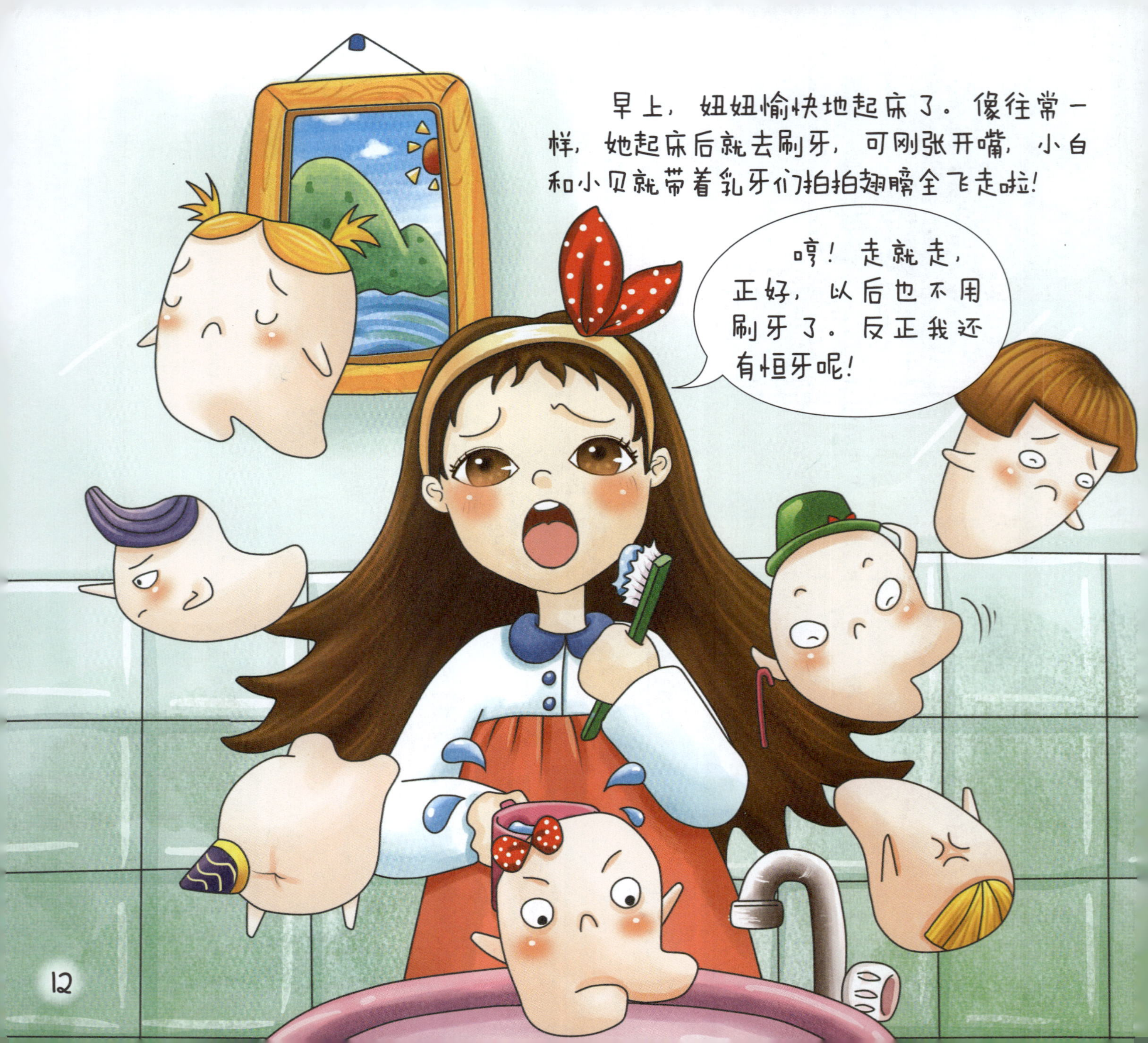
哼！走就走，正好，以后也不用刷牙了。反正我还有恒牙呢！

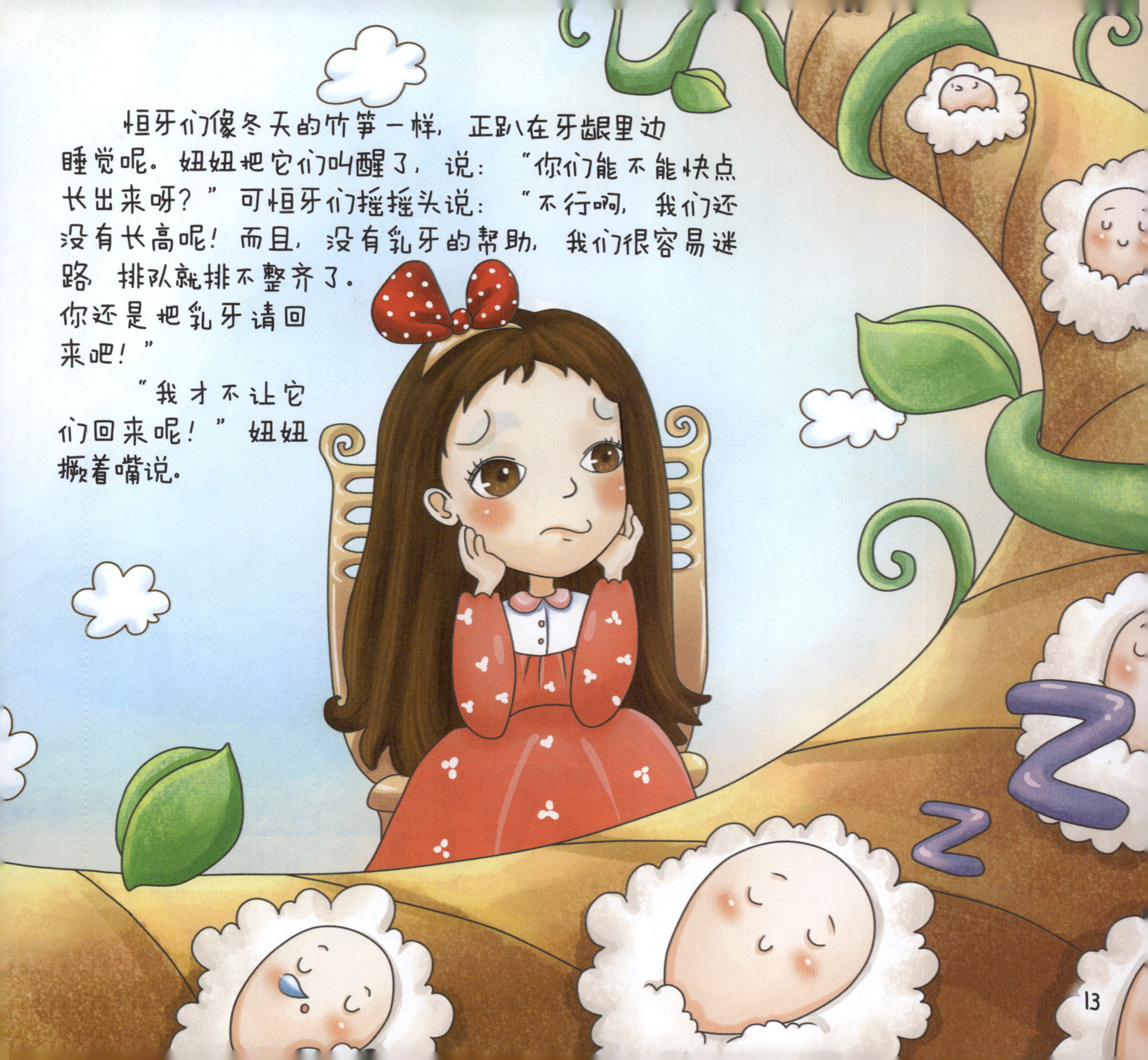

恒牙们像冬天的竹笋一样，正趴在牙龈里边睡觉呢。妞妞把它们叫醒了，说："你们能不能快点长出来呀？"可恒牙们摇摇头说："不行啊，我们还没有长高呢！而且，没有乳牙的帮助，我们很容易迷路，排队就排不整齐了。你还是把乳牙请回来吧！"

"我才不让它们回来呢！"妞妞撅着嘴说。

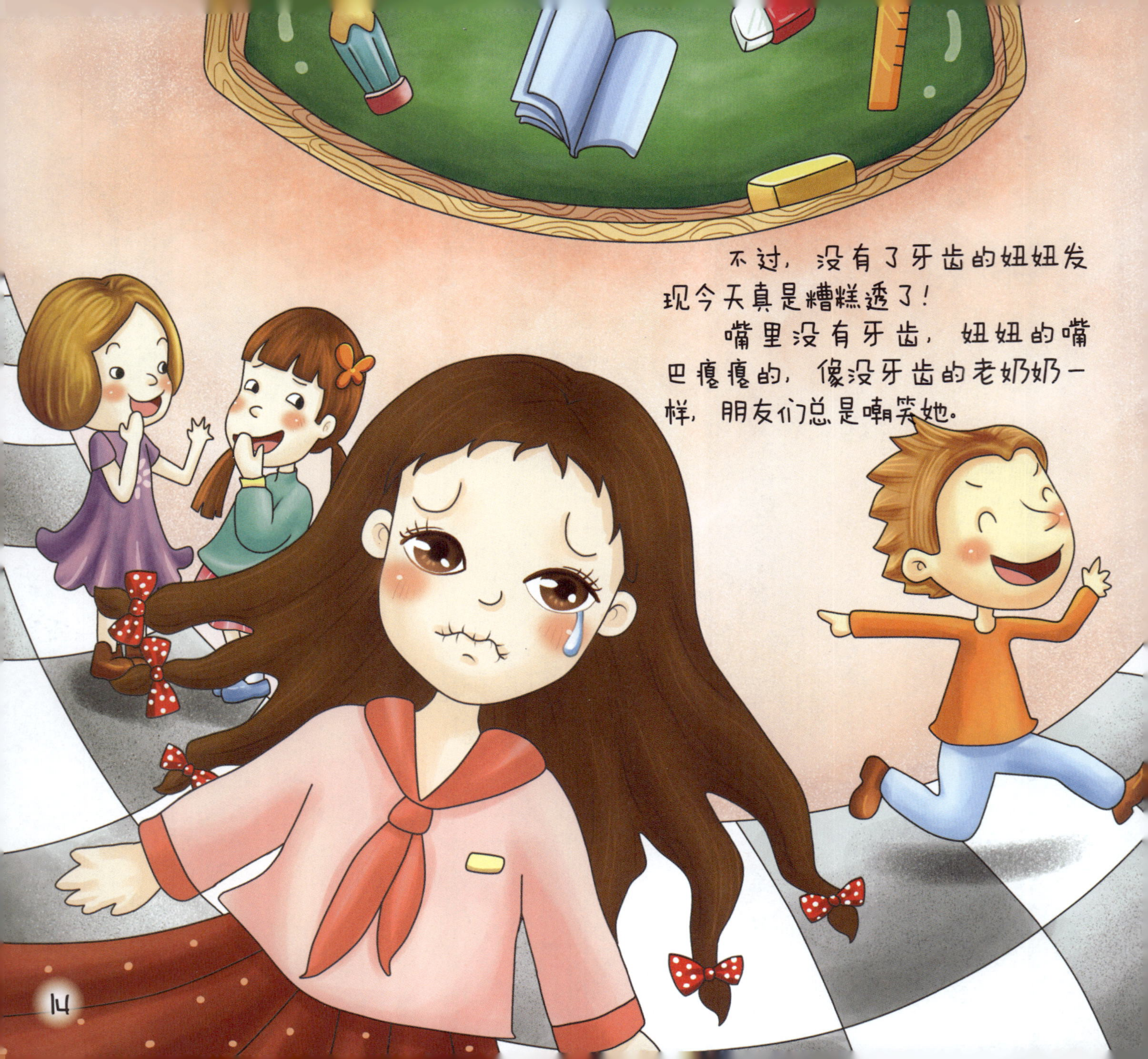

不过，没有了牙齿的妞妞发现今天真是糟糕透了！

嘴里没有牙齿，妞妞的嘴巴瘪瘪的，像没牙齿的老奶奶一样，朋友们总是嘲笑她。

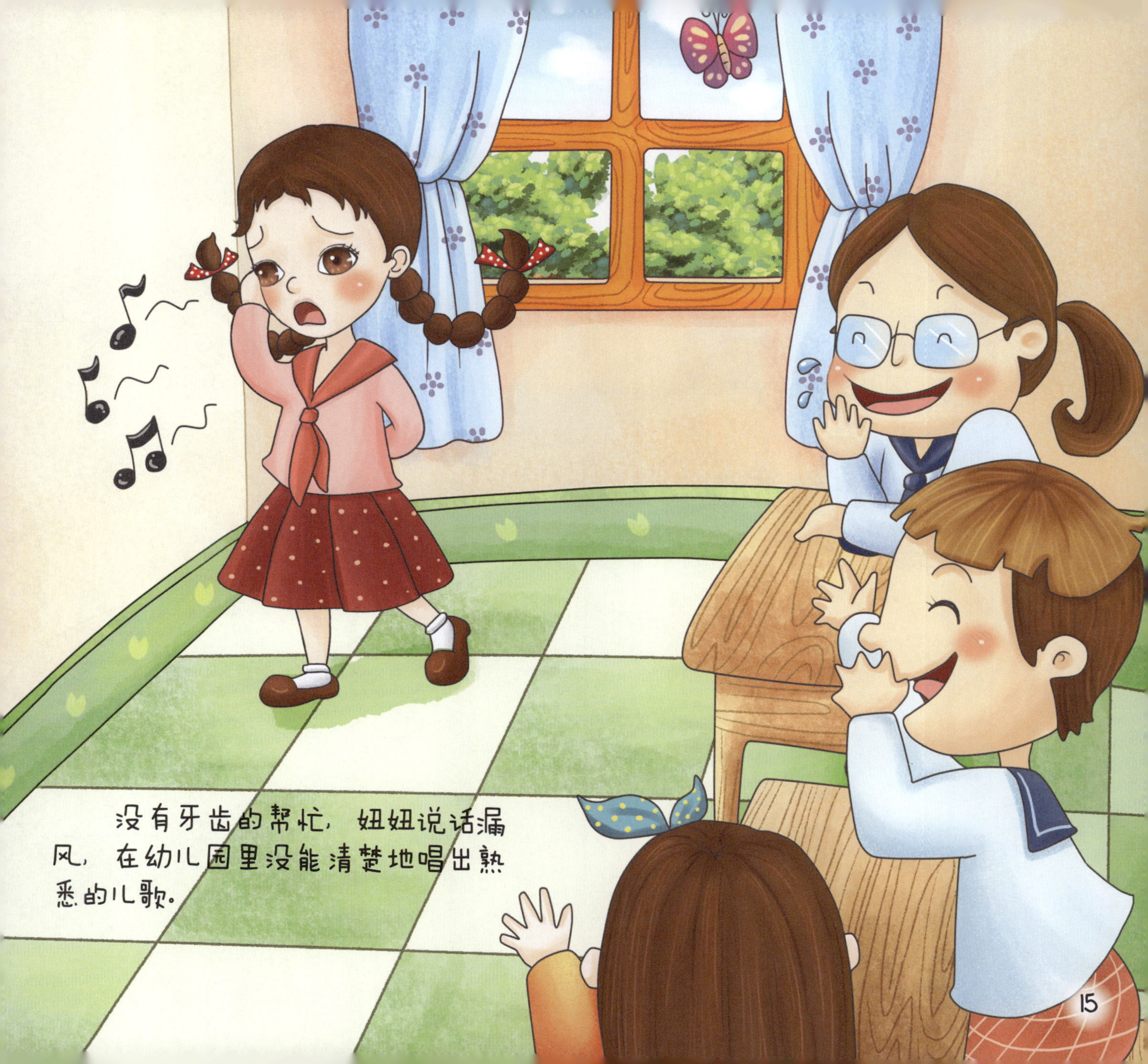

没有牙齿的帮忙，妞妞说话漏风，在幼儿园里没能清楚地唱出熟悉的儿歌。

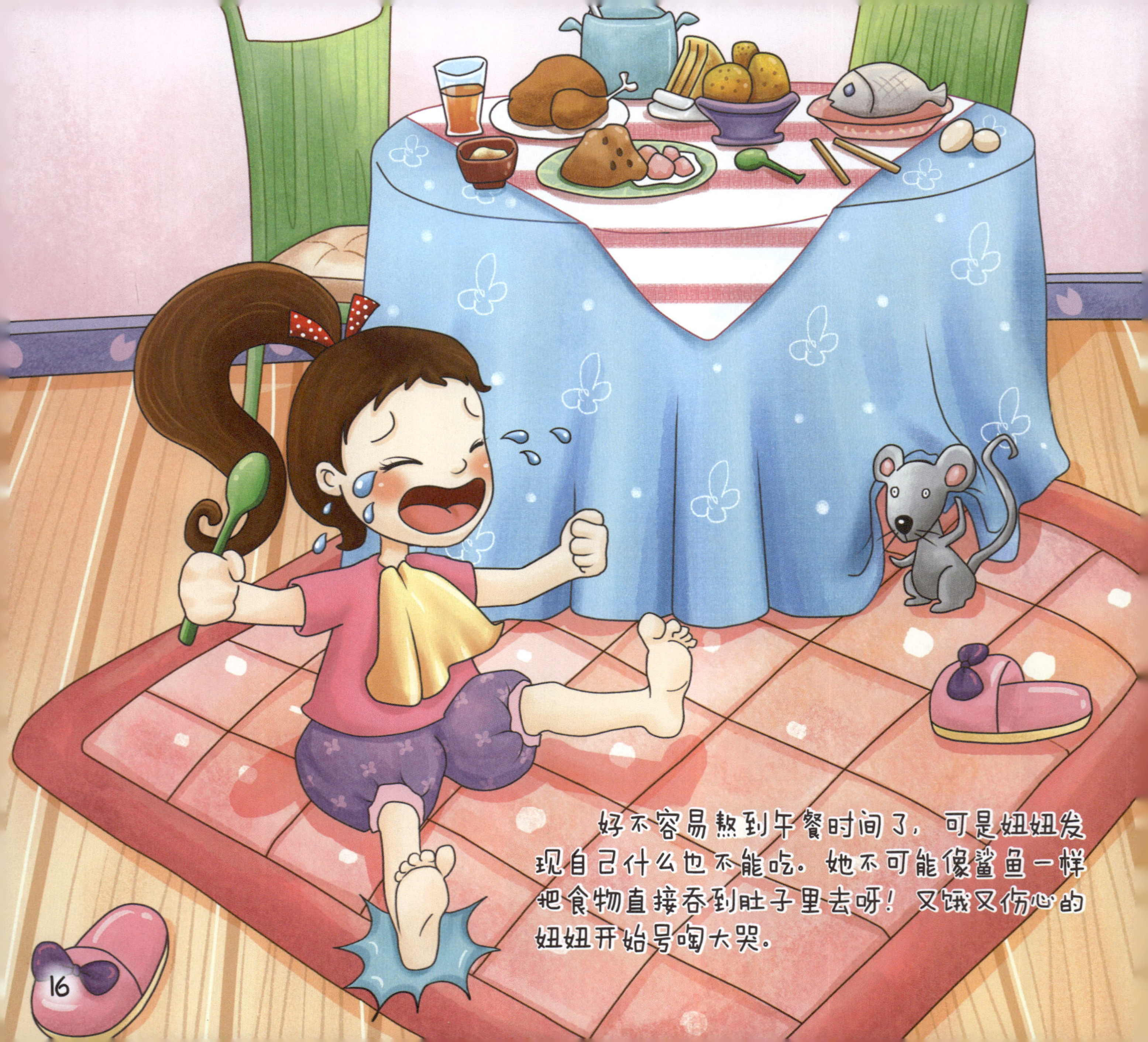

好不容易熬到午餐时间了，可是妞妞发现自己什么也不能吃。她不可能像鲨鱼一样把食物直接吞到肚子里去呀！又饿又伤心的妞妞开始号啕大哭。

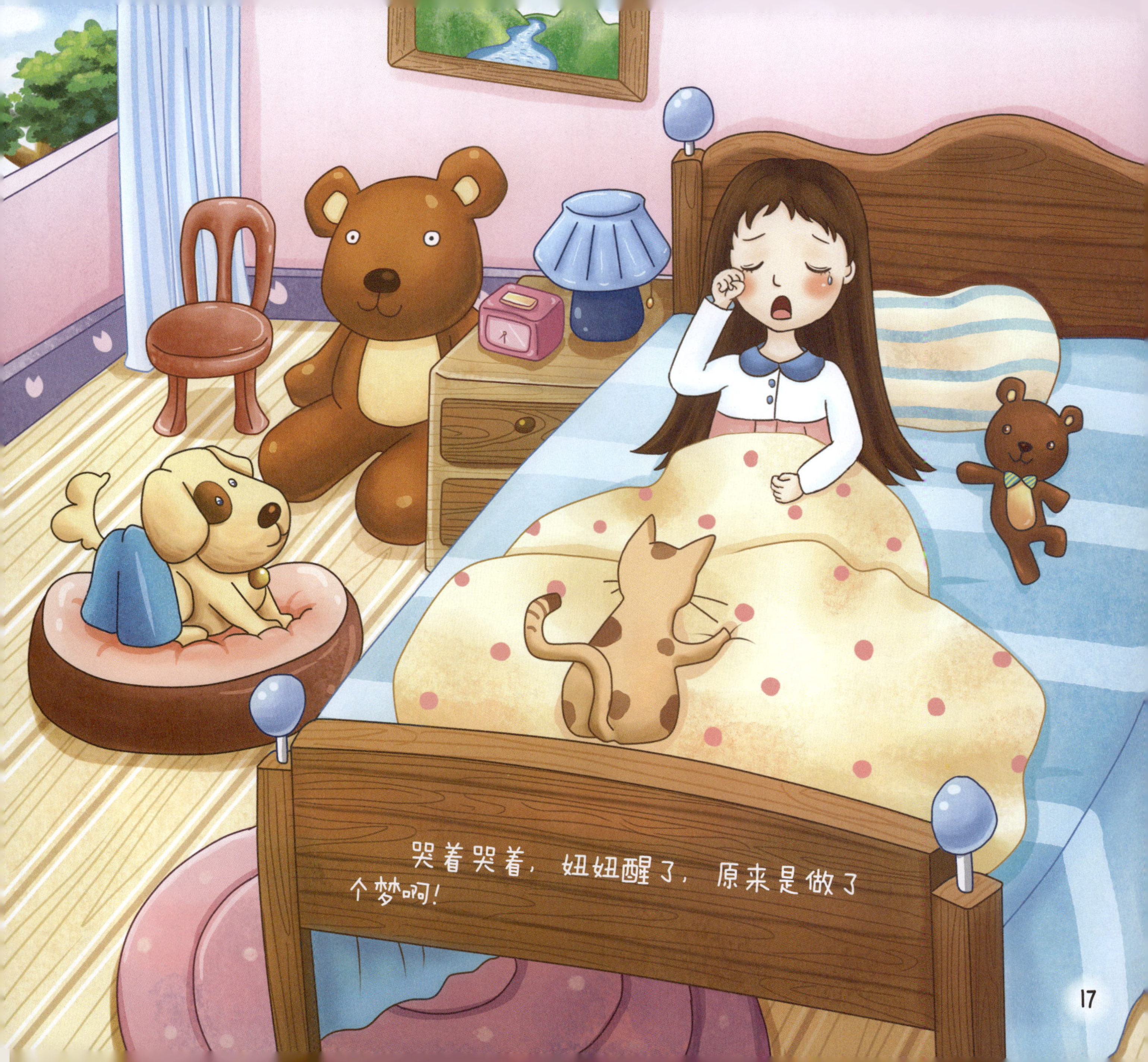

哭着哭着，妞妞醒了，原来是做了个梦啊！

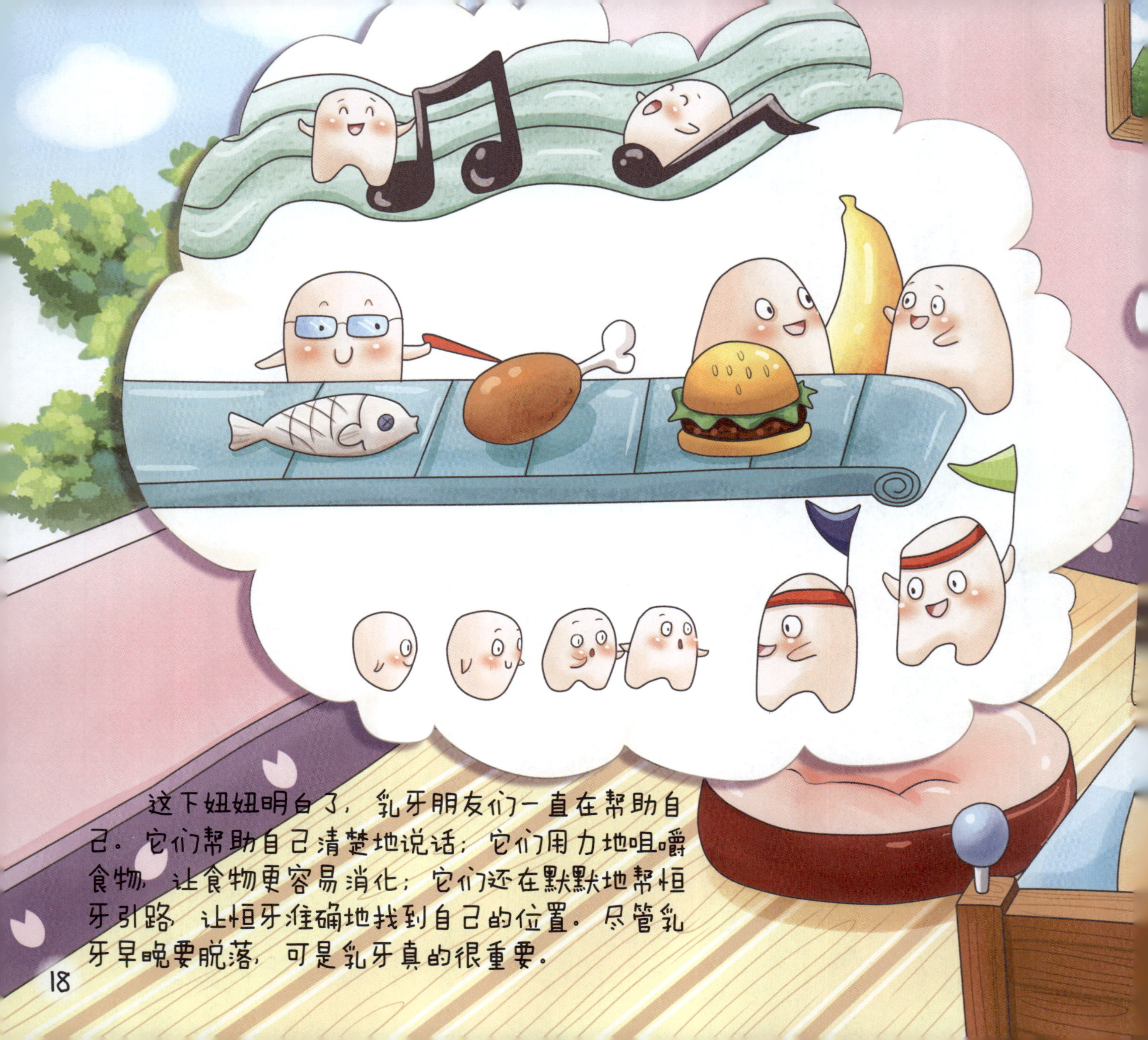

这下妞妞明白了，乳牙朋友们一直在帮助自己。它们帮助自己清楚地说话；它们用力地咀嚼食物，让食物更容易消化；它们还在默默地帮恒牙引路，让恒牙准确地找到自己的位置。尽管乳牙早晚要脱落，可是乳牙真的很重要。

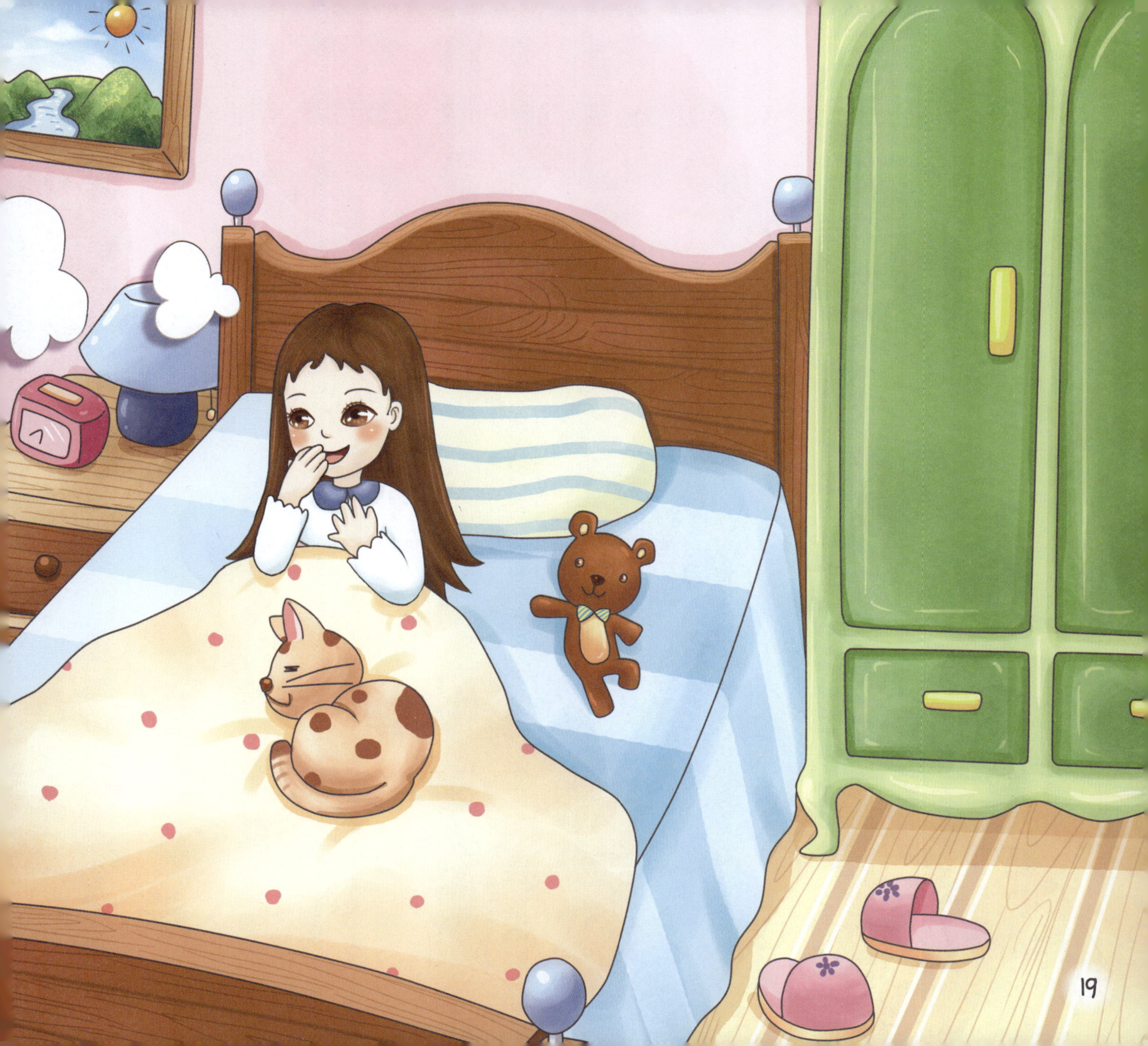

妞妞很内疚，她真诚地对乳牙们说：“我知道错了。对不起，我们和解吧，我们还是好朋友，对吗？”

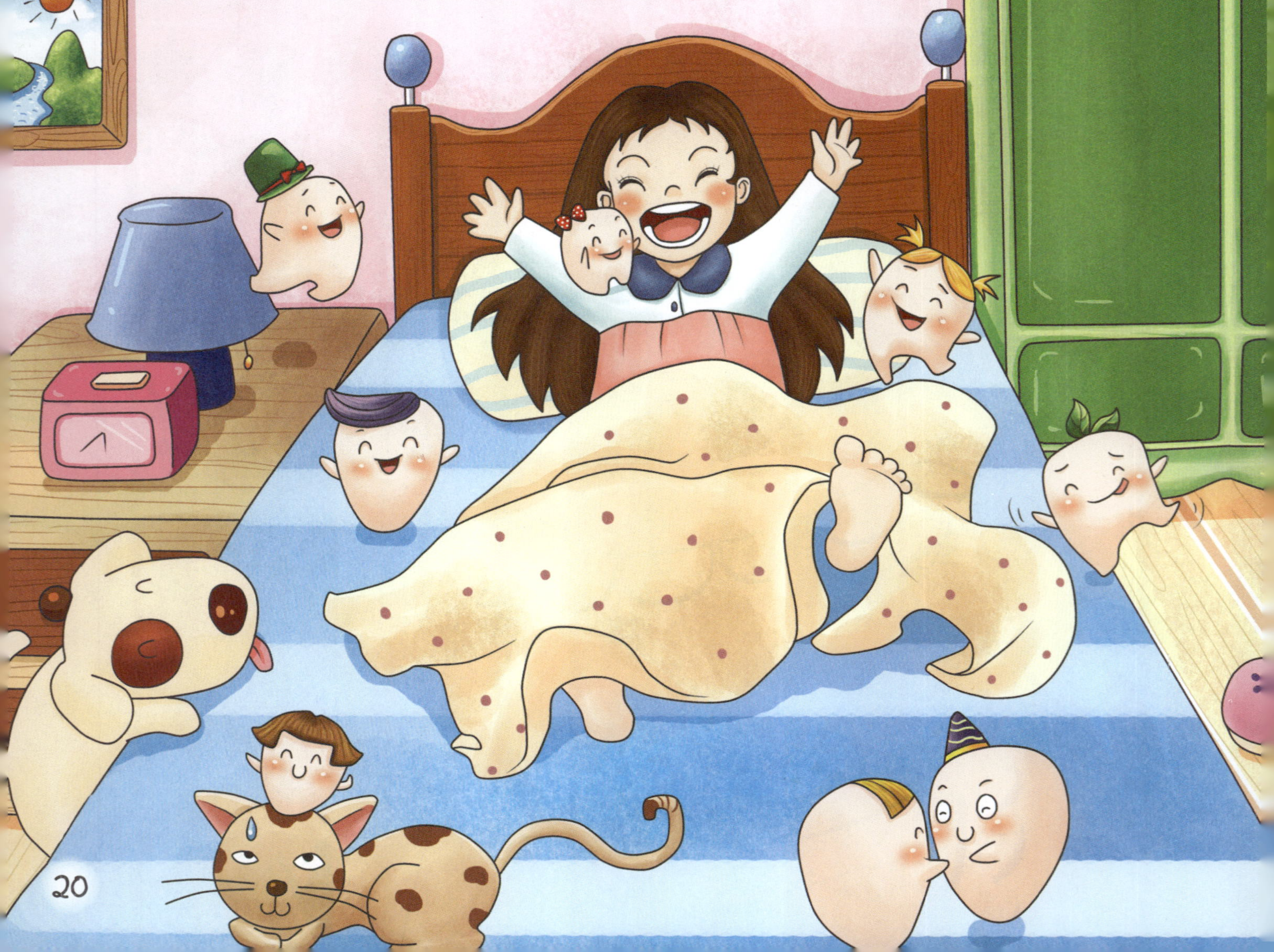

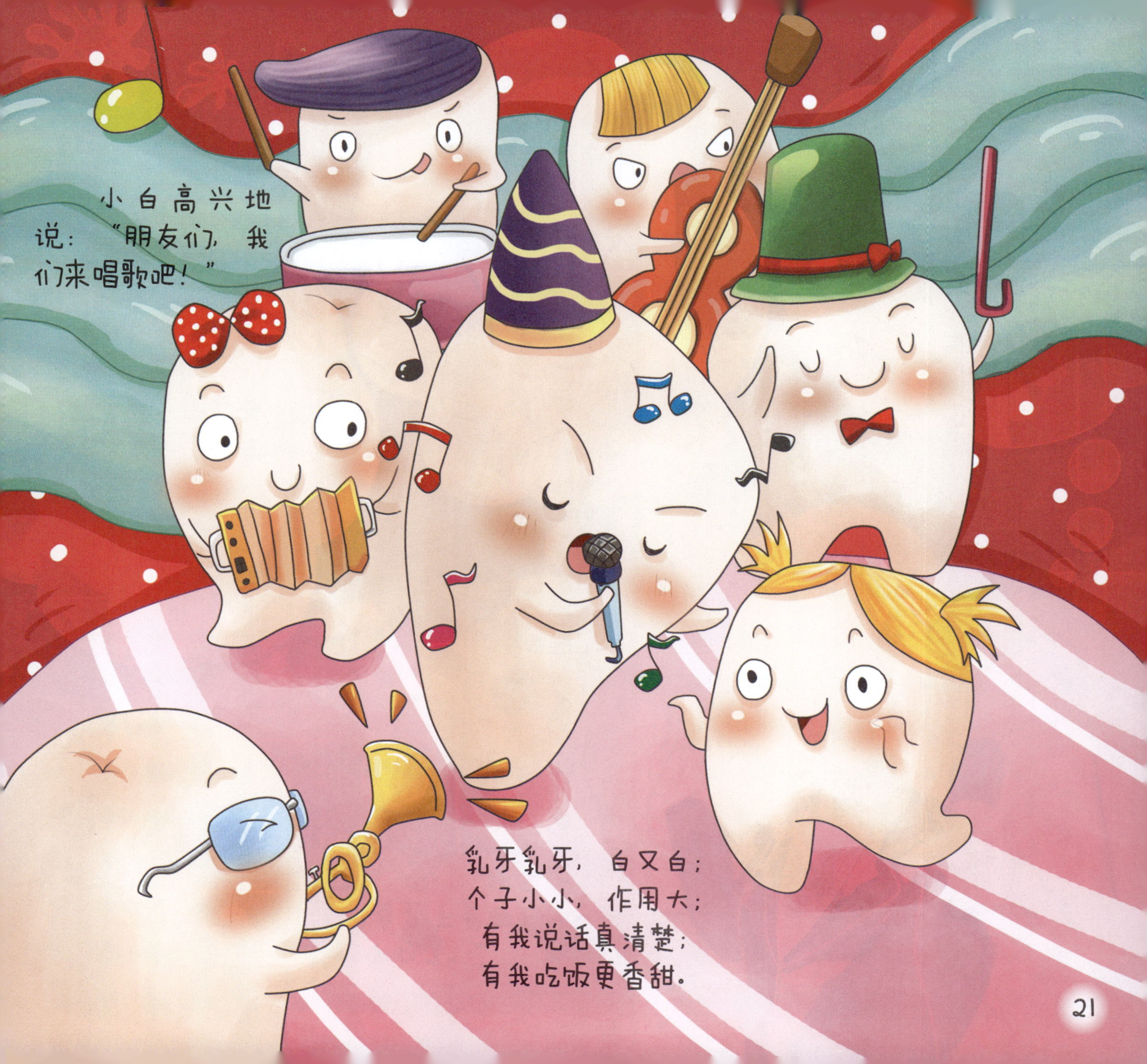

小白高兴地说："朋友们，我们来唱歌吧！"

乳牙乳牙，白又白；
个子小小，作用大；
有我说话真清楚；
有我吃饭更香甜。

妞妞也高兴地说：“我也要唱，我也要唱！”

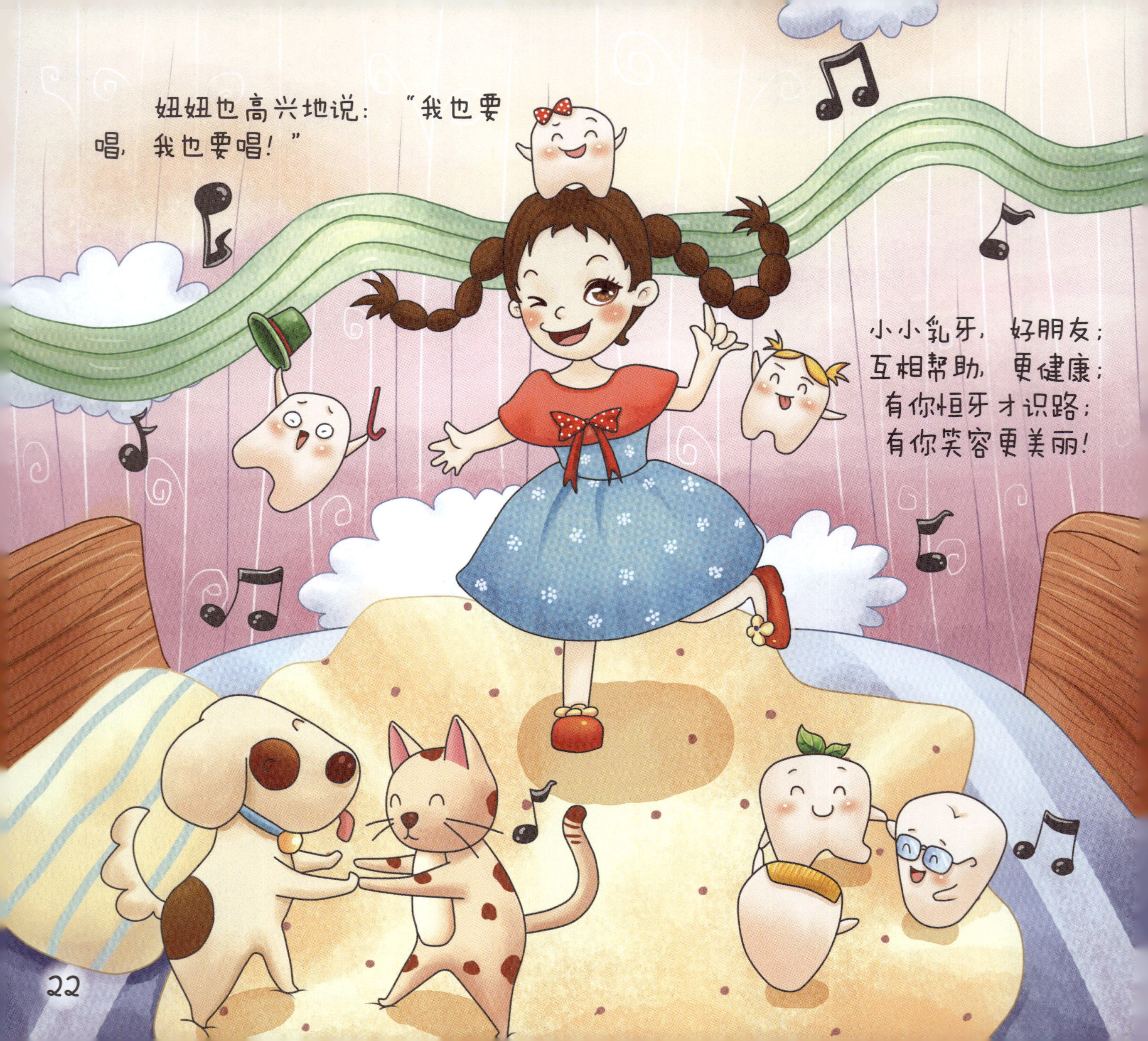

小小乳牙，好朋友；
互相帮助，更健康；
有你恒牙才识路；
有你笑容更美丽！

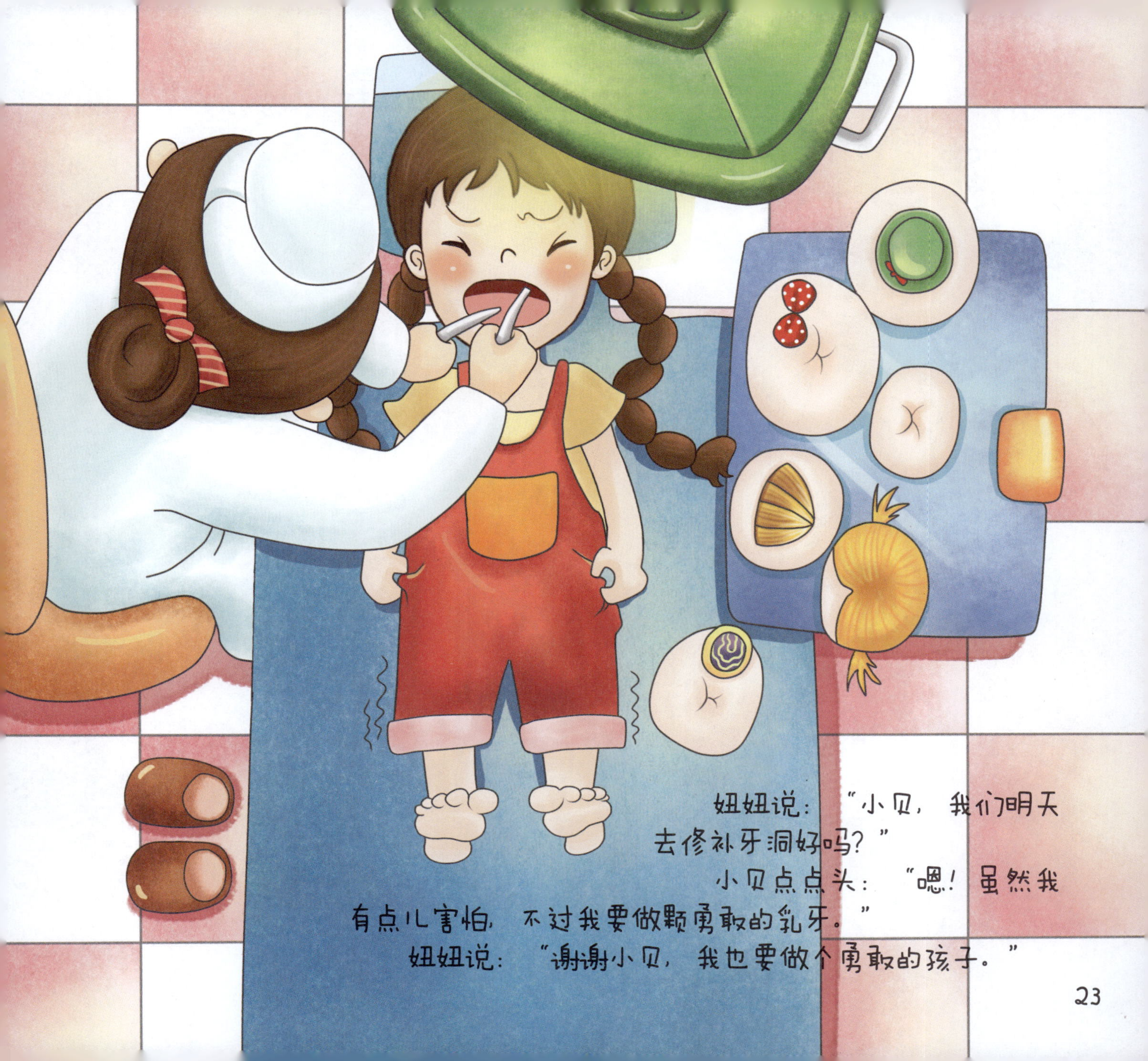

妞妞说："小贝，我们明天去修补牙洞好吗？"

小贝点点头："嗯！虽然我有点儿害怕，不过我要做颗勇敢的乳牙。"

妞妞说："谢谢小贝，我也要做个勇敢的孩子。"

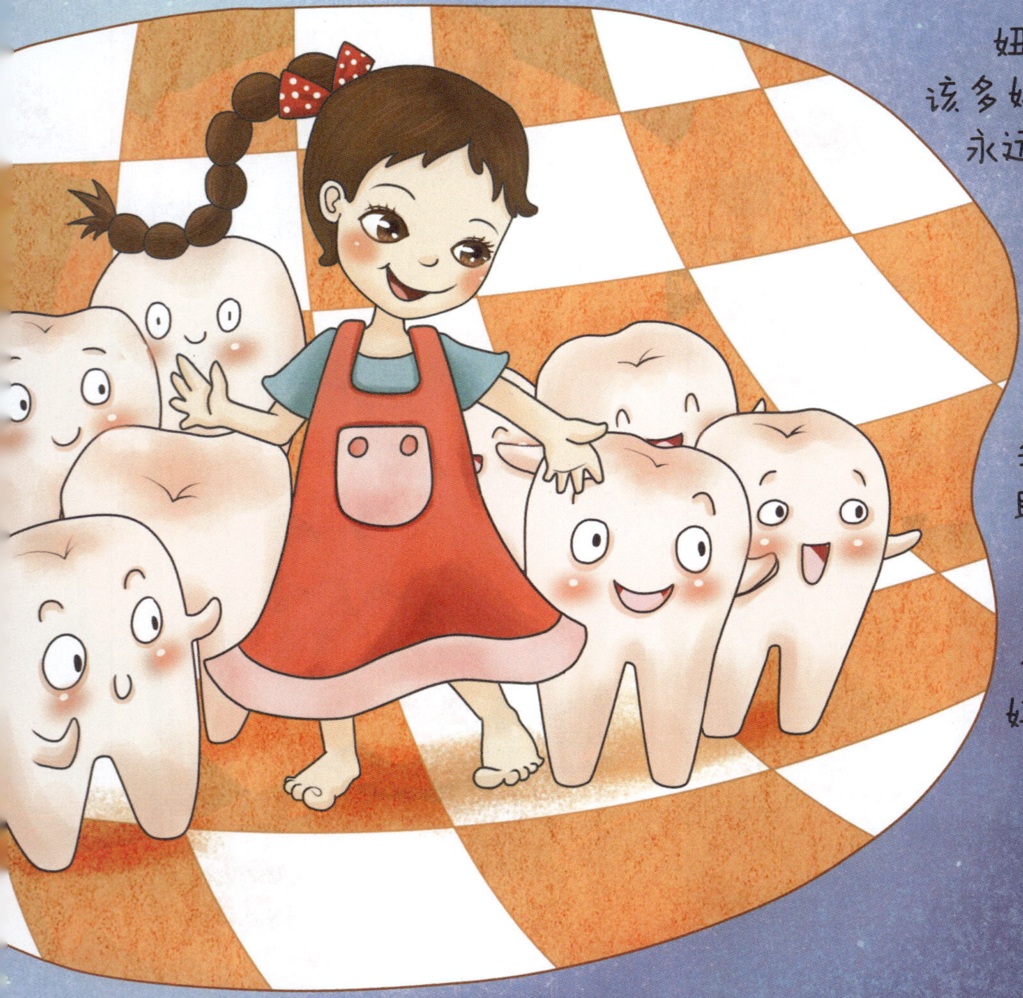

妞妞说：“如果不换牙该多好啊，真希望大家能永远陪着我。”

小白说：“我们会在你6岁到12岁之间逐渐离开，到时会有恒牙代替我们陪伴在你身边！恒牙比我们更坚固，能帮助你品尝更多的美食，让你健康又强壮。我们离开时，你要和恒牙做永远的好朋友哦！”

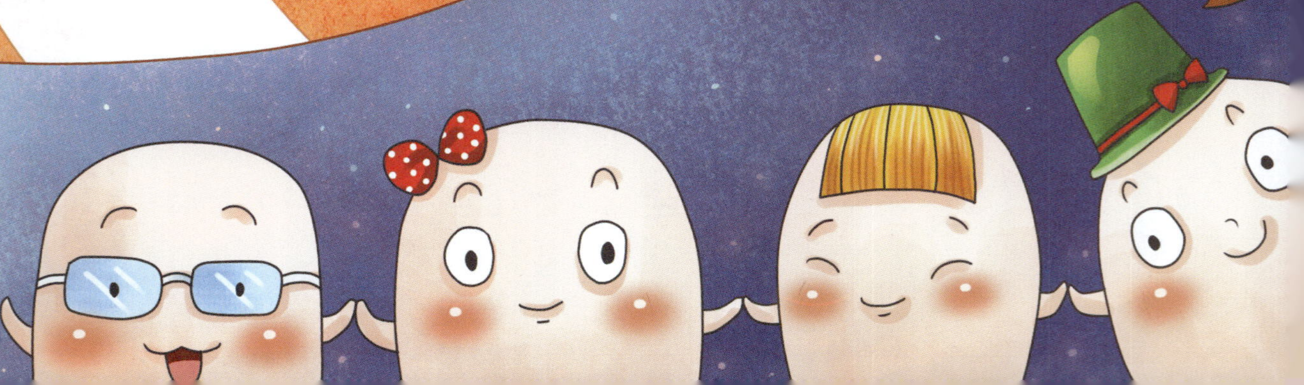

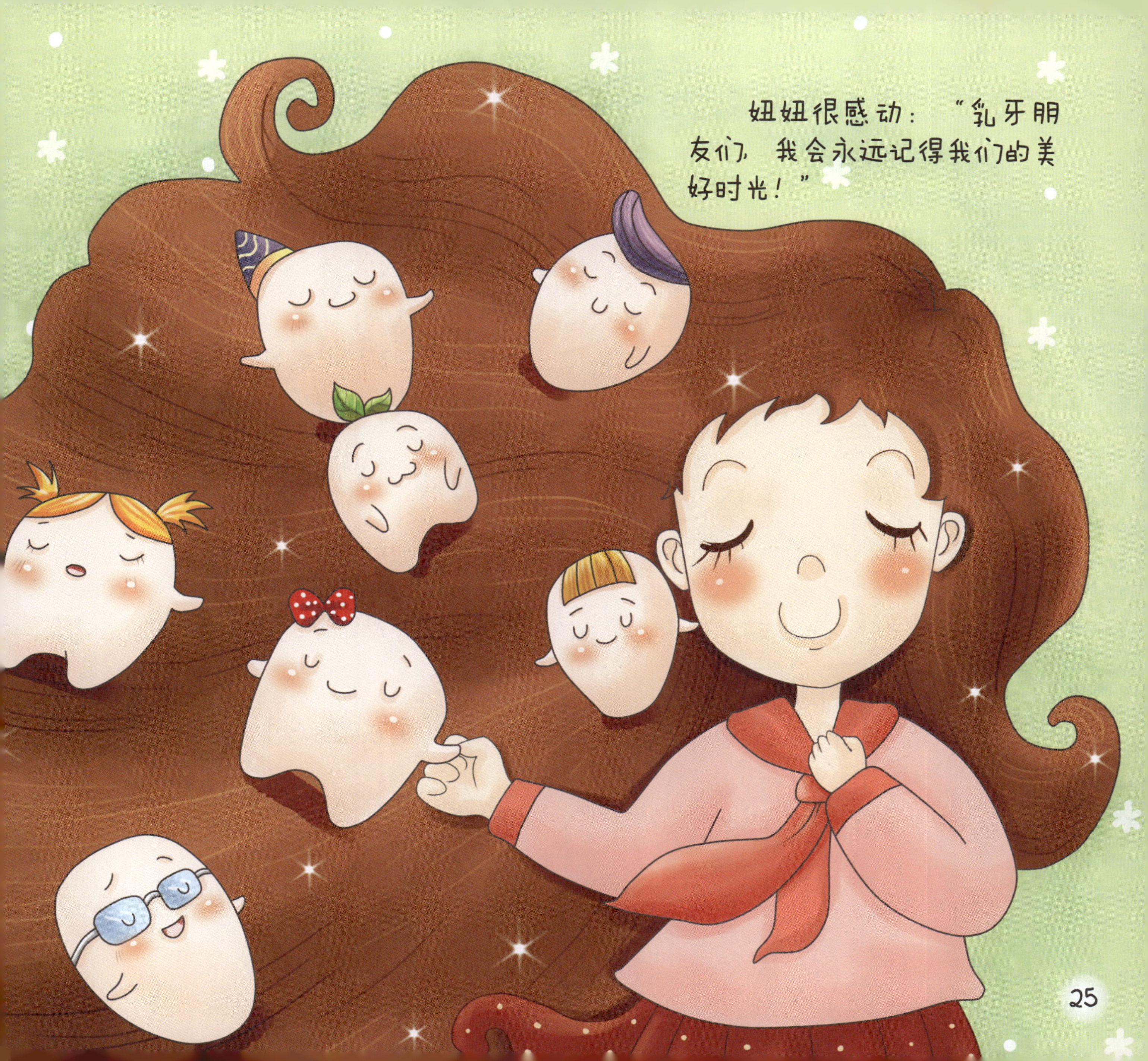

妞妞很感动："乳牙朋友们，我会永远记得我们的美好时光！"

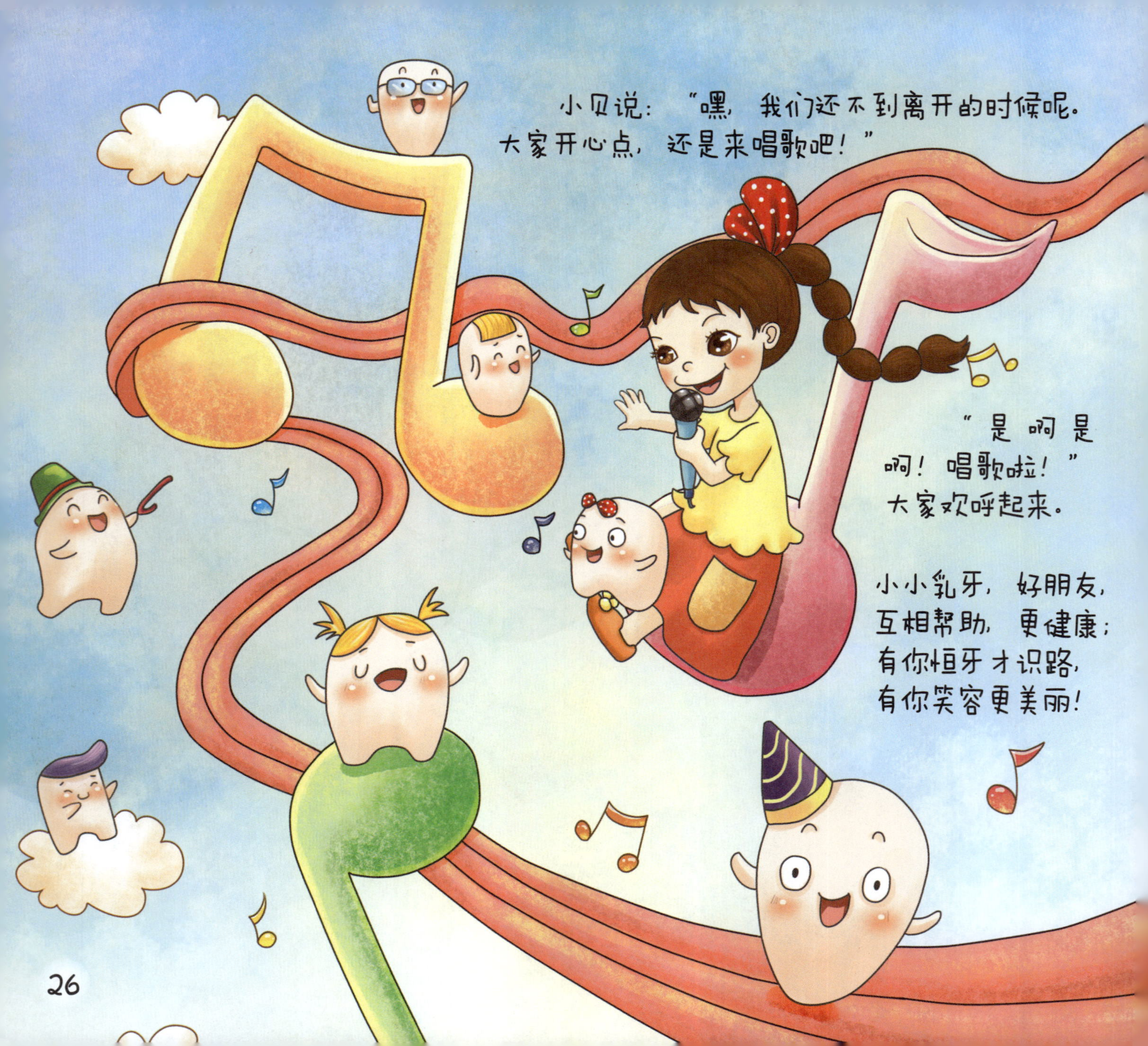

小贝说："嘿，我们还不到离开的时候呢。大家开心点，还是来唱歌吧！"

"是啊是啊！唱歌啦！"大家欢呼起来。

小小乳牙，好朋友，
互相帮助，更健康；
有你恒牙才识路，
有你笑容更美丽！

《我的妈妈是牙科医生》

本套书共六本，以牙科医生的女儿妞妞为主线，通过故事的形式，用简洁的语言和优美的图画系统介绍日常的牙齿保健知识，让孩子们从小重视口腔保健，终生拥有健康牙齿！

1. 《乳牙是我的好朋友》你知道乳牙有什么作用吗？没有了乳牙的妞妞会发生什么事情呢？这个故事介绍**乳牙的重要性及如何保护乳牙**。
2. 《不要在我的牙齿上建房子》细菌小不点与牙洞有什么关系呢？长牙洞了该怎么办呢？这个故事介绍了**龋病（虫牙）发生的原因及如何预防**。
3. 《妞妞和小不点们的斗争》细菌小不点们最擅长躲藏。妞妞能不能找到小不点们呢？让我们去看看妞妞**如何保持牙齿清洁吧**。
4. 《想要鲨鱼的牙齿可以吗》鲨鱼的牙齿和人类的牙齿有什么不一样呢？人老了一定会掉牙吗？这个故事介绍**如何预防老了掉牙（预防牙周病）**。
5. 《参观假牙工厂》让我们一起去看看形形色色的假牙吧。假牙主要有固定假牙、活动假牙、种植牙3种，**装假牙很麻烦，让我们从小爱护牙齿吧！**
6. 《欢迎新朋友》六龄牙是最先长出来的恒牙，六龄牙很重要。**如何保护六龄牙呢？**

图书在版编目（CIP）数据

我的妈妈是牙科医生 / 李霞著. -- 广州 ：暨南大学出版社，2016.1
ISBN 978－7－5668－1727－3

Ⅰ. ①我… Ⅱ. ①李… Ⅲ. ①口腔－保健－基本知识 Ⅳ. ①R78

中国版本图书馆CIP数据核字（2015）第304244号

ISBN 978-7-5668-1727-3

出版人 徐义雄
策划编辑 古碧卡
责任编辑 古碧卡 方 敏
责任校对 周海燕

总定价：60.00元（共六册）

出版发行：暨南大学出版社

地 址：中国广州暨南大学
电 话：总编室（8620）85221601
营销部（8620）85225284 85228291 85228292（邮购）
传 真：（8620）85221583（办公室） 85223774（营销部）
邮 编：510630
网 址：http://www.jnupress.com http://press.jnu.edu.cn

排 版：广州外语通软件科技有限公司
印 刷：深圳市新联美术印刷有限公司

开 本：889mm×1194mm 1/24
印 张：6.17
字 数：120千
版 次：2016年1月第1版
印 次：2016年1月第1次

总定价：60.00元（共六册）

（暨大版图书如有印装质量问题，请与出版社总编室联系调换）

广东省科技计划项目（编号2013B070603009）立项资助；
广东省教育厅、佛山科学技术学院创新强校教学类项目资助

我的妈妈是牙科医生

2 不要在我的牙齿上建房子

李霞 著

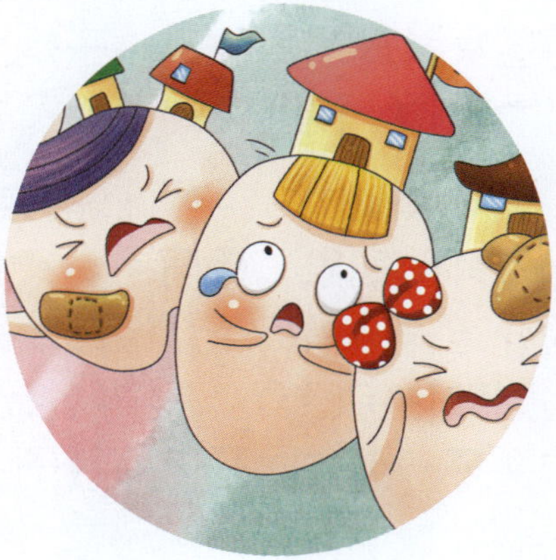

暨南大学出版社
JINAN UNIVERSITY PRESS

前言

在我国，口腔疾病患者的比例很高，而其中得到治疗的人数比例却相当低，这与民众口腔保健知识的缺乏有重要关系。如何把口腔保健知识传达给更多的人呢？我相信很多口腔科的医生和我一样，都考虑过这个问题。但是因为工作忙，这个念头一直被压抑着。

这个念头的复苏并逐渐强烈是在女儿出生之后。妈妈们常常问到乳牙、烂牙等相关问题，并时有抱怨：家里的图书只讲如何刷牙？为什么要刷牙？很难找到一本系统介绍口腔保健知识的科普书；因为职业的关系，几乎所有的朋友都会或多或少向我咨询关于口腔和牙齿健康的问题。大家对口腔健康的关注点燃了我写书的热情。女儿以及她的小伙伴们都特别喜欢看图文并茂的故事书，于是，我想到以图画书的形式来介绍口腔保健知识。经过多次努力尝试，终于成就了今天的《我的妈妈是牙科医生》。

《我的妈妈是牙科医生》一共六册，书中对乳牙的重要性、蛀牙的原因和预防方法、口腔卫生的维护方法、老掉牙的现象（牙周病）、假牙的种类、保护六龄牙等日常口腔保健知识进行了详细的介绍。该书尽管几经修改，以期尽可能多地传达日常牙齿保健知识，但考虑到故事的完整性等因素，书中所涉及的口腔知识仍然非常有限。我希望借此能在孩子们的心中播下一颗关爱牙齿的种子，希望他们能有健康的牙齿相伴终生。

图书能够顺利出版需要感谢的人实在太多了。首先，女儿心禹给了我莫大的勇气，这套书也是特别为她而写的；其次，要感谢家人的支持；再次，要感谢朋友们的热情鼓励和帮助；最后，要感谢图书的绘画作者、暨南大学出版社的古碧卡老师和方敏编辑的用心和努力。

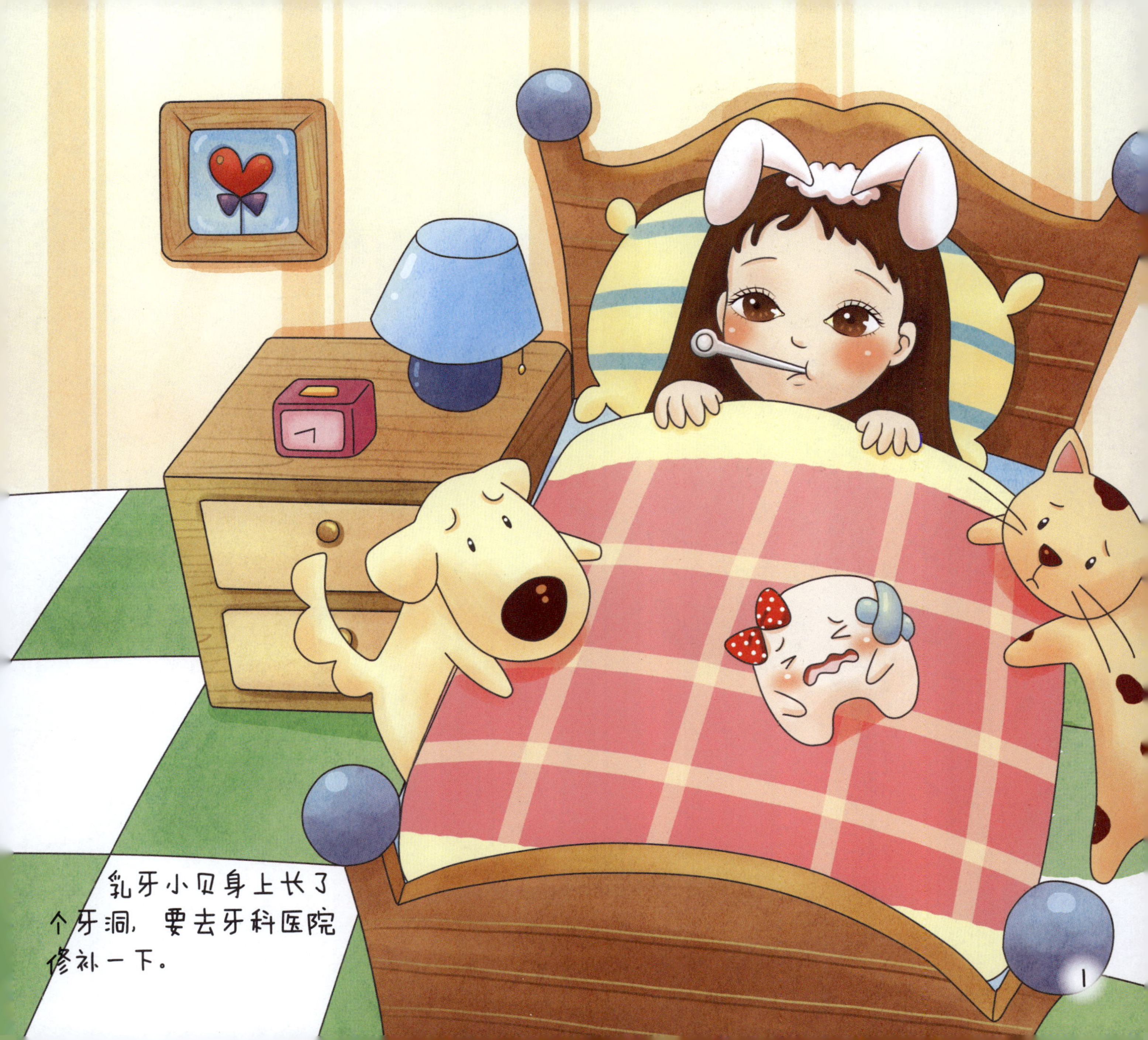

乳牙小贝身上长了个牙洞，要去牙科医院修补一下。

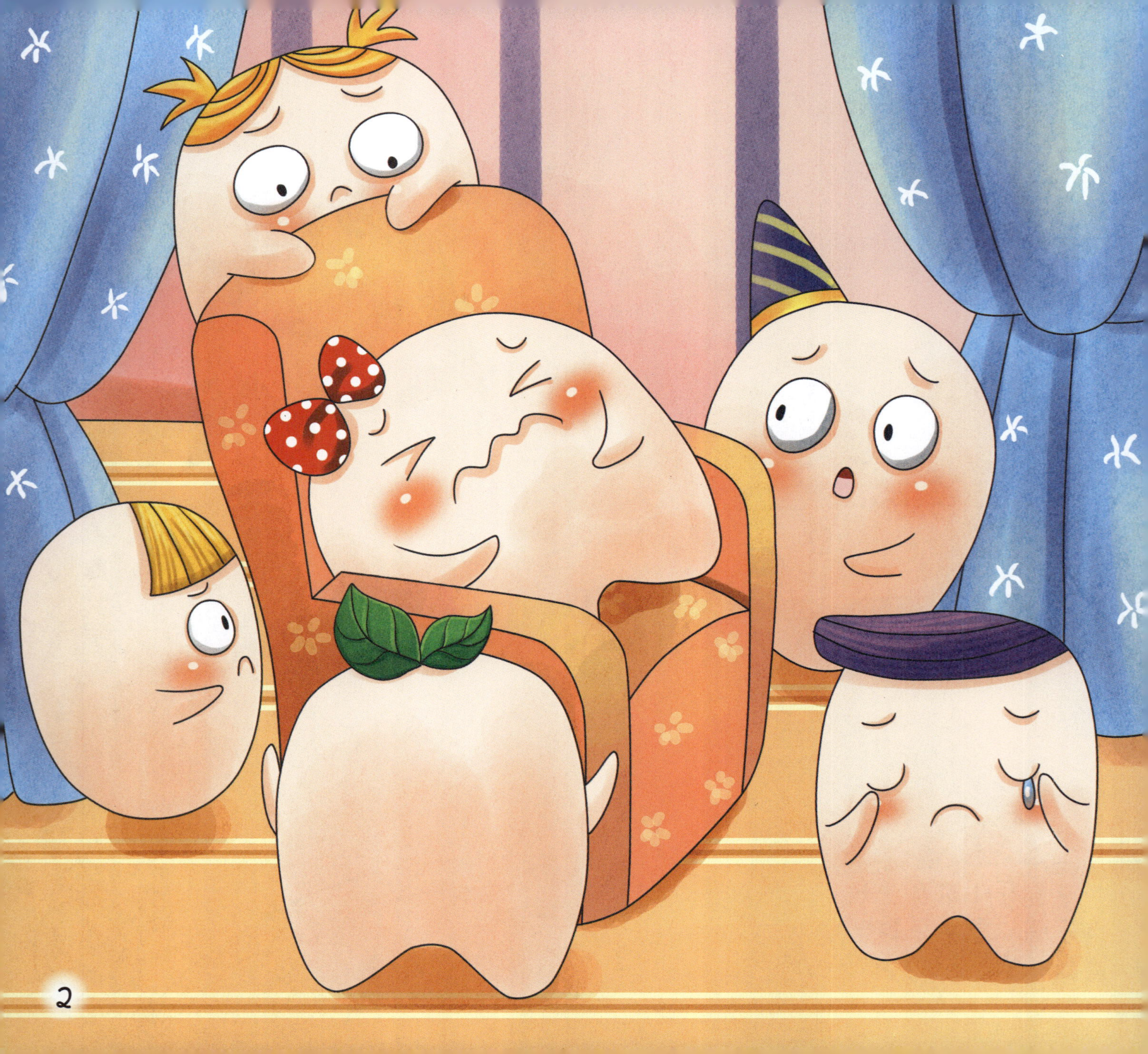

“补牙会疼吗？”小贝忐忑不安地问妞妞。虽然小贝希望修补好牙洞，不过真要去牙科医院它还是有点儿害怕。

妞妞也有点儿害怕，可她不想让小贝认为自己胆小。于是，妞妞鼓起勇气说：“小贝，我们要勇敢点才行哦！”

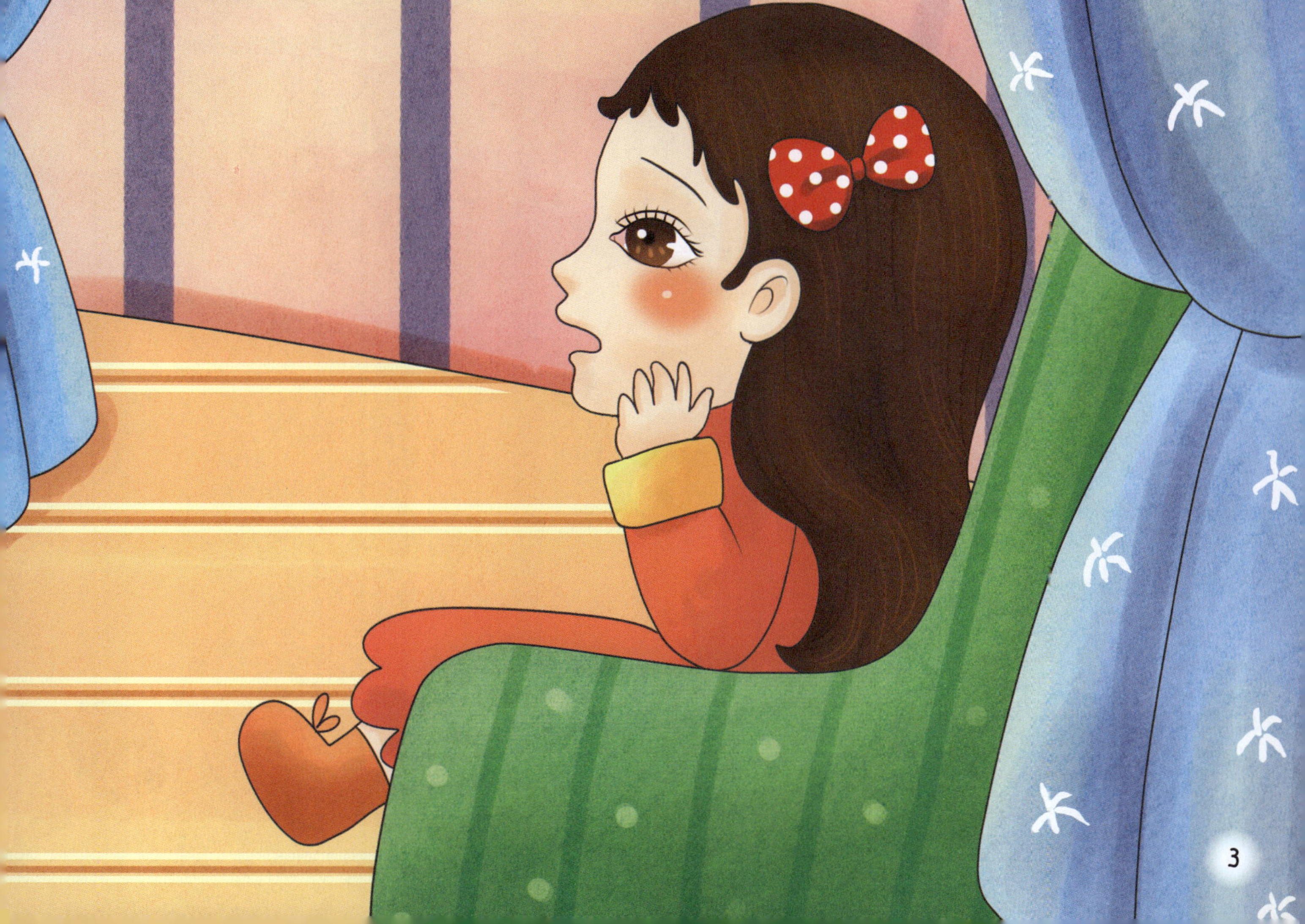

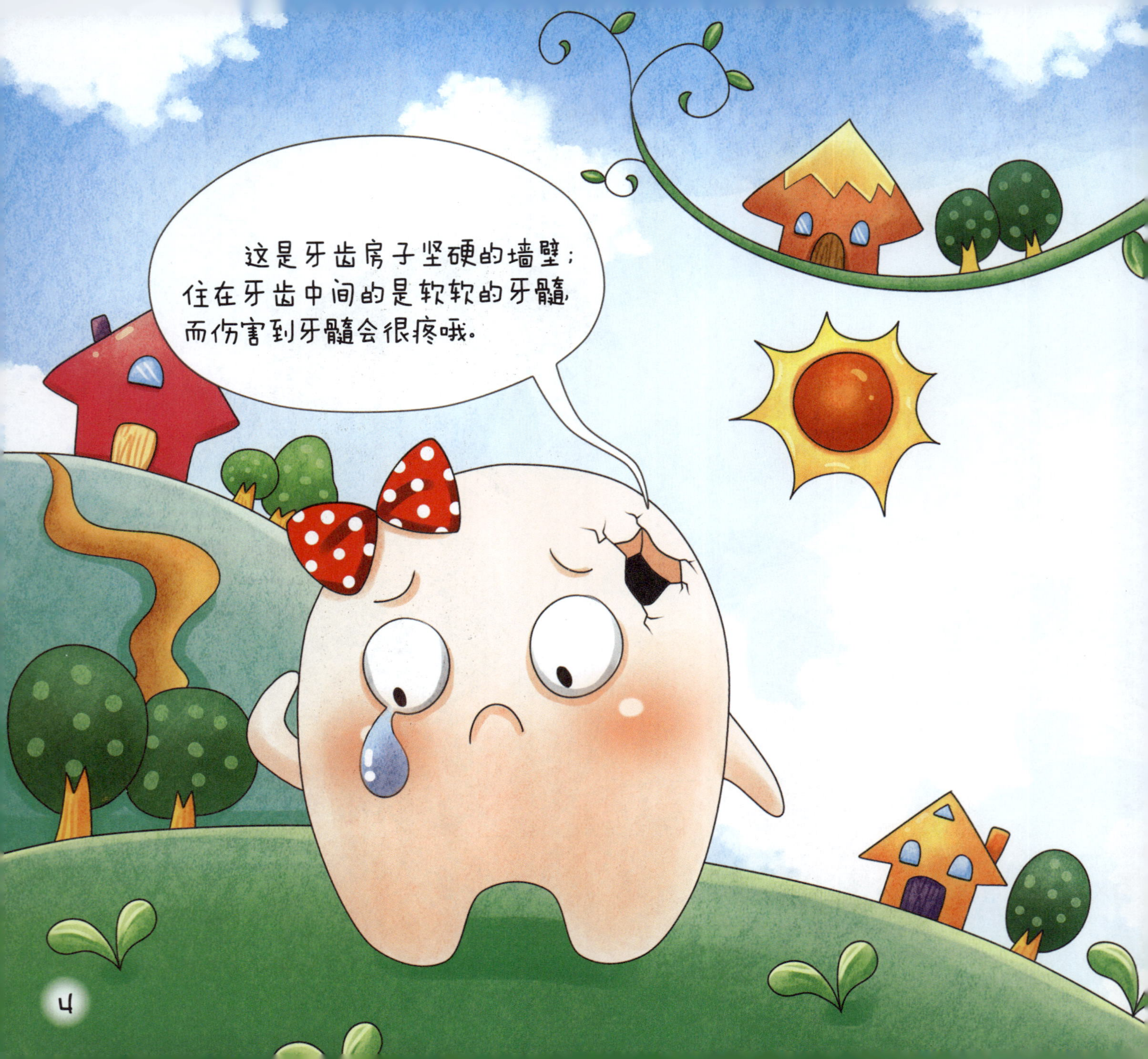
这是牙齿房子坚硬的墙壁；
住在牙齿中间的是软软的牙髓
而伤害到牙髓会很疼哦。

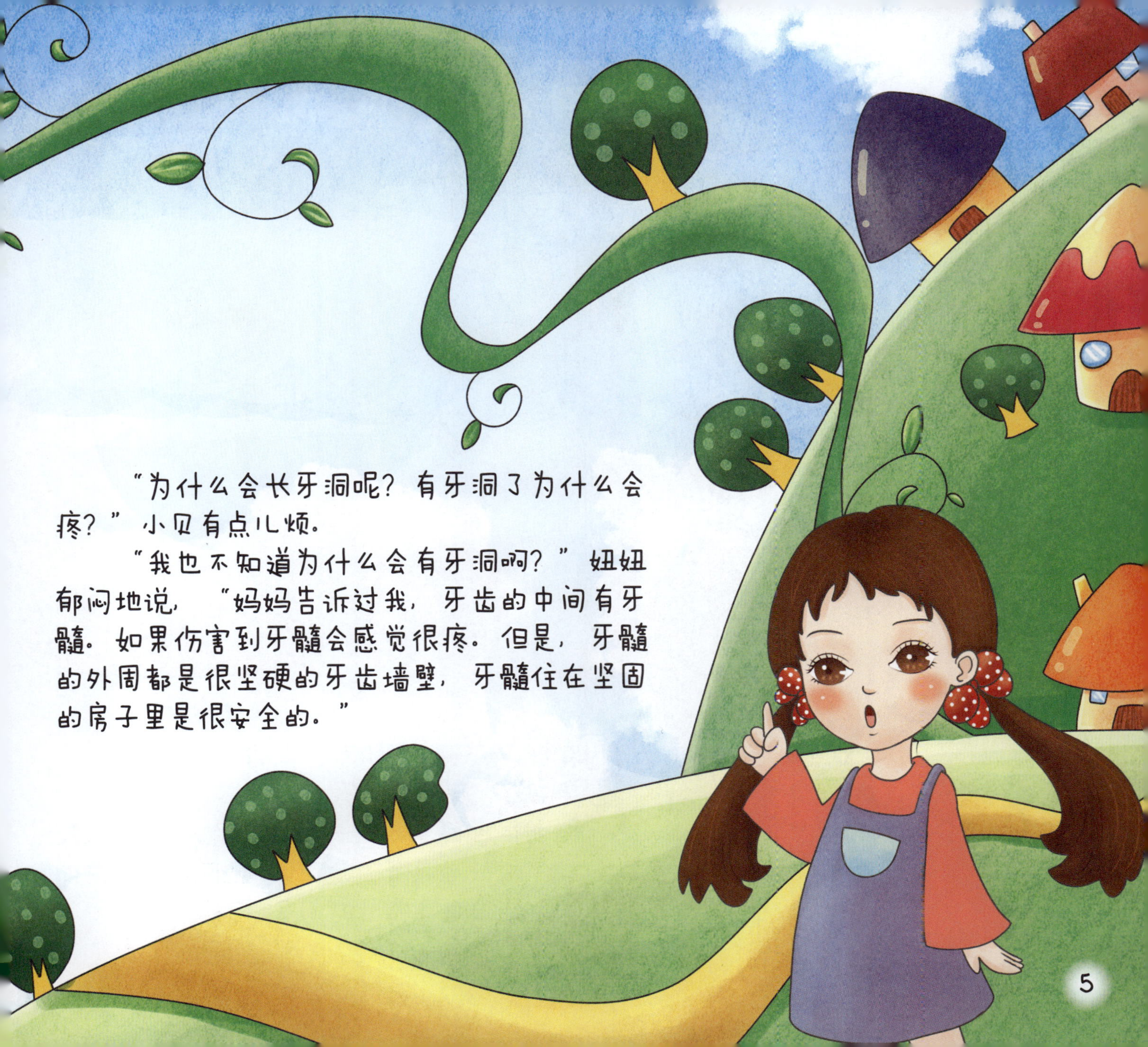

“为什么会长牙洞呢？有牙洞了为什么会疼？”小贝有点儿烦。

“我也不知道为什么会有牙洞啊？”妞妞郁闷地说，“妈妈告诉过我，牙齿的中间有牙髓。如果伤害到牙髓会感觉很疼。但是，牙髓的外周都是很坚硬的牙齿墙壁，牙髓住在坚固的房子里是很安全的。”

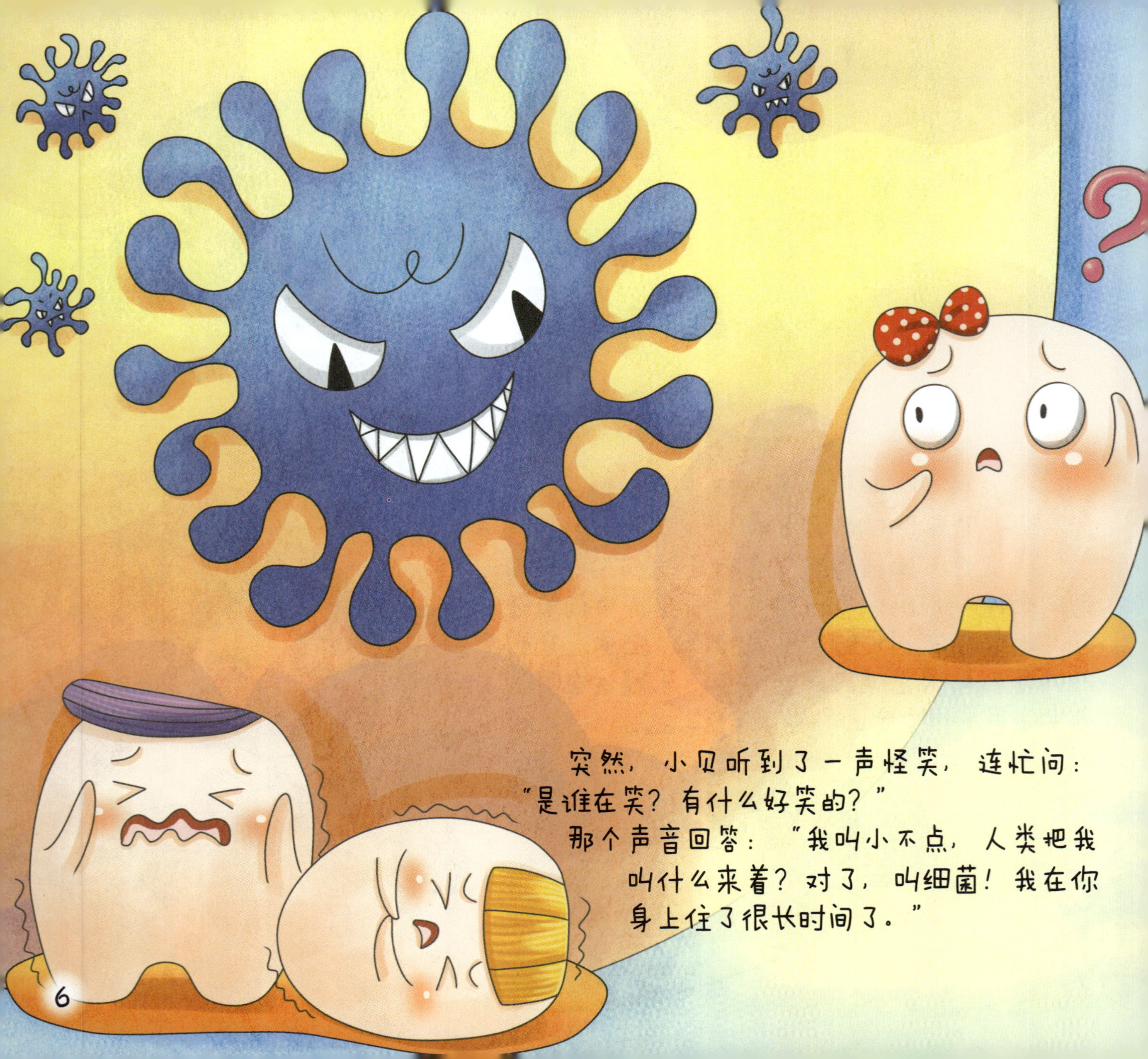

突然，小贝听到了一声怪笑，连忙问：“是谁在笑？有什么好笑的？”

那个声音回答：“我叫小不点，人类把我叫什么来着？对了，叫细菌！我在你身上住了很长时间了。”

小贝仔细看了看自己的身上，干干净净的，什么也没有啊！

“什么也没看见吗？哈哈，你是看不见我的。因为我很小很小，人类的肉眼是无法看见的。”

小不点很得意地说：“只要我不说话，你也根本不知道我的存在！”

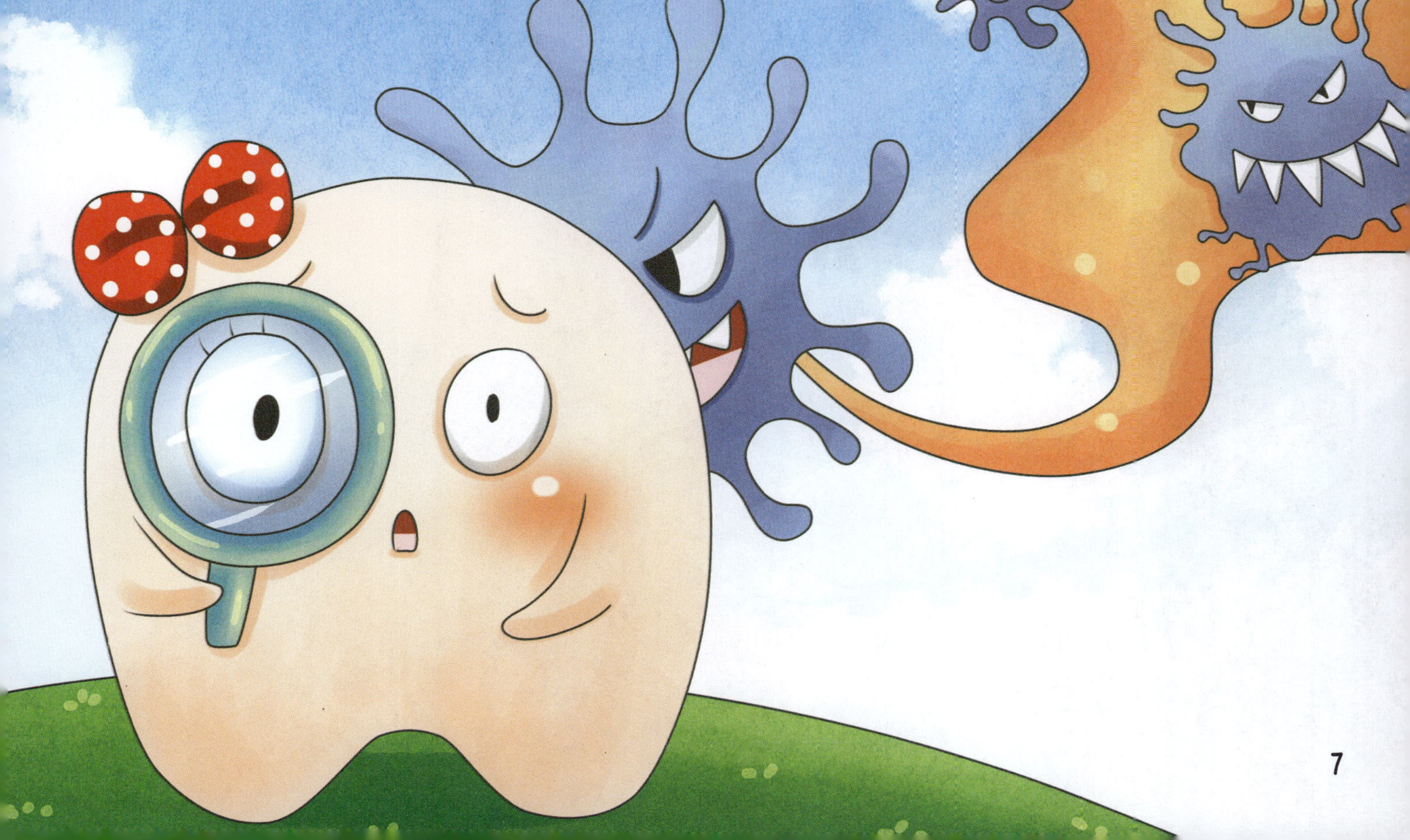

妞妞很讨厌小不点说话阴阳怪气的，说：“你笑什么？有什么好笑的？”

小不点不屑地说：“你以为我愿意理你啊？既无知又自大，居然还夸口说牙齿坚固！难道不可笑吗？对我和我的朋友们来说，没有一颗牙齿是坚固的！我们可以轻而易举地在牙齿上挖洞，建造舒适的房子！”

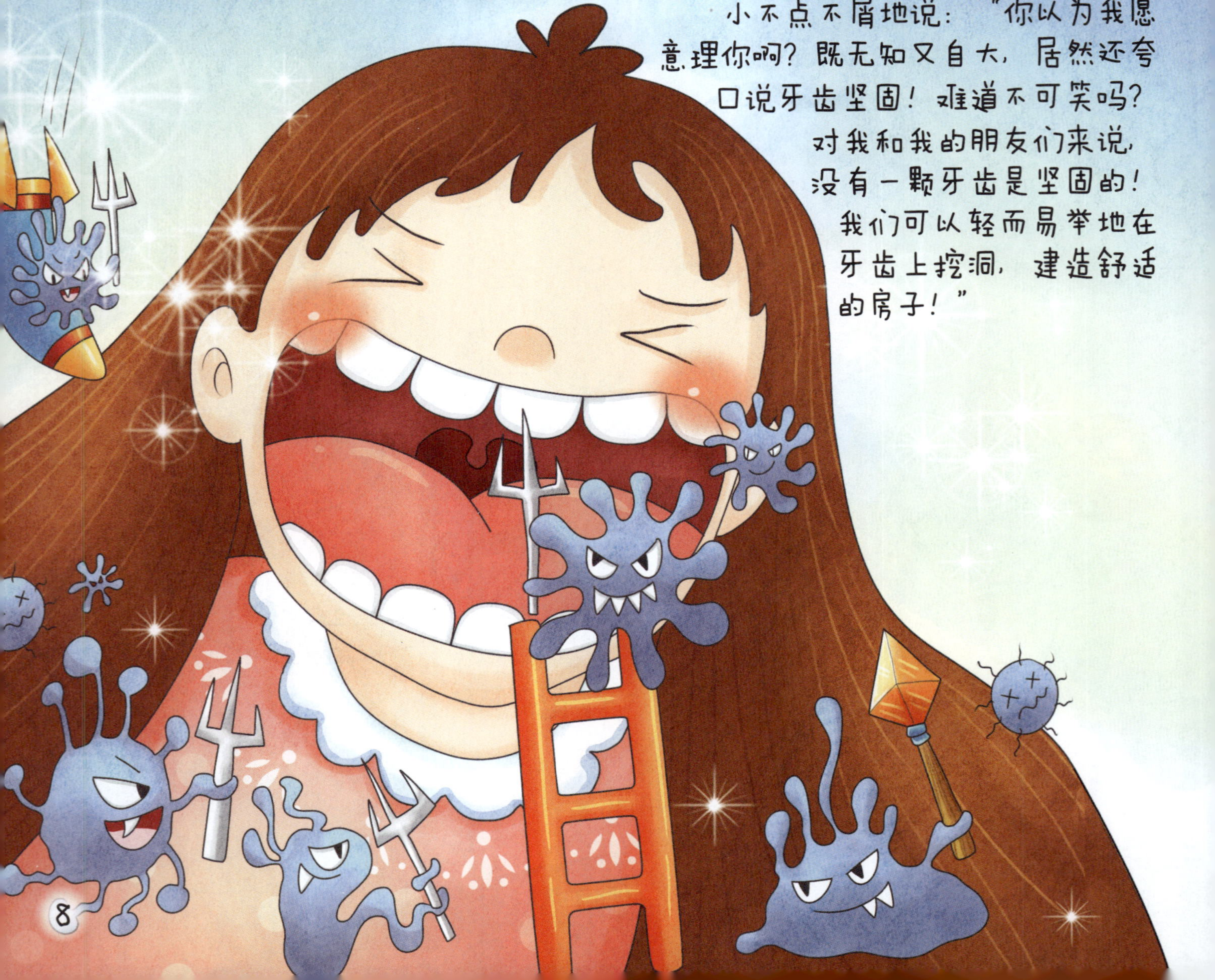

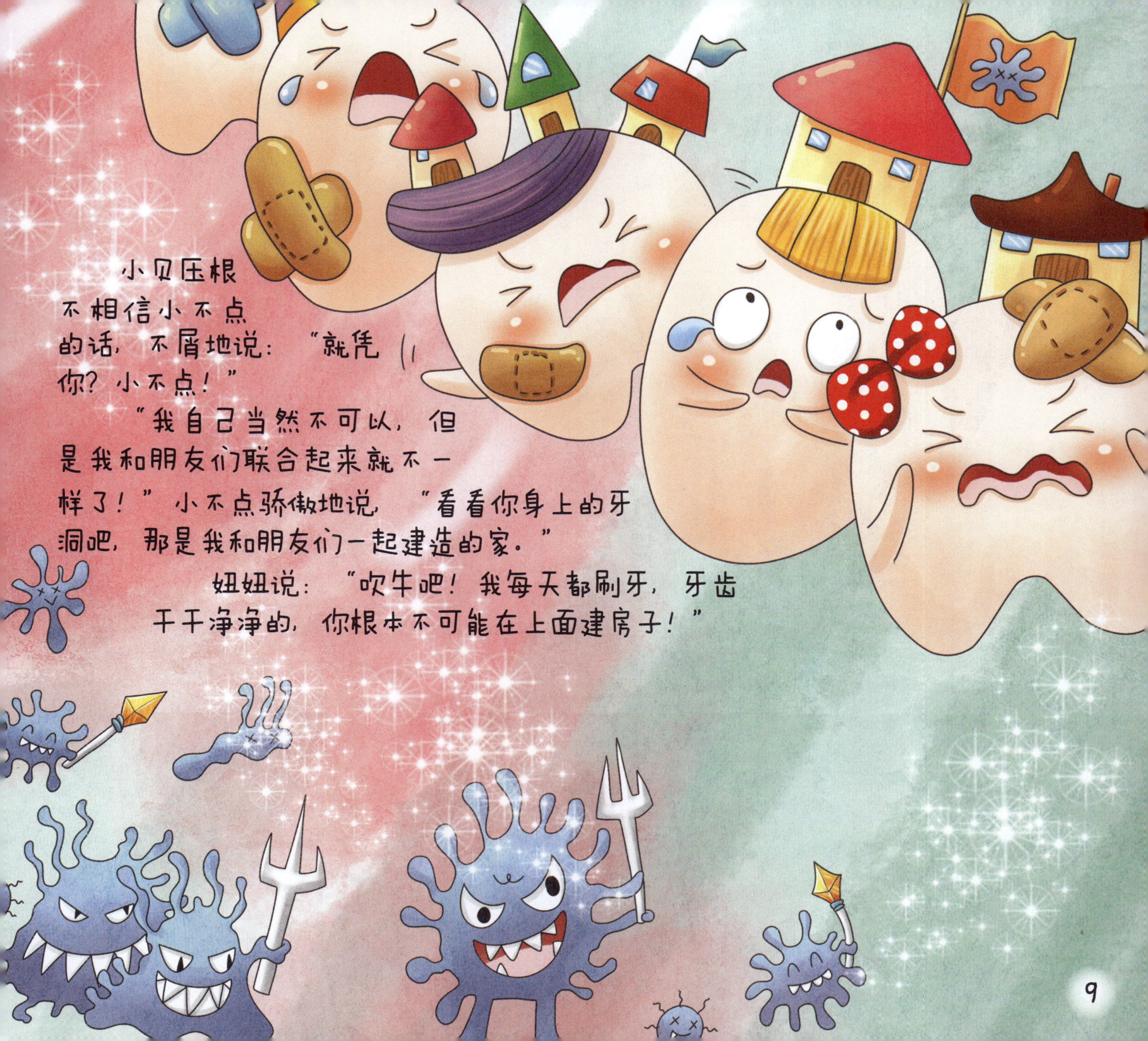

小贝压根不相信小不点的话，不屑地说："就凭你？小不点！"

"我自己当然不可以，但是我和朋友们联合起来就不一样了！"小不点骄傲地说，"看看你身上的牙洞吧，那是我和朋友们一起建造的家。"

妞妞说："吹牛吧！我每天都刷牙，牙齿干干净净的，你根本不可能在上面建房子！"

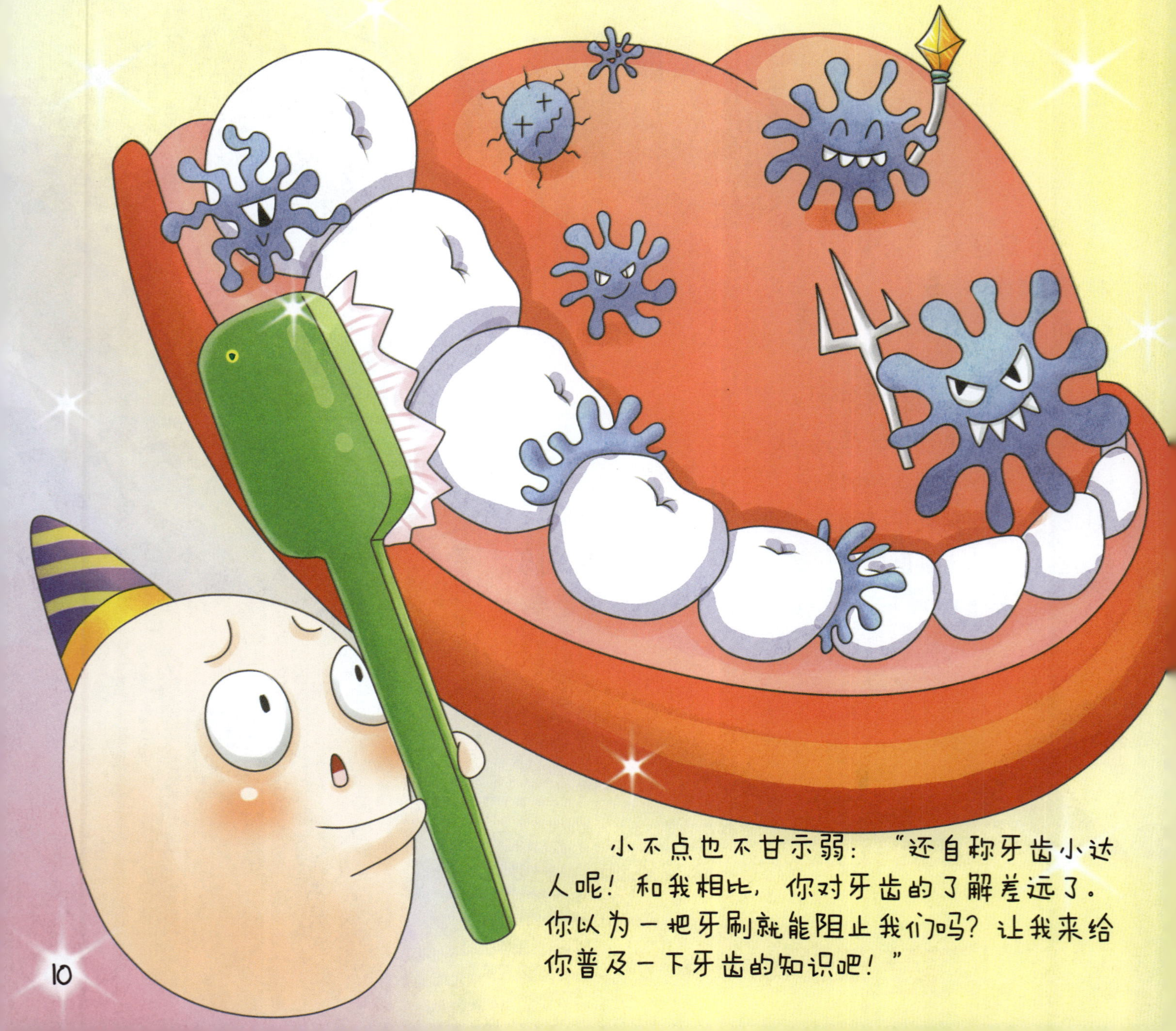

小不点也不甘示弱："还自称牙齿小达人呢！和我相比，你对牙齿的了解差远了。你以为一把牙刷就能阻止我们吗？让我来给你普及一下牙齿的知识吧！"

“你看，这是牙齿上的小窝沟。这些小窝沟很小很小。对这些窝沟来说你的牙刷毛太粗了，是无法刷到窝沟里面的。”

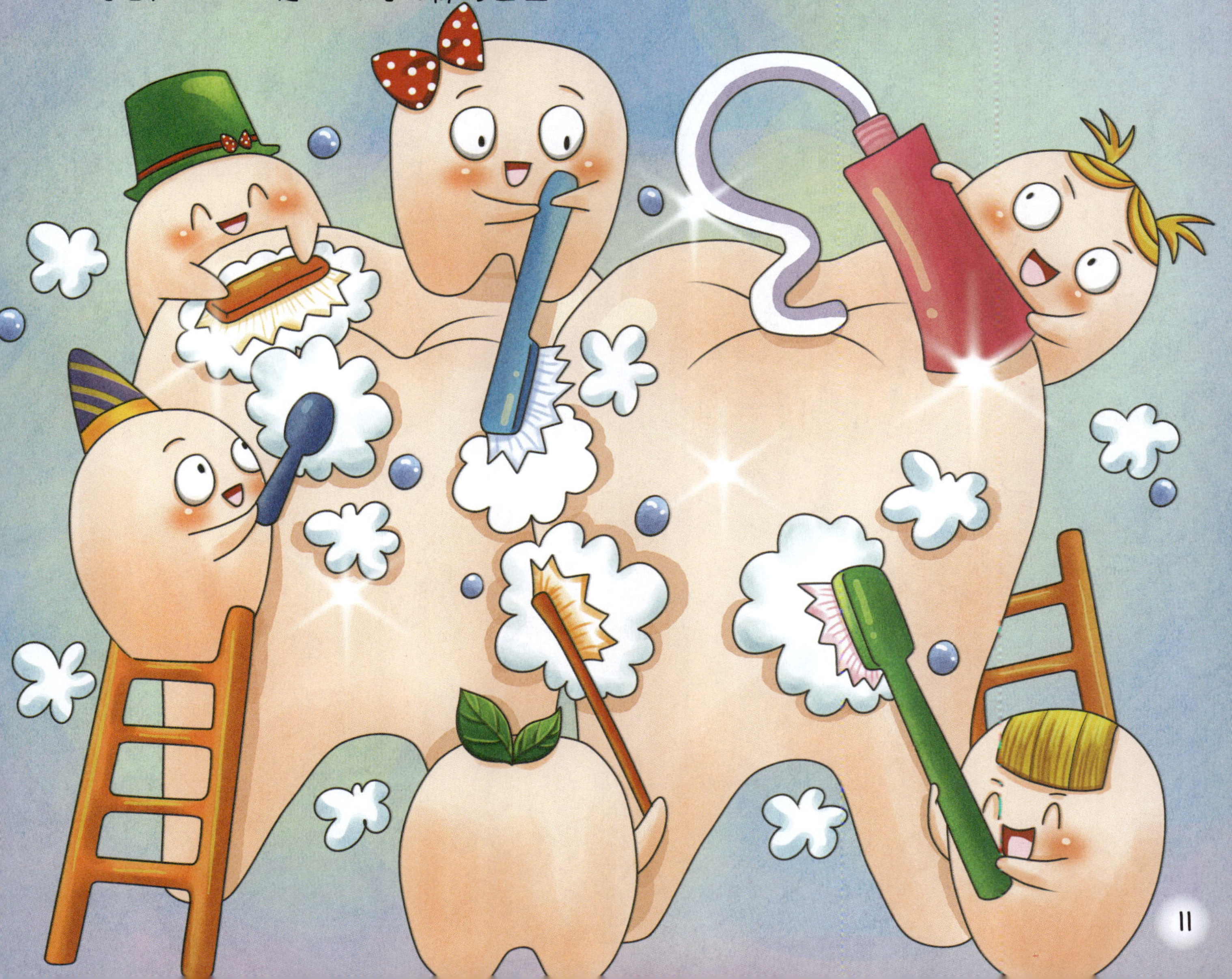

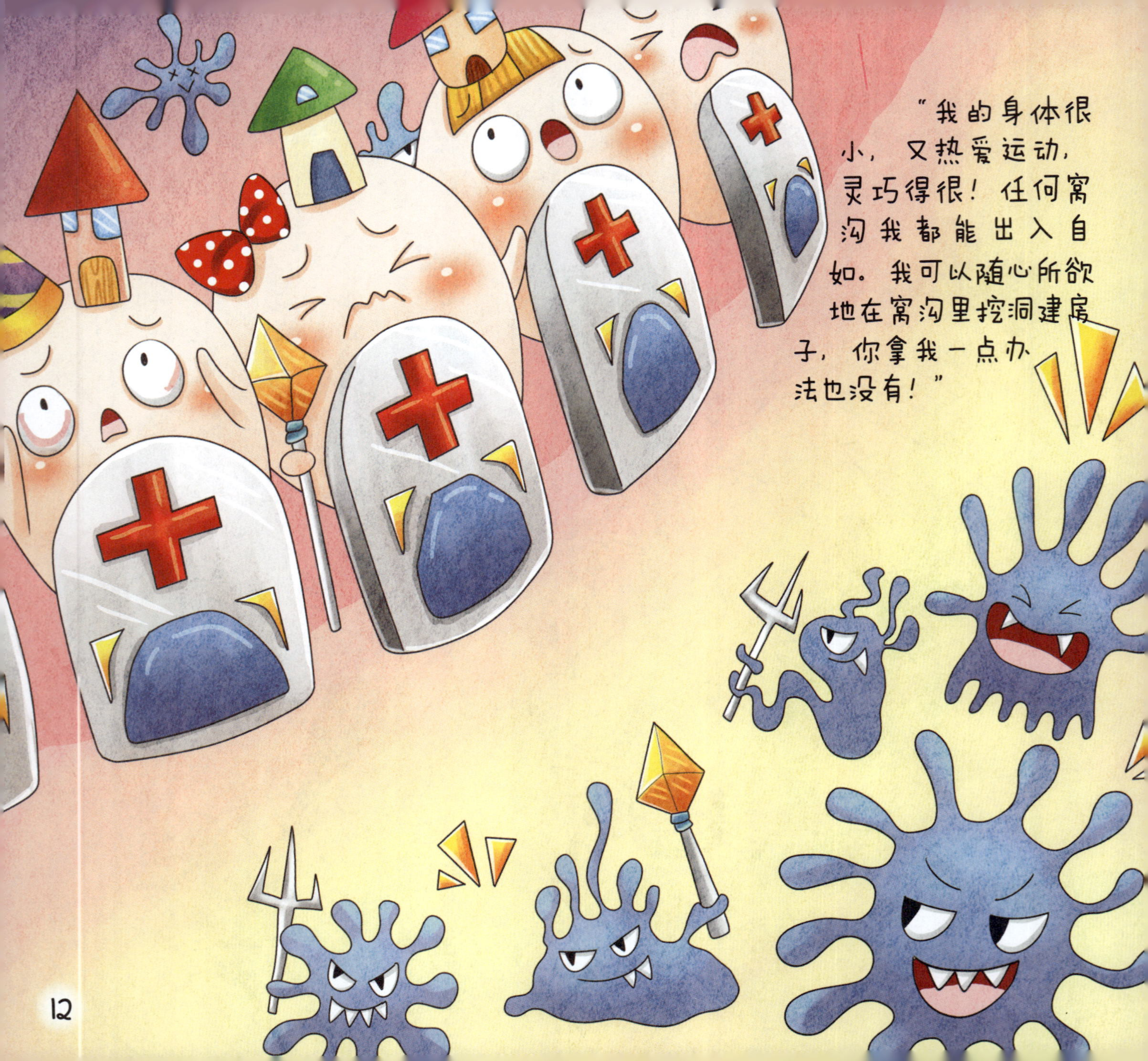

“我的身体很小，又热爱运动，灵巧得很！任何窝沟我都能出入自如。我可以随心所欲地在窝沟里挖洞建房子，你拿我一点办法也没有！”

看到妞妞惊奇的表情，小不点得意极了。

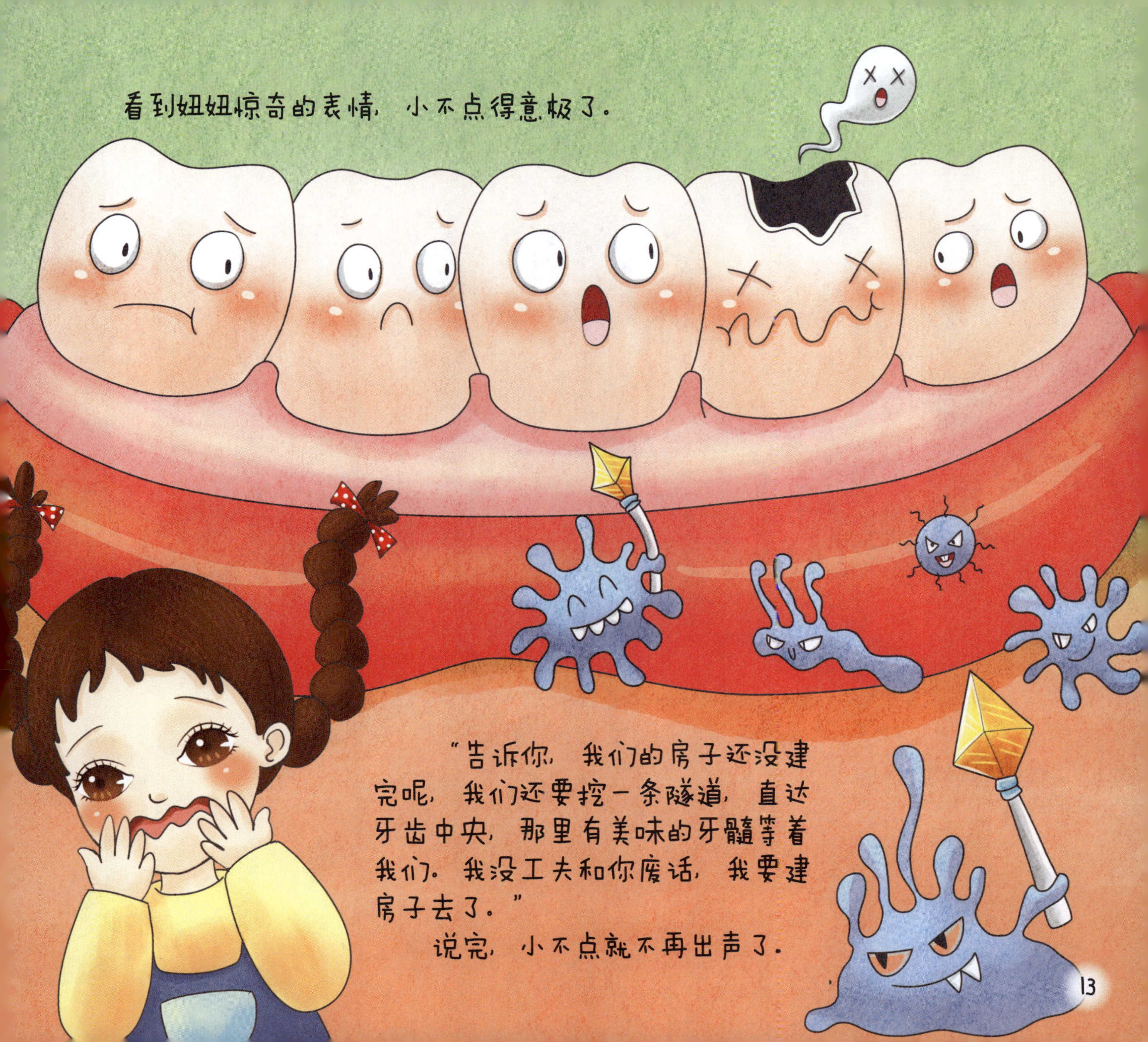

“告诉你，我们的房子还没建完呢，我们还要挖一条隧道，直达牙齿中央，那里有美味的牙髓等着我们。我没工夫和你废话，我要建房子去了。”

说完，小不点就不再出声了。

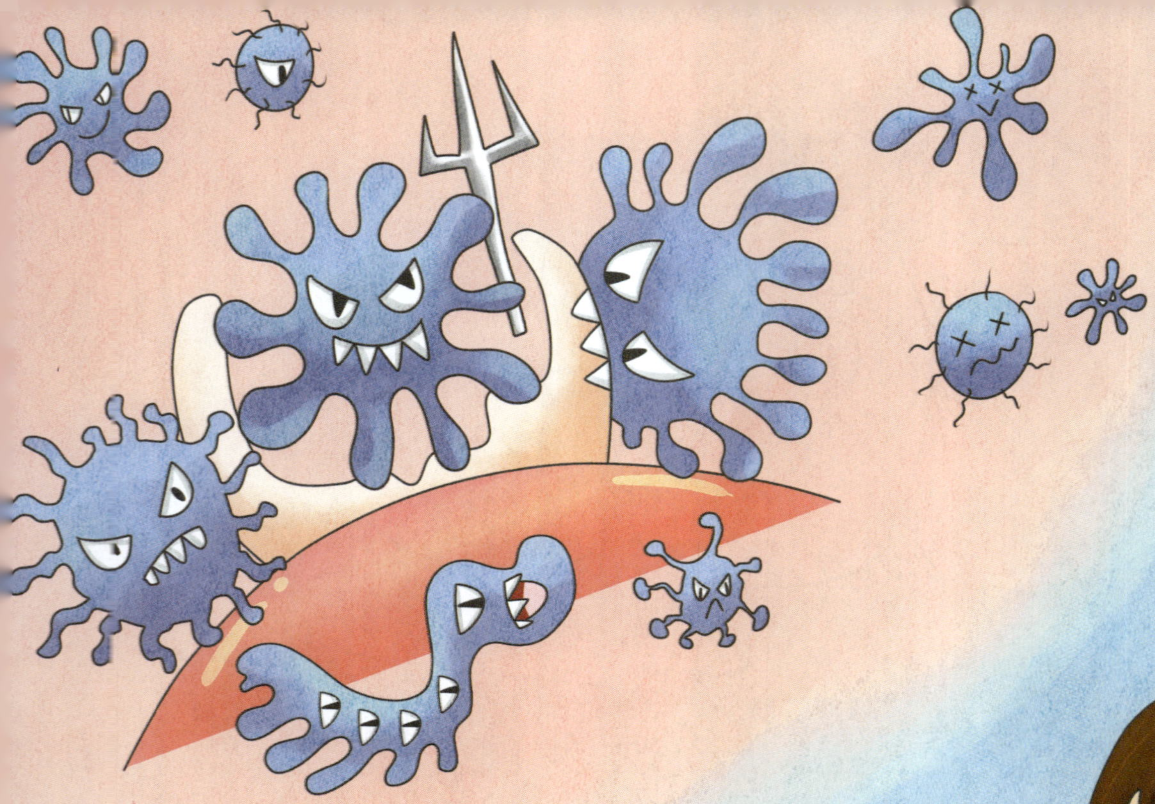

挖隧道！吃牙髓！妞妞和小贝听了不由得打了个寒战，说："那岂不是会很疼吗？绝不能让小不点们挖通隧道，否则我们就惨了。"妞妞和小贝达成一致意见：赶紧去补牙！

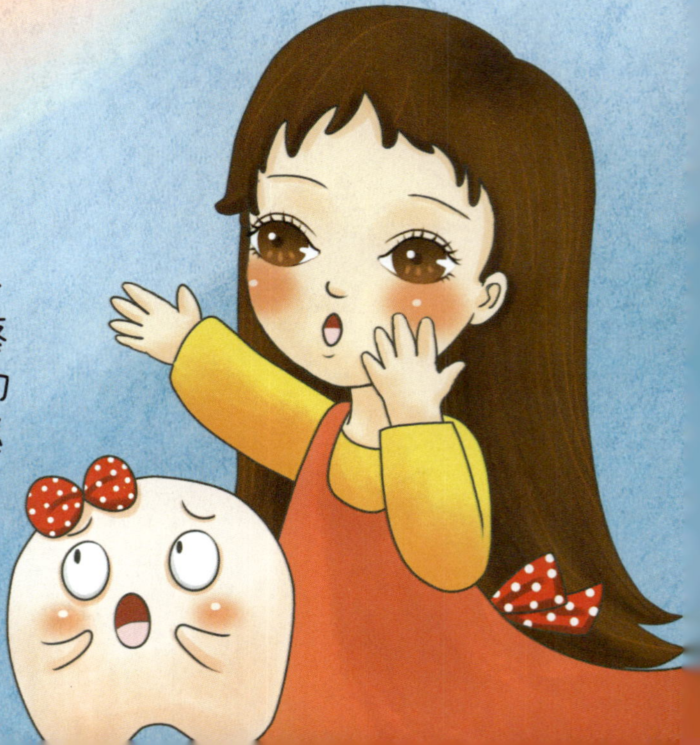

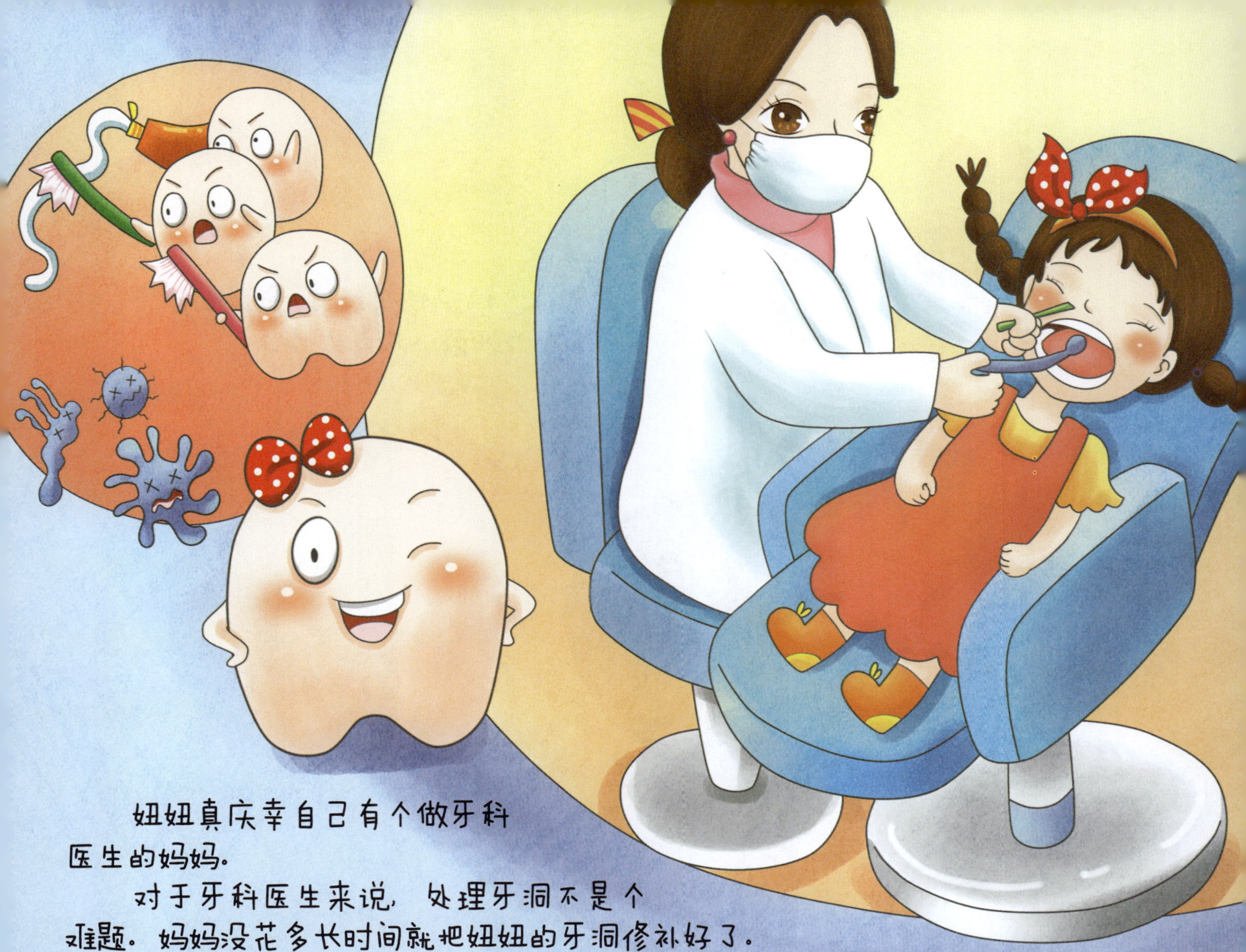

妞妞真庆幸自己有个做牙科医生的妈妈。

对于牙科医生来说，处理牙洞不是个难题。妈妈没花多长时间就把妞妞的牙洞修补好了。

“看来补牙没有那么恐怖嘛。”小贝开心地说。

“没错！”妞妞也很高兴。

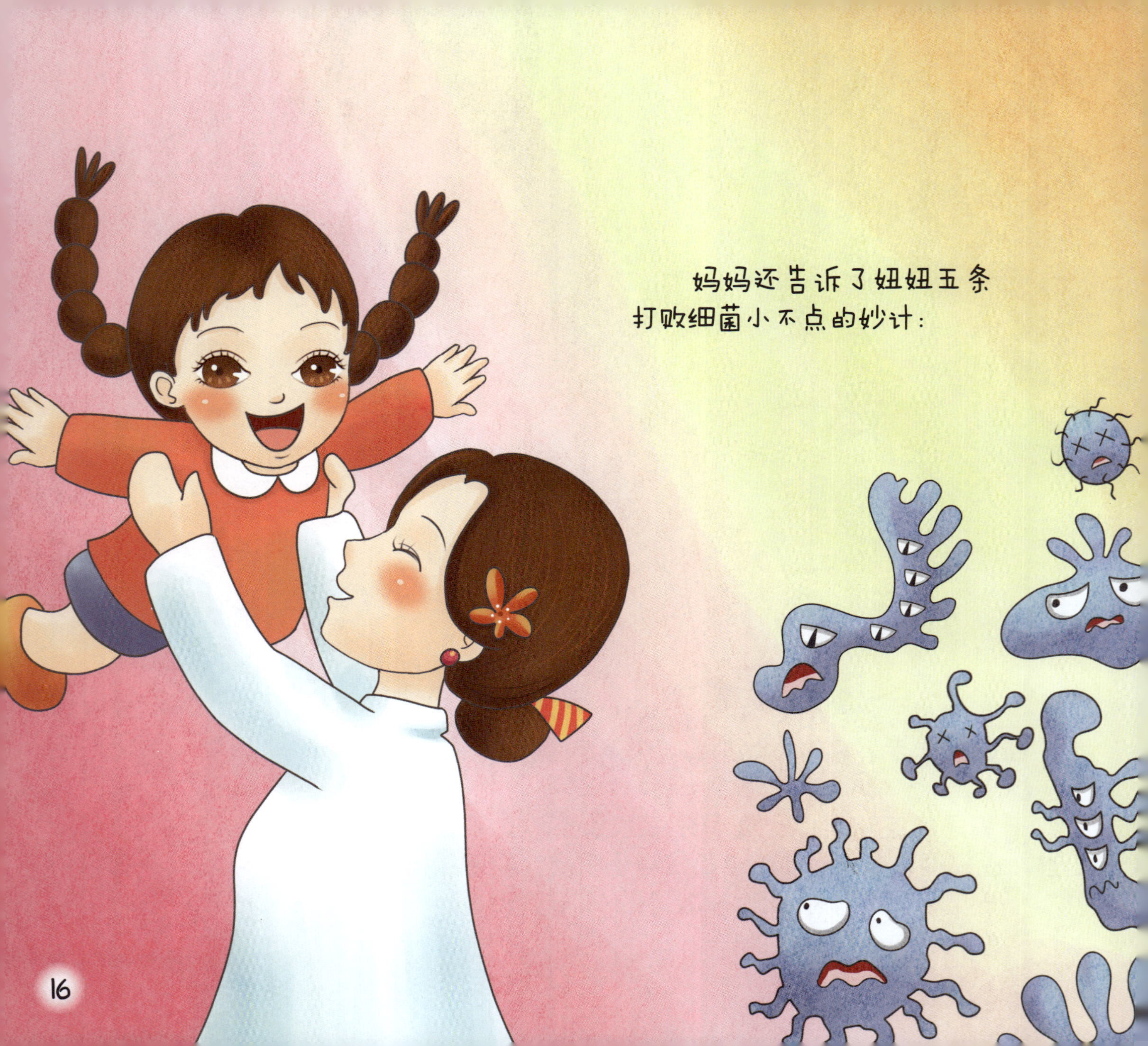

妈妈还告诉了妞妞五条
打败细菌小不点的妙计：

第一条妙计：每天认真清洁牙齿。仔细刷牙可以刷走很多细菌。

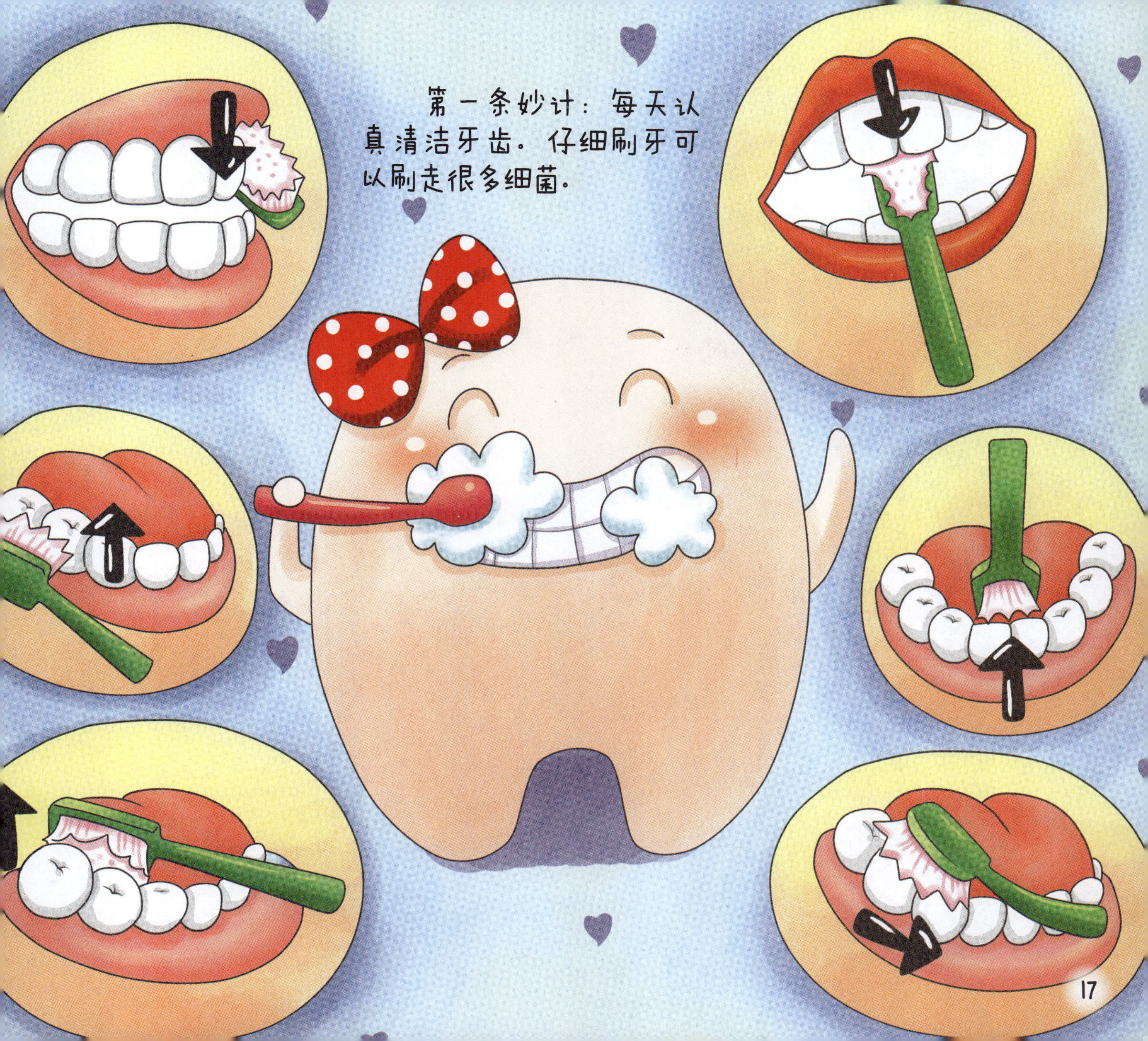

第二条妙计：少吃糖果。

糖果真是美味啊！不过，细菌吃了糖果，在牙齿上建房子的速度就更快了。为了牙齿健康，还是要尽量少吃糖果才行。

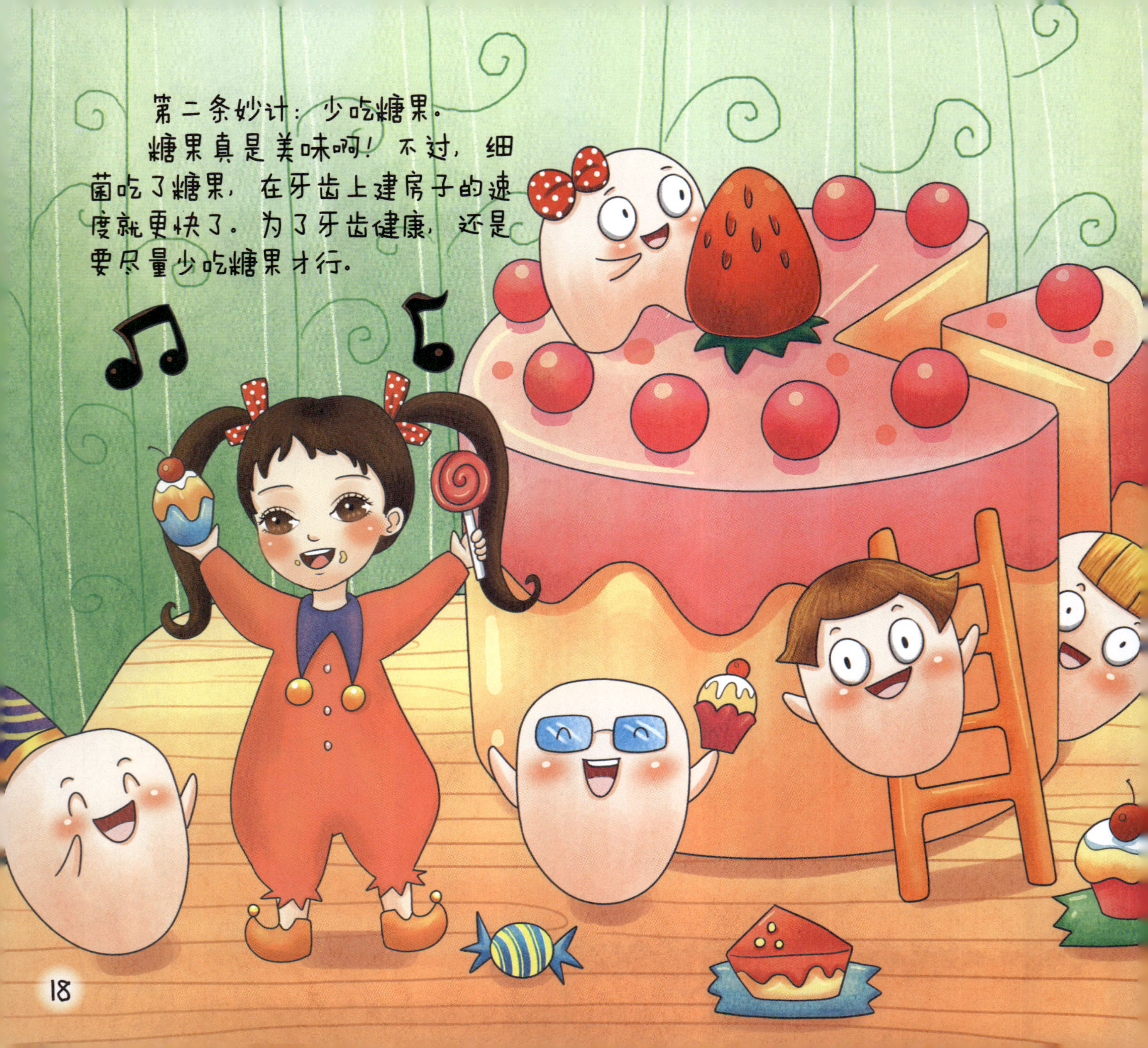

第三条妙计：使用含氟牙膏。

每天用含氟牙膏刷牙，牙齿会更强壮，小不点要在牙齿上挖牙洞就没那么容易了。

不过，要记住，牙膏是用来刷牙的，可不能吃下去哦！

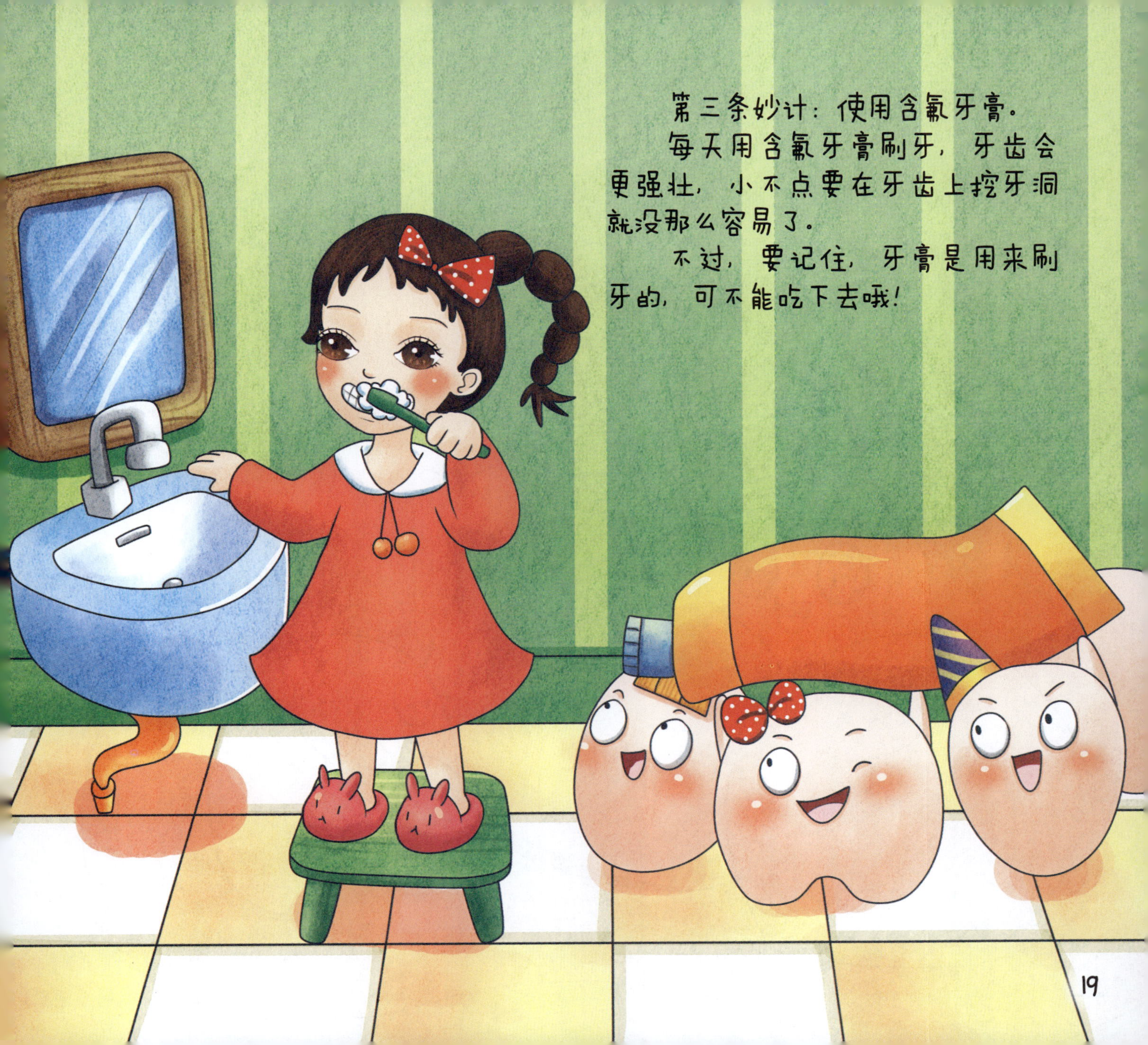

第四条妙计：窝沟封闭。

窝沟封闭可以修补牙齿上的小窝沟。哈哈，这下子小不点们没地方住了吧！

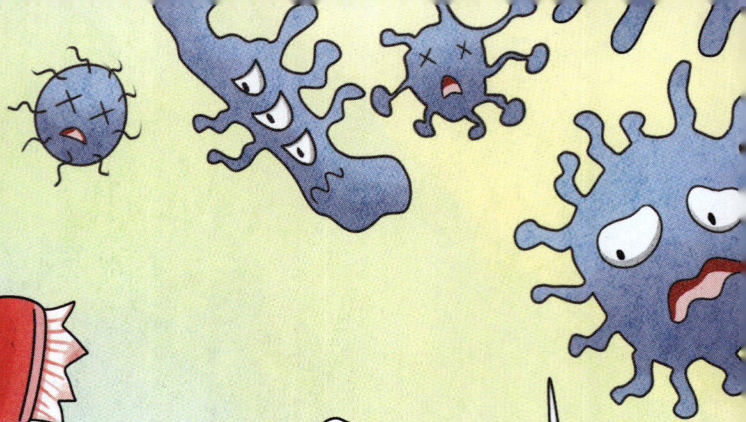

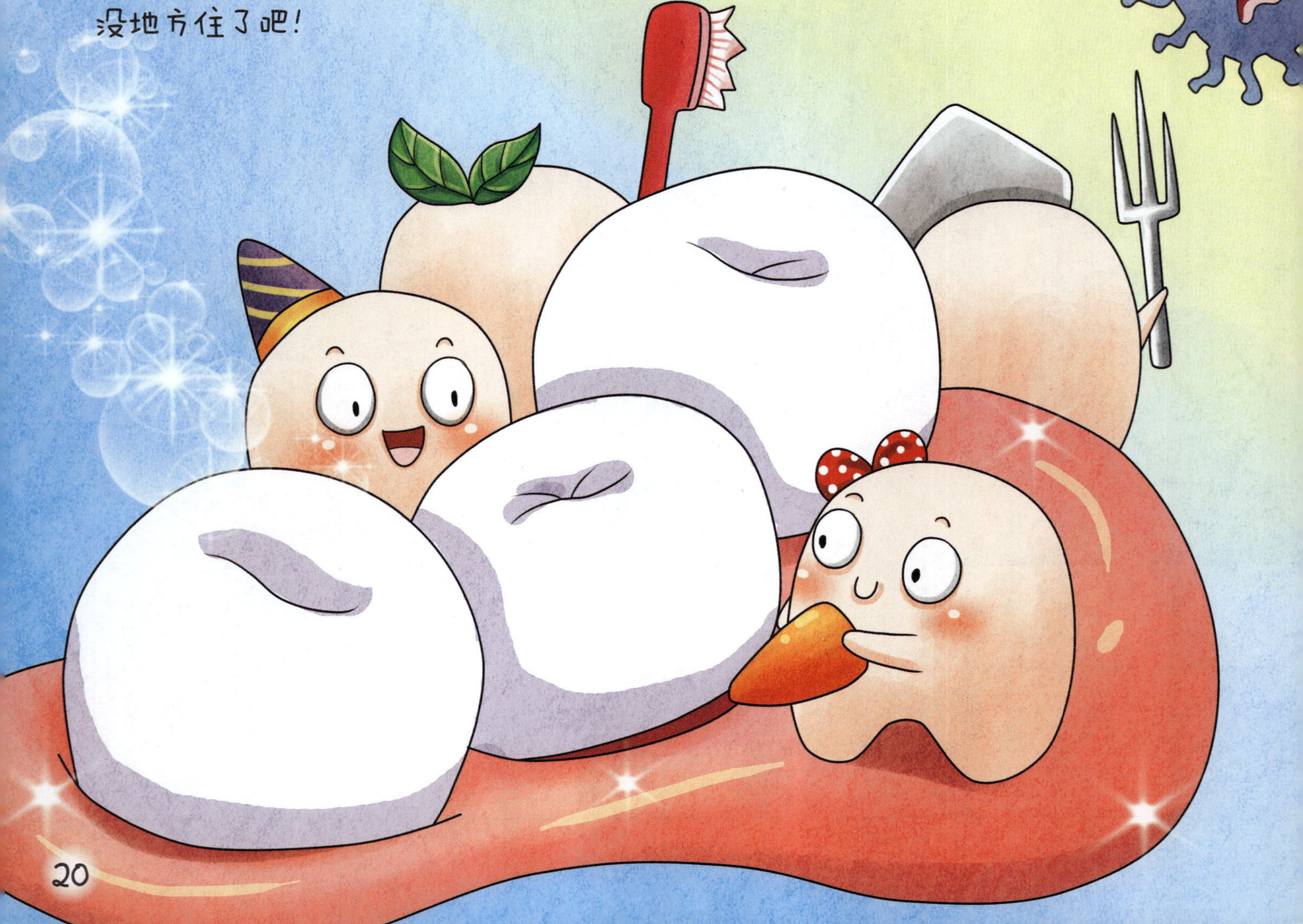

第五条妙计：定期去牙科医院检查牙齿。

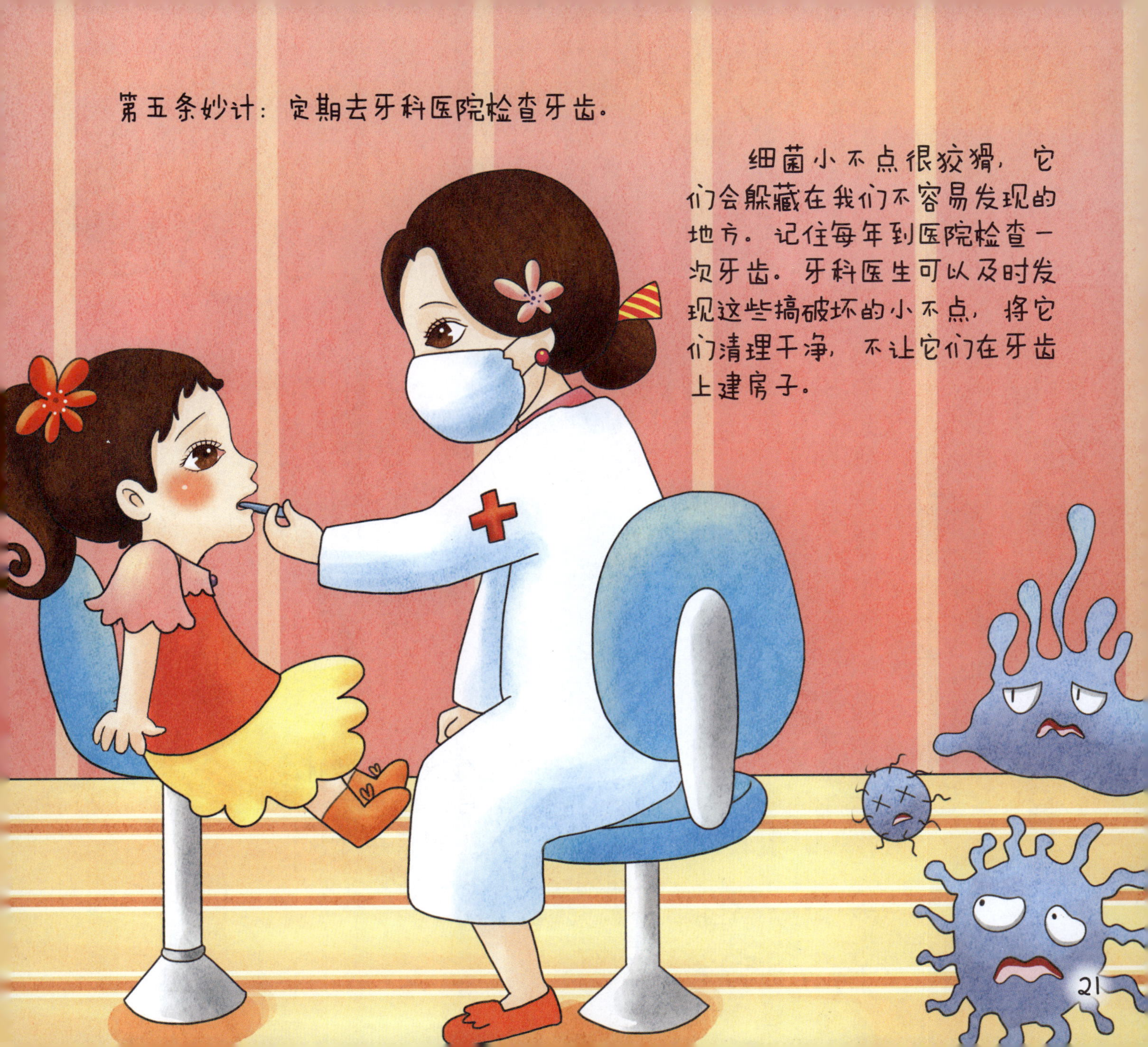

　　细菌小不点很狡猾，它们会躲藏在我们不容易发现的地方。记住每年到医院检查一次牙齿。牙科医生可以及时发现这些搞破坏的小不点，将它们清理干净，不让它们在牙齿上建房子。

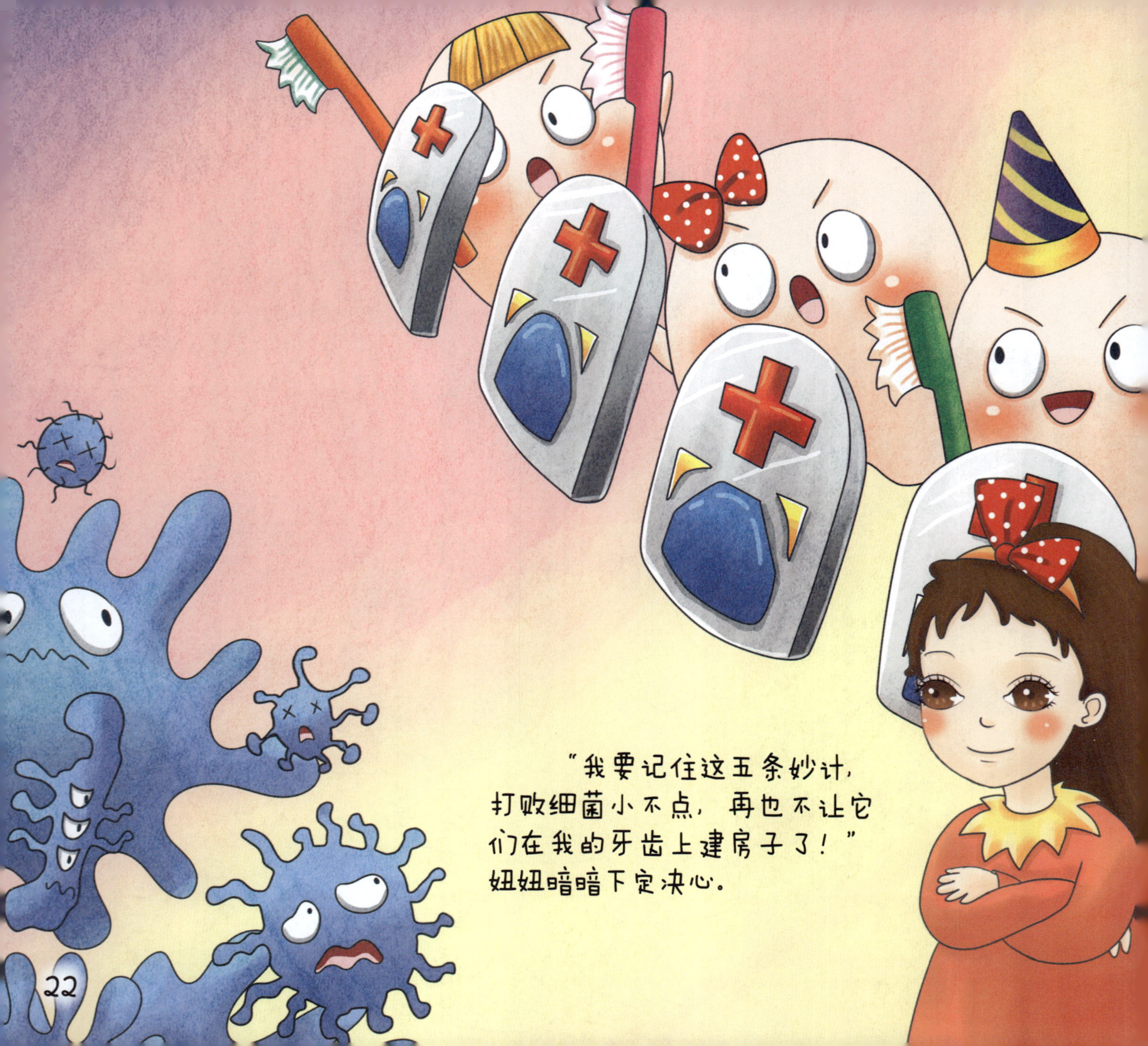

“我要记住这五条妙计，打败细菌小不点，再也不让它们在我的牙齿上建房子了！”妞妞暗暗下定决心。

《我的妈妈是牙科医生》

本套书共六本，以牙科医生的女儿妞妞为主线，通过故事的形式，用简洁的语言和优美的图画系统介绍日常的牙齿保健知识，让孩子们从小重视口腔保健，终生拥有健康牙齿！

1. 《乳牙是我的好朋友》你知道乳牙有什么作用吗？没有了乳牙的妞妞会发生什么事情呢？这个故事介绍**乳牙的重要性及如何保护乳牙**。
2. 《不要在我的牙齿上建房子》细菌小不点与牙洞有什么关系呢？长牙洞了该怎么办呢？这个故事介绍了**龋病（虫牙）发生的原因及如何预防**。
3. 《妞妞和小不点们的斗争》细菌小不点们最擅长躲藏。妞妞能不能找到小不点们呢？让我们去看看妞妞**如何保持牙齿清洁**吧。
4. 《想要鲨鱼的牙齿可以吗》鲨鱼的牙齿和人类的牙齿有什么不一样呢？人老了一定会掉牙吗？这个故事介绍**如何预防老了掉牙（预防牙周病）**。
5. 《参观假牙工厂》让我们一起去看看形形色色的假牙吧。假牙主要有固定假牙、活动假牙、种植牙3种，**装假牙很麻烦，让我们从小爱护牙齿吧！**
6. 《欢迎新朋友》六龄牙是最先长出来的恒牙，六龄牙很重要。**如何保护六龄牙呢？**

图书在版编目（CIP）数据

我的妈妈是牙科医生 / 李霞著. -- 广州 : 暨南大学出版社，2016.1
ISBN 978－7－5668－1727－3

Ⅰ. ①我… Ⅱ. ①李… Ⅲ. ①口腔－保健－基本知识 Ⅳ. ①R78

中国版本图书馆CIP数据核字（2015）第304244号

ISBN 978-7-5668-1727-3

出版人 徐义雄
策划编辑 古碧卡
责任编辑 古碧卡 方 敏
责任校对 周海燕

总定价：60.00元（共六册）

出版发行：暨南大学出版社

地 址：中国广州暨南大学
电 话：总编室（8620）85221601
营销部（8620）85225284 85228291 85228292（邮购）
传 真：（8620）85221583（办公室） 85223774（营销部）
邮 编：510630
网 址：http://www.jnupress.com http://press.jnu.edu.cn

排 版：广州外语通软件科技有限公司
印 刷：深圳市新联美术印刷有限公司

开 本：889mm×1194mm 1/24
印 张：6.17
字 数：120千
版 次：2016年1月第1版
印 次：2016年1月第1次

总定价：60.00元（共六册）

广东省科技计划项目（编号2013B070603009）立项资助；
广东省教育厅、佛山科学技术学院创新强校教学类项目资助

我的妈妈是牙科医生

3 妞妞和小不点们的斗争

李霞 著

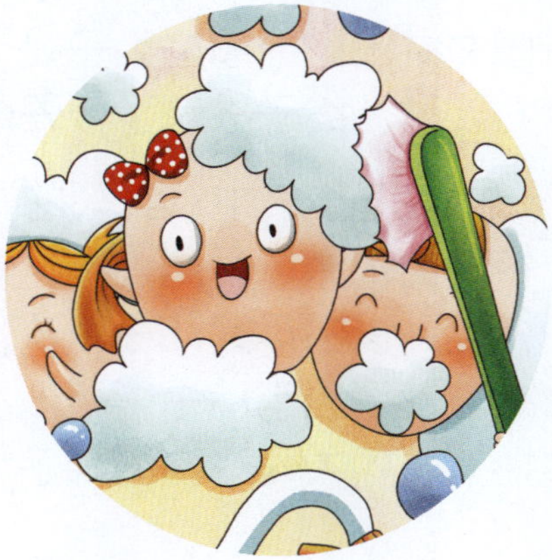

暨南大學出版社
JINAN UNIVERSITY PRESS

前言

在我国，口腔疾病患者的比例很高，而其中得到治疗的人数比例却相当低，这与民众口腔保健知识的缺乏有重要关系。如何把口腔保健知识传达给更多的人呢？我相信很多口腔科的医生和我一样，都考虑过这个问题。但是因为工作忙，这个念头一直被压抑着。

这个念头的复苏并逐渐强烈是在女儿出生之后。妈妈们常常问到乳牙、烂牙等相关问题，并时有抱怨：家里的图书只讲如何刷牙？为什么要刷牙？很难找到一本系统介绍口腔保健知识的科普书；因为职业的关系，几乎所有的朋友都会或多或少向我咨询关于口腔和牙齿健康的问题。大家对口腔健康的关注点燃了我写书的热情。女儿以及她的小伙伴们都特别喜欢看图文并茂的故事书，于是，我想到以图画书的形式来介绍口腔保健知识。经过多次努力尝试，终于成就了今天的《我的妈妈是牙科医生》。

《我的妈妈是牙科医生》一共六册，书中对乳牙的重要性、蛀牙的原因和预防方法、口腔卫生的维护方法、老掉牙的现象（牙周病）、假牙的种类、保护六龄牙等日常口腔保健知识进行了详细的介绍。该书尽管几经修改，以期尽可能多地传达日常牙齿保健知识，但考虑到故事的完整性等因素，书中所涉及的口腔知识仍然非常有限。我希望借此能在孩子们的心中播下一颗关爱牙齿的种子，希望他们能有健康的牙齿相伴终生。

图书能够顺利出版需要感谢的人实在太多了。首先，女儿心禹给了我莫大的勇气，这套书也是特别为她而写的；其次，要感谢家人的支持；再次，要感谢朋友们的热情鼓励和帮助；最后，要感谢图书的绘画作者、暨南大学出版社的古碧卡老师和方敏编辑的用心和努力。

小贝的牙洞修补好了，妞妞终于松了一口气，又可以大口吃美食了。

牙齿健康的感觉真好！

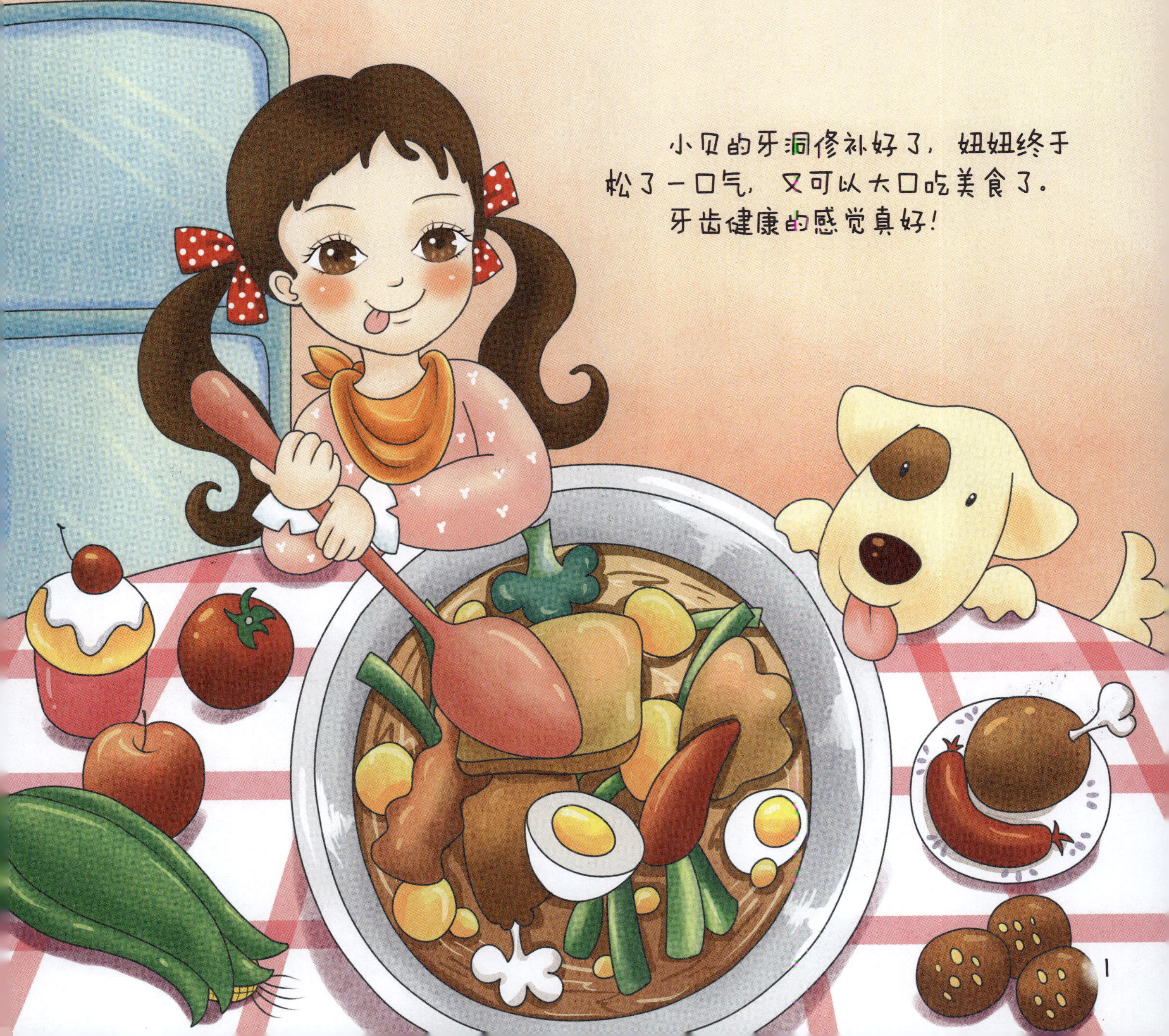

妞妞牢牢地记住了妈妈的话：赶走细菌小不点，保持牙齿清洁。每天早晚的必修课——刷牙，妞妞做得更认真仔细了。

啦啦啦 啦啦啦
我爱刷牙，我爱刷牙，
小小牙刷，作用大大；
刷刷左边，牙齿白白，
刷刷右边，牙齿亮亮；
上边下边，一起刷刷，
里边外边，全都刷到。
早上刷牙，睡前刷牙，
牙齿健康，我能做到。
啦啦啦 啦啦啦……

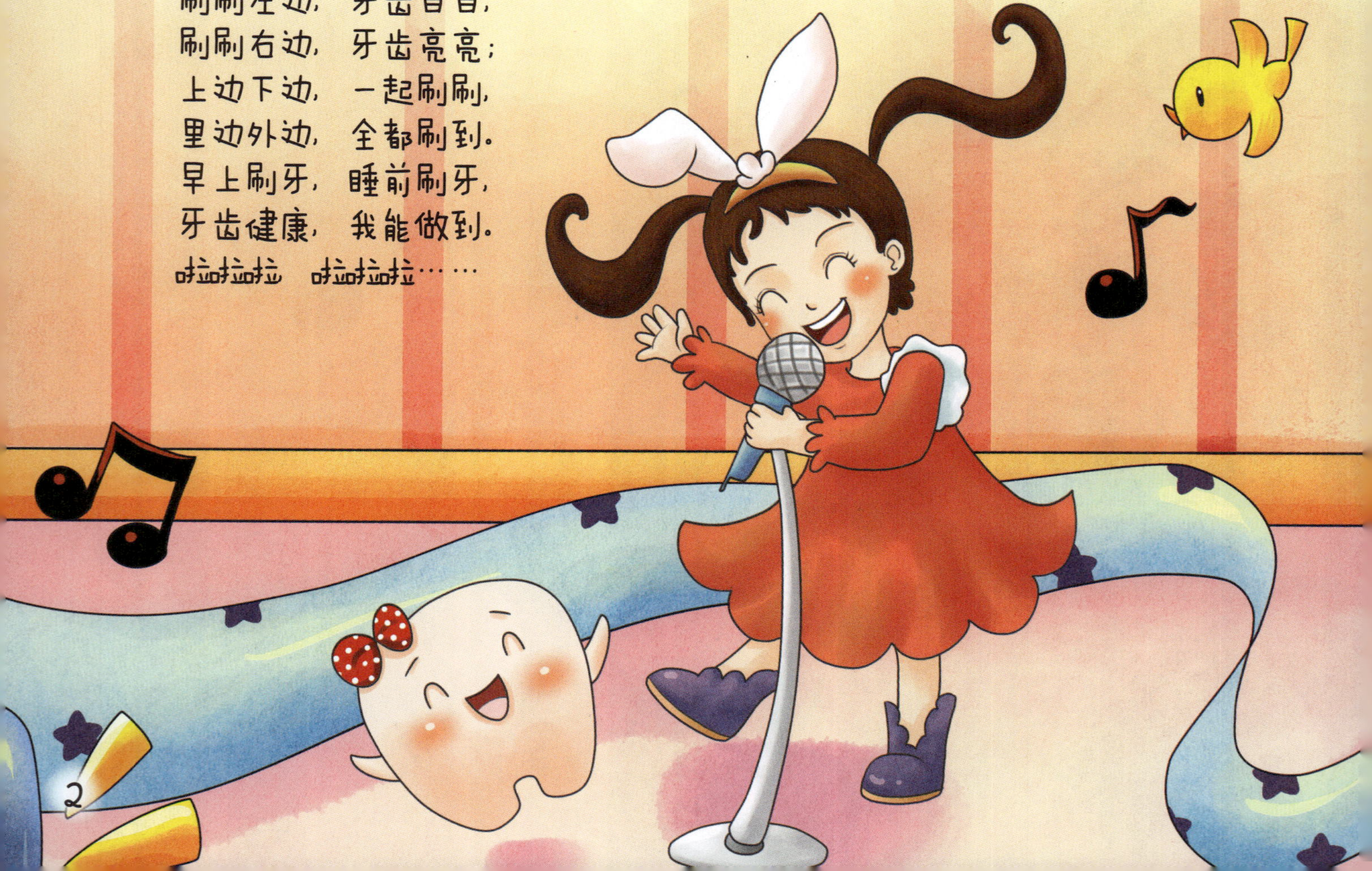

在牙膏泡泡的欢笑声中，妞妞的刷牙行动进行得很顺利。妞妞觉得，细菌小不点太爱吹牛了，看看牙齿们洁白的身躯吧，在牙刷与细菌的斗争中，看来牙刷是理所当然的赢家了。

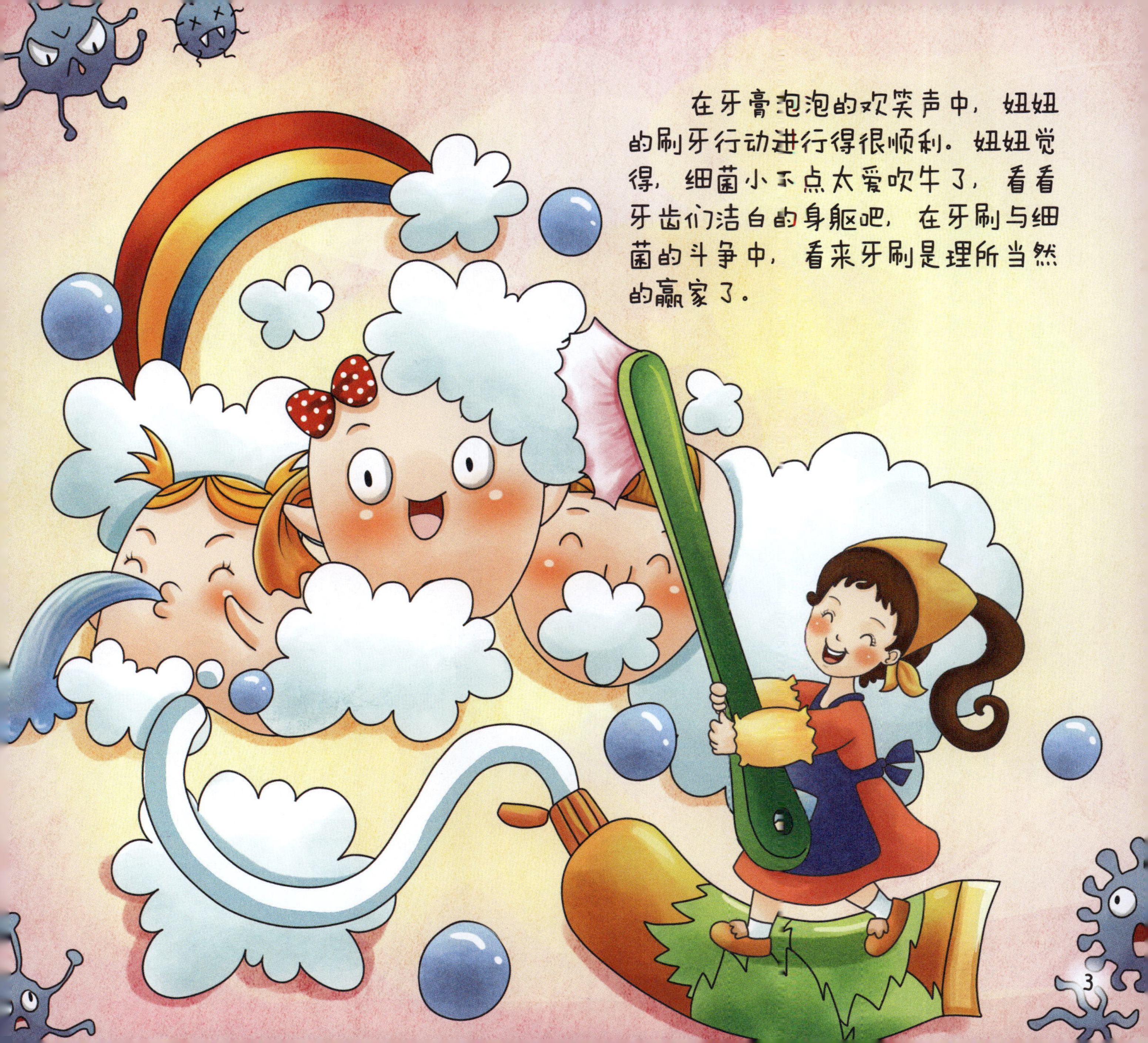

乳牙小贝可没有妞妞这么自信，它心里总感觉不踏实。似乎细菌小不点并没有离开，而是躲在自己身上的某个地方，这种感觉每天都困扰着小贝。

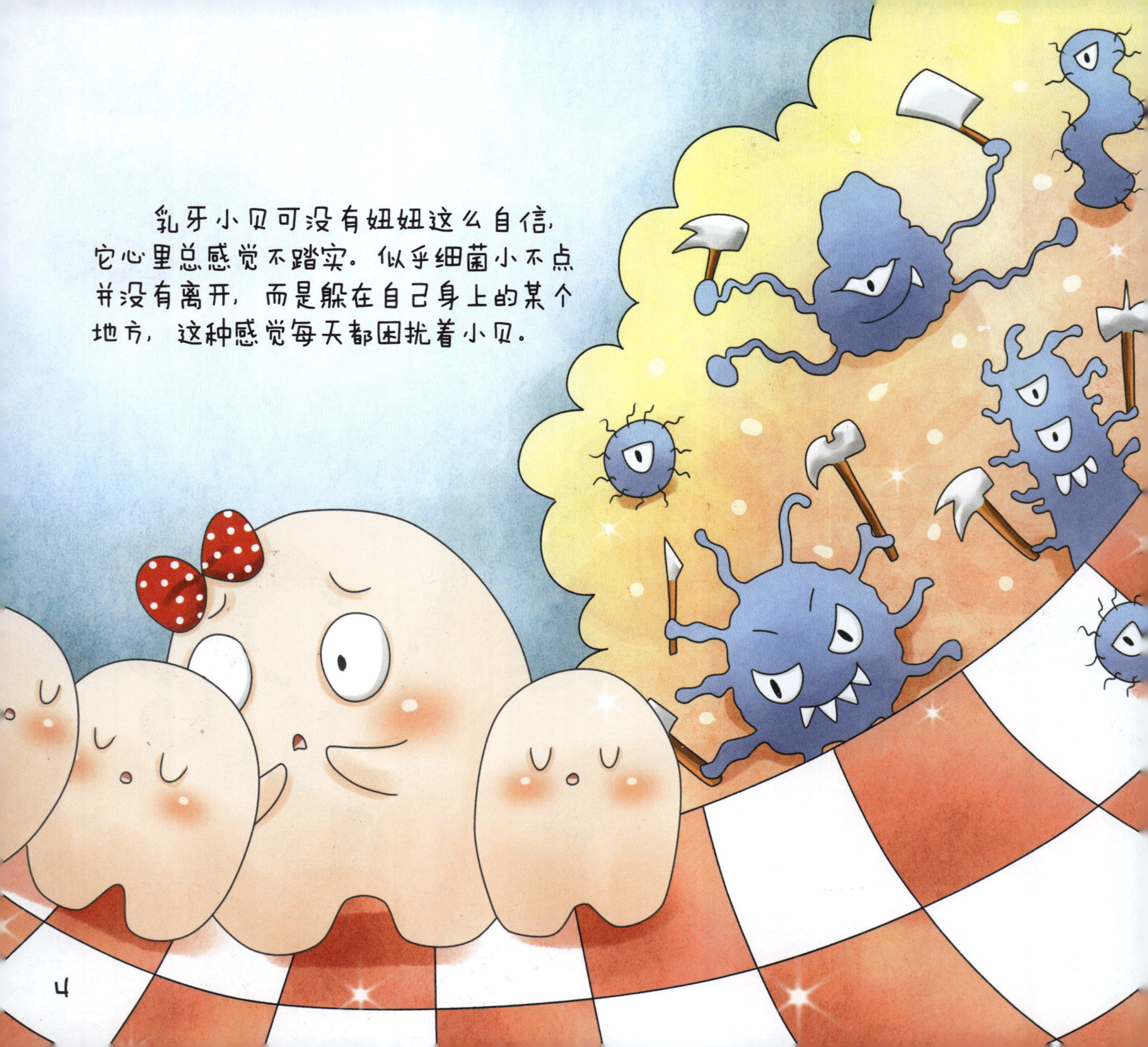

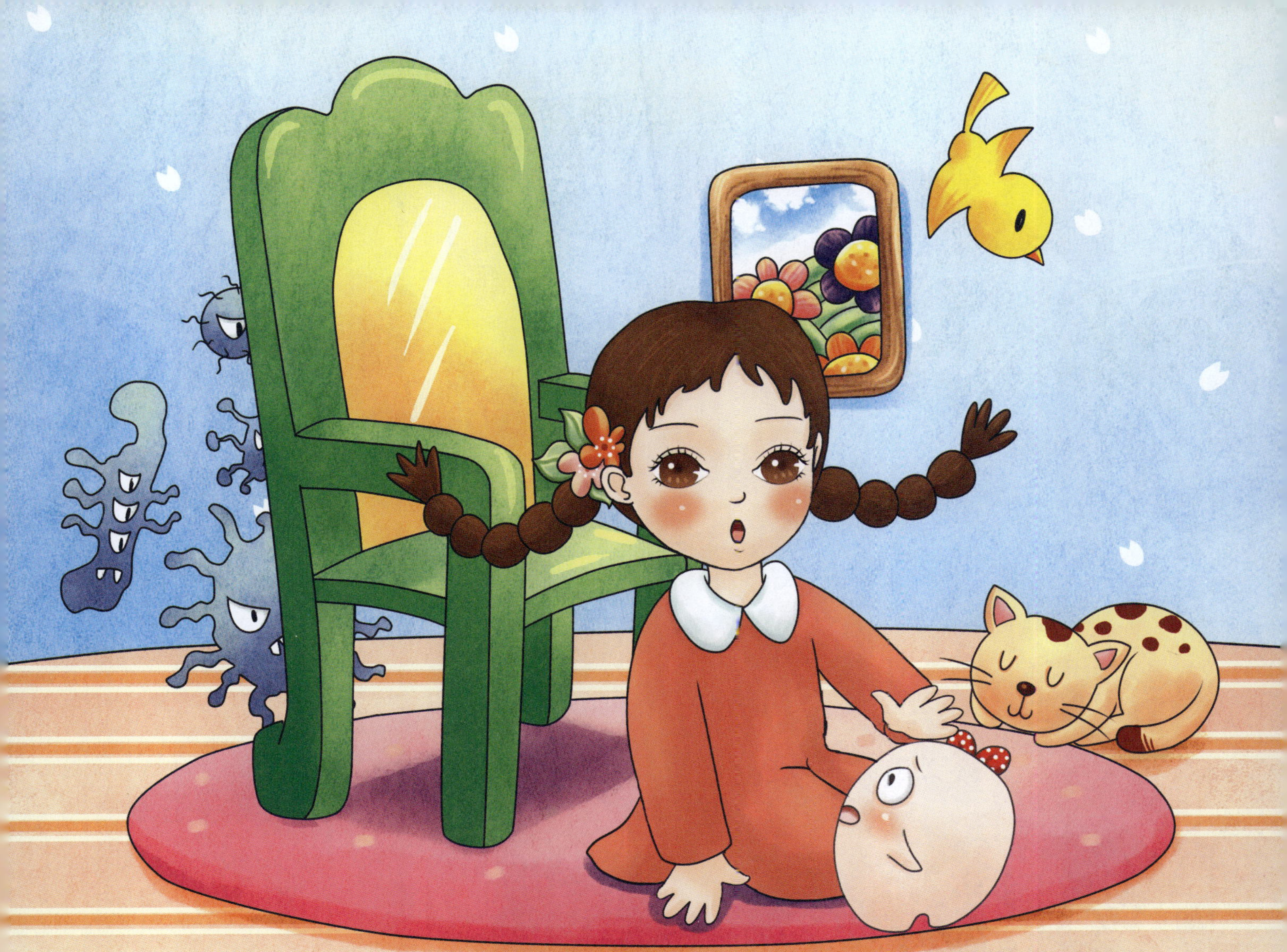

“怎么可能？你是不是被小不点吓傻了？”听了小贝的困惑，妞妞瞪大了眼睛。

可是小贝坚信自己的感觉，说：“虽然我看不见它，但我能感觉得到。”

妞妞虽然对小贝的话半信半疑，不过，小贝的烦恼就是妞妞的烦恼。妞妞安慰小贝说：“如果小不点们再来搞破坏，我们一定能把它们揪出来！”

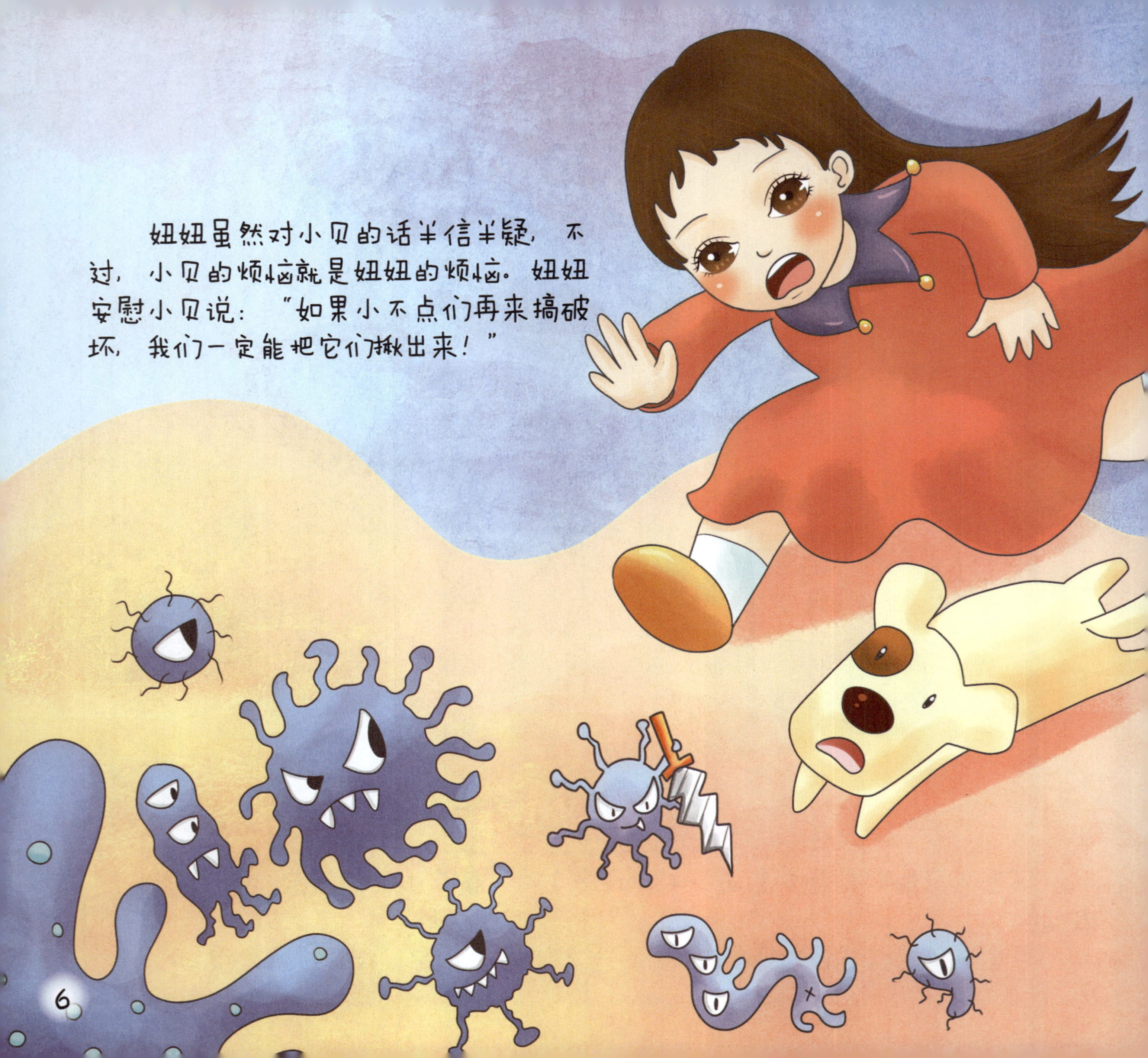

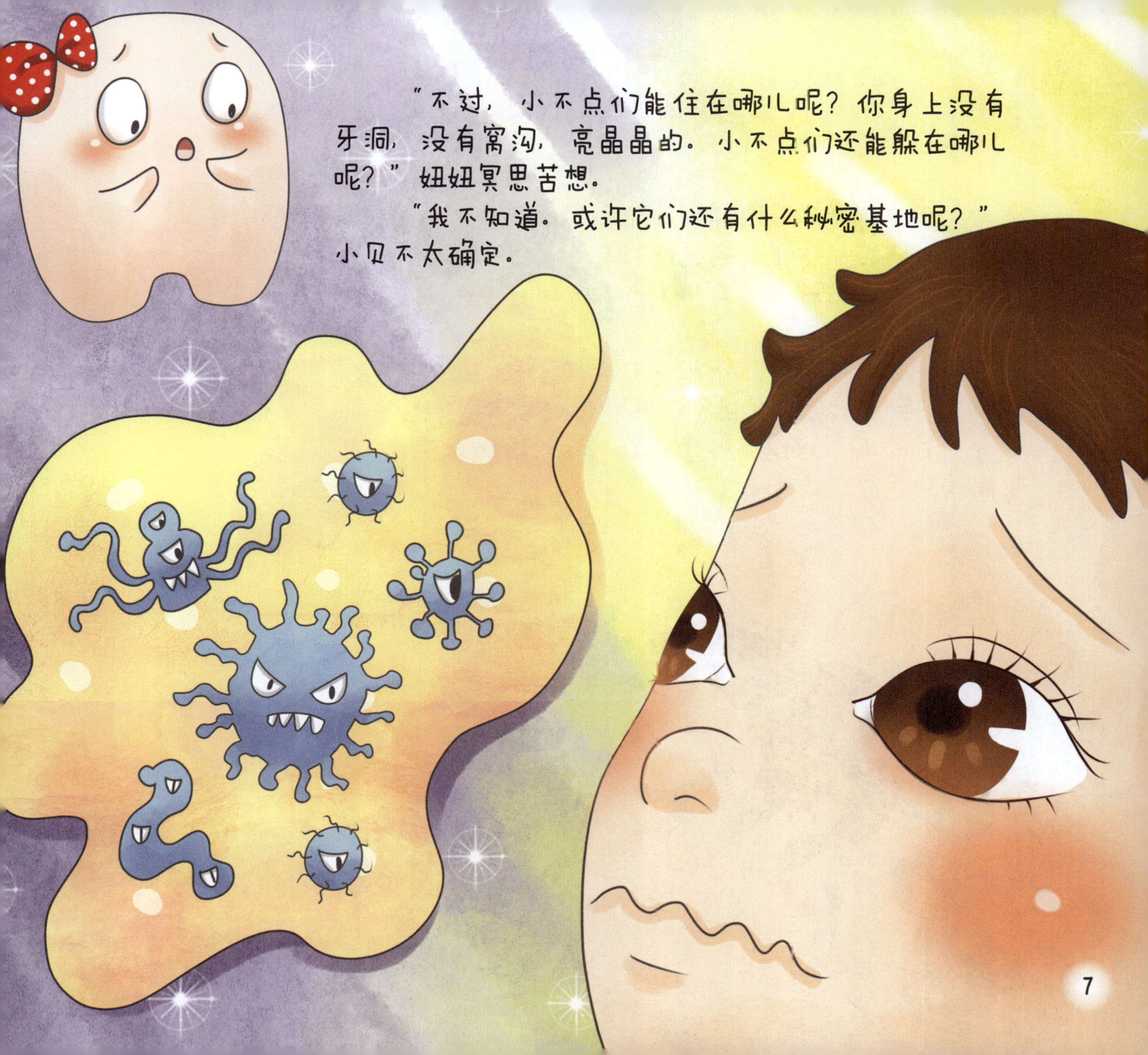

“不过，小不点们能住在哪儿呢？你身上没有牙洞，没有窝沟，亮晶晶的。小不点们还能躲在哪儿呢？”妞妞冥思苦想。

“我不知道。或许它们还有什么秘密基地呢？”小贝不太确定。

“秘密基地？”当妞妞告诉妈妈小贝的疑虑时，妈妈显得饶有兴趣。“有意思！那咱们现在就来找找，看看小不点们的秘密基地在哪儿。”

“妈妈，小不点很小的，它躲起来我们根本看不到它，怎么找呀？”妞妞很疑惑。

“这个嘛，妈妈有秘密武器。”牙科医生妈妈故意卖起了关子。

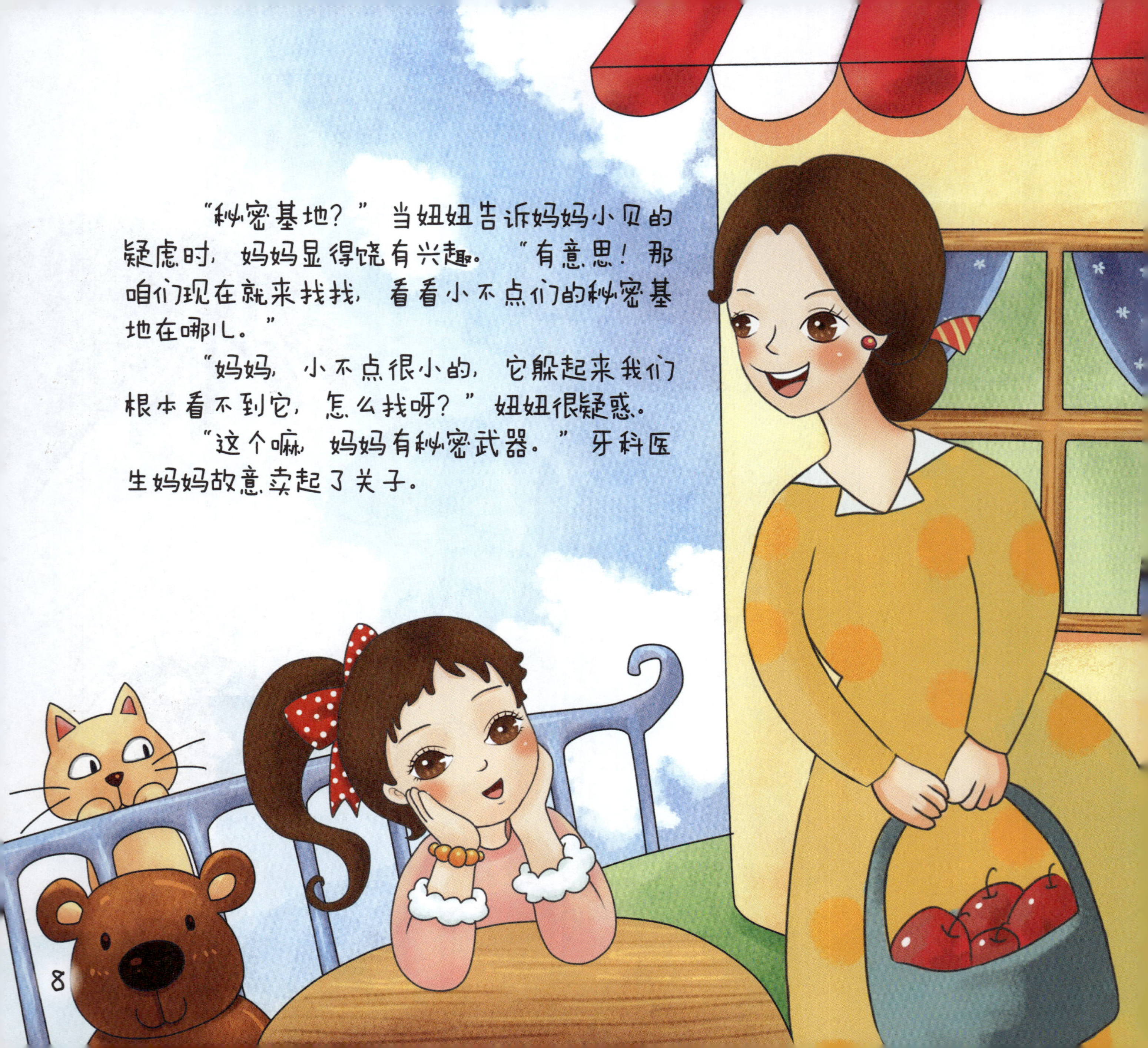

妈妈给了妞妞一颗红色的糖。“我刷过牙了，不吃糖。”妞妞拒绝道。

“这可不是普通的糖 它可以帮助我们发现小不点的踪迹呢。”妈妈微笑着说。

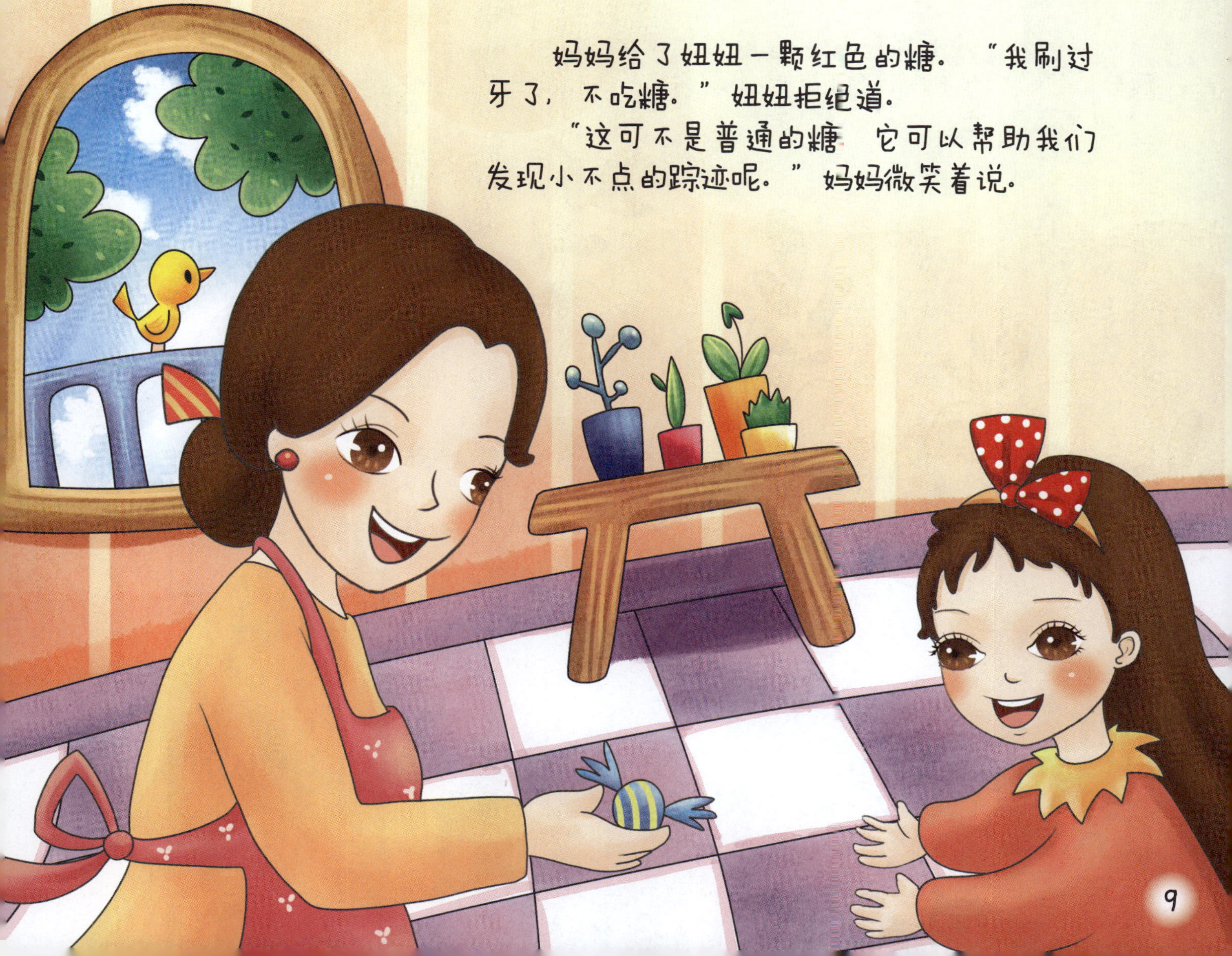

“啊，原来这就是你说的秘密武器呀！”妞妞高兴地把糖放进嘴里嚼了起来。“味道不怎么样。”妞妞立马下结论。

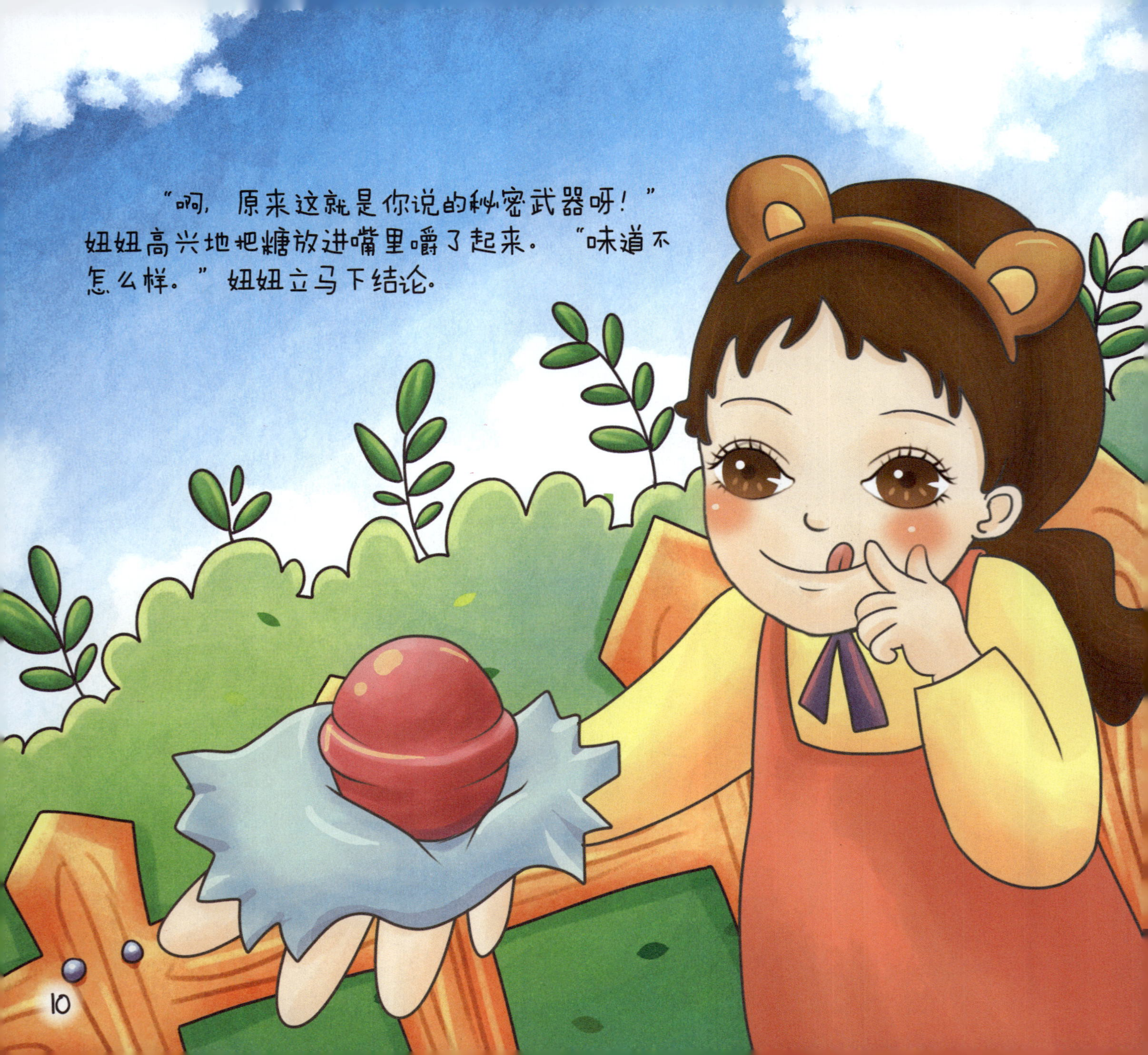

"快去漱口吧！"妈妈看来不是很关心糖的味道。

妞妞在妈妈的要求下认真地漱了口。

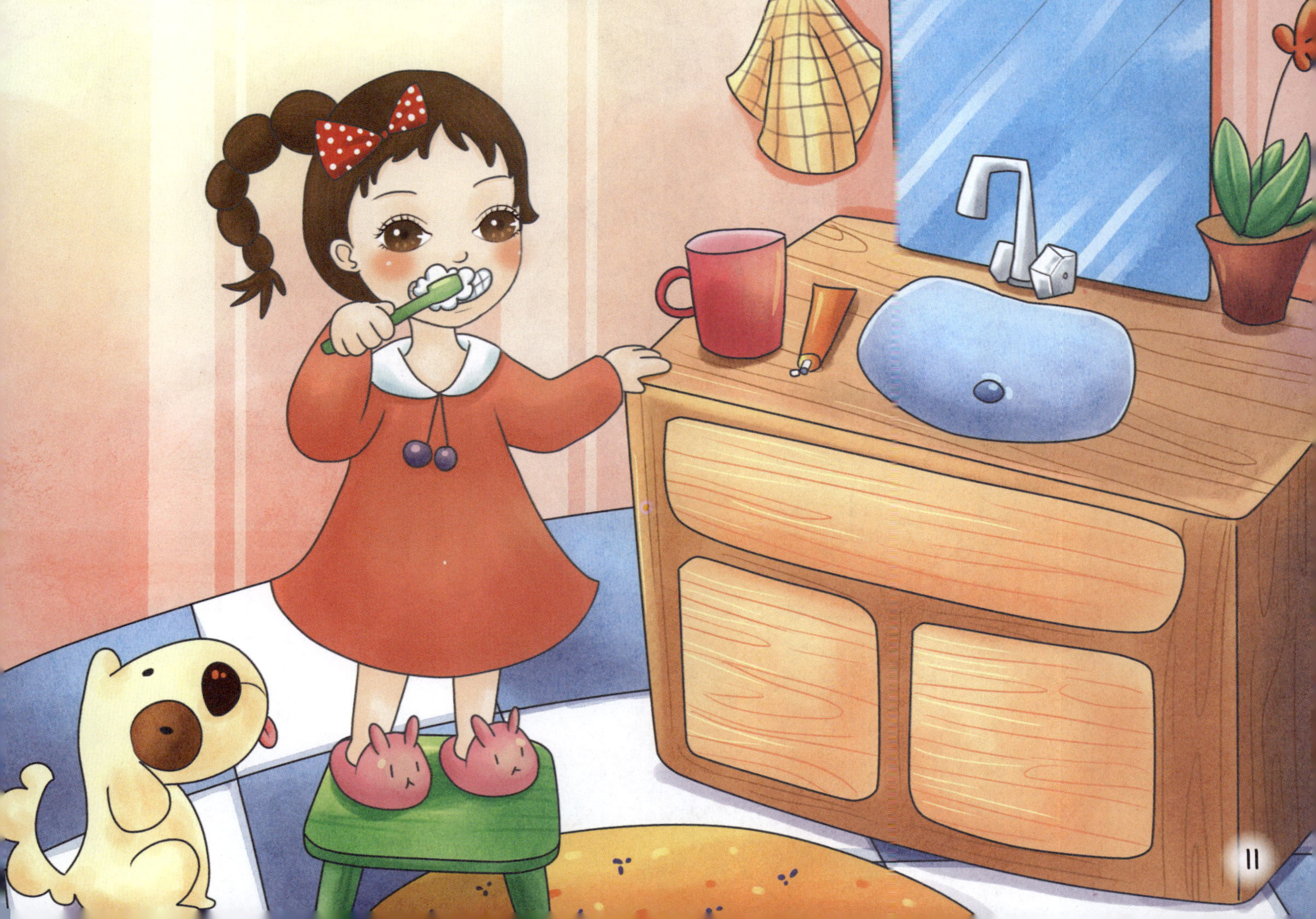

“现在咱们可以找小不点了！”妈妈说。

“在哪儿？”妞妞迫不及待地拿起了镜子。“哎呀，我的牙齿变红了！”妞妞忍不住叫了起来。

真的，妞妞的牙缝中有很多地方被染成了红色，原来白白的牙齿上布满了红色的斑点，让人看了很不舒服。

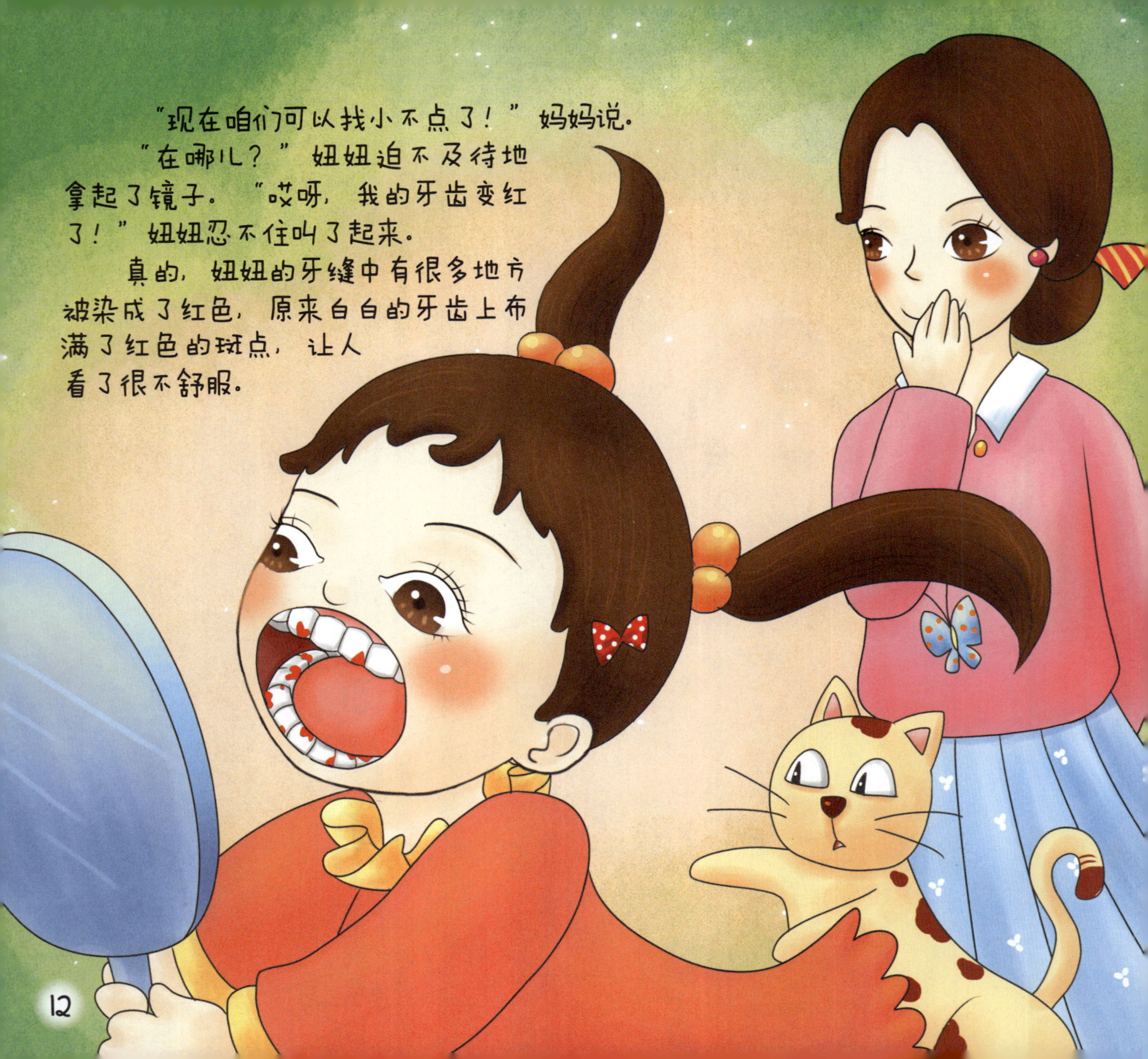

“这些红色的地方就是小不点们聚集的地方，它们在这里搭建了稳固的帐篷。”妈妈告诉妞妞，“和牙齿上的窝沟一样，牙缝也是牙刷刷不到的地方。”

“这么说，乳牙小贝是对的，小不点们真的有秘密基地。”妞妞说。

“看来的确如此。”妈妈很确定地说。

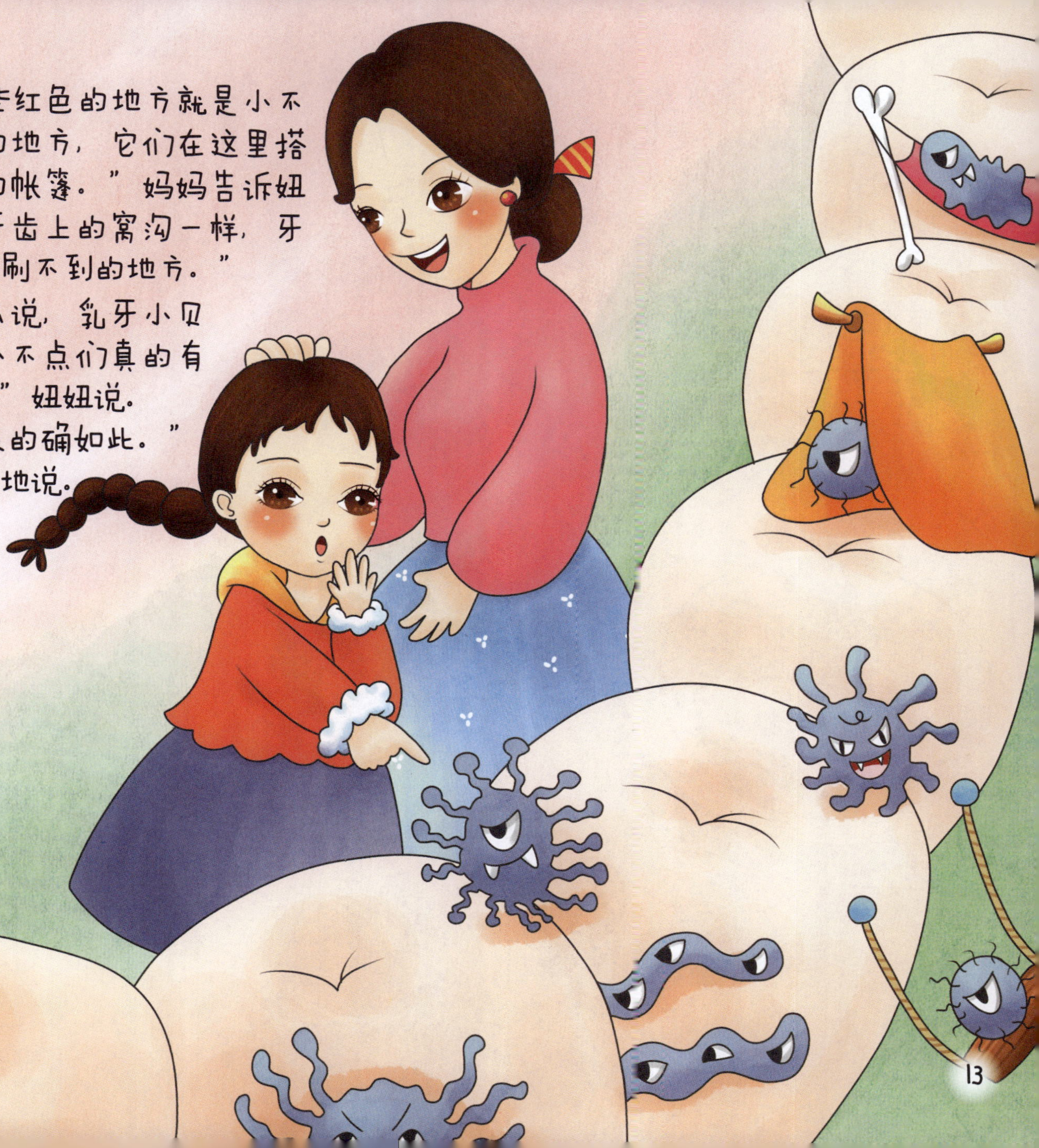

小贝的眉头皱得更紧了。

“一定有办法帮助小贝的。”妞妞心想，“妈妈既然能找到小不点们的家，就一定有办法赶走它们。”

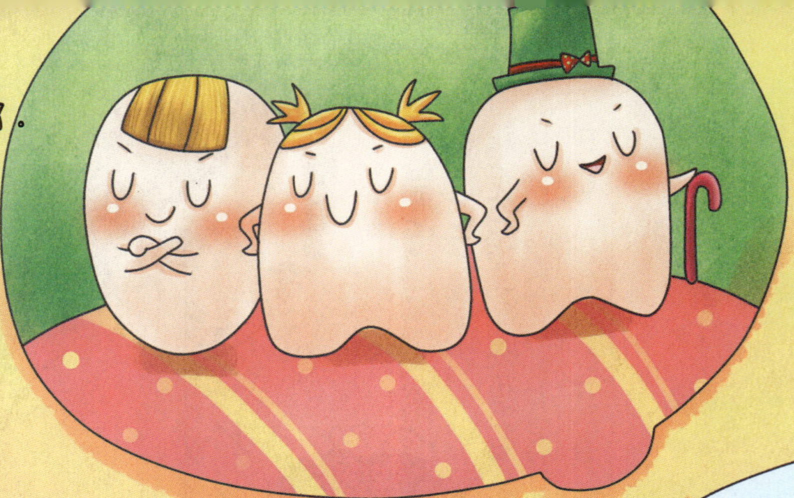

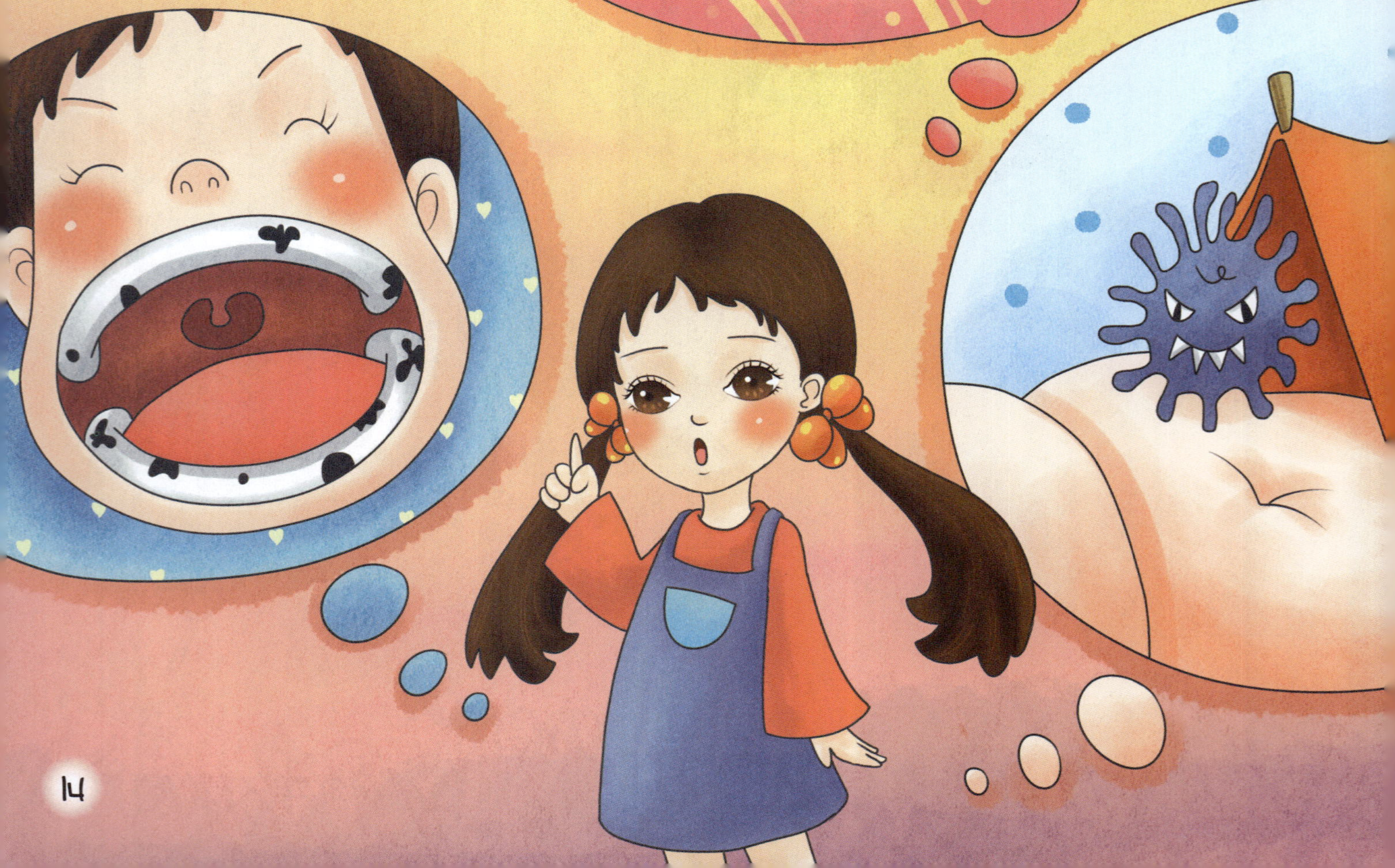

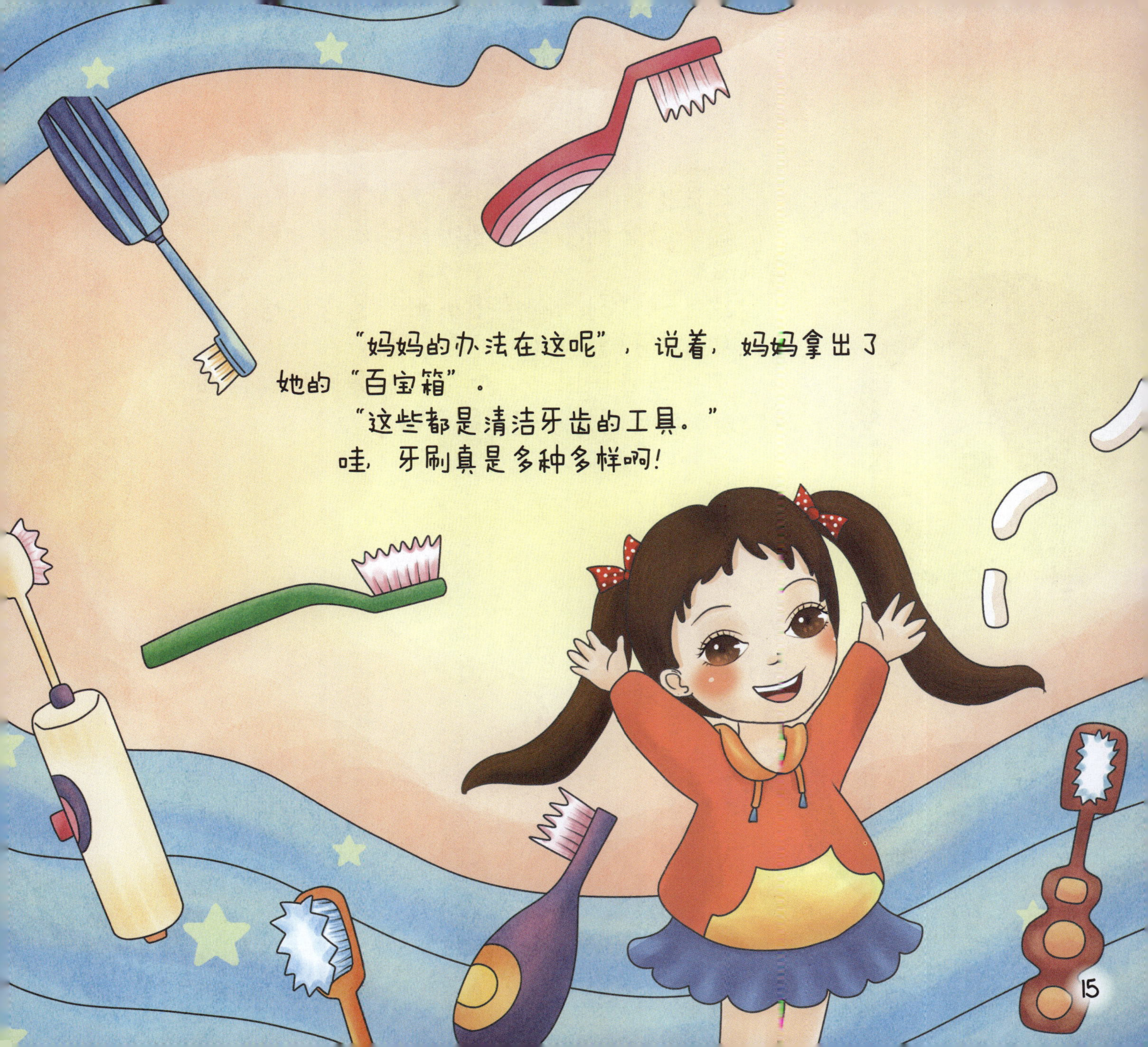

“妈妈的办法在这呢”，说着，妈妈拿出了她的“百宝箱”。

“这些都是清洁牙齿的工具。”

哇，牙刷真是多种多样啊！

这是牙线，牙线是清洁牙缝的能手；

这是指套刷，是给婴儿清洁牙齿、按摩牙肉用的；

这是牙缝刷，刷子很小吧？是专门给牙缝宽的人清洁牙缝用的。

王伯伯有牙周病，他每天都要用牙刷仔细地刷牙，然后再用牙缝刷刷牙缝。

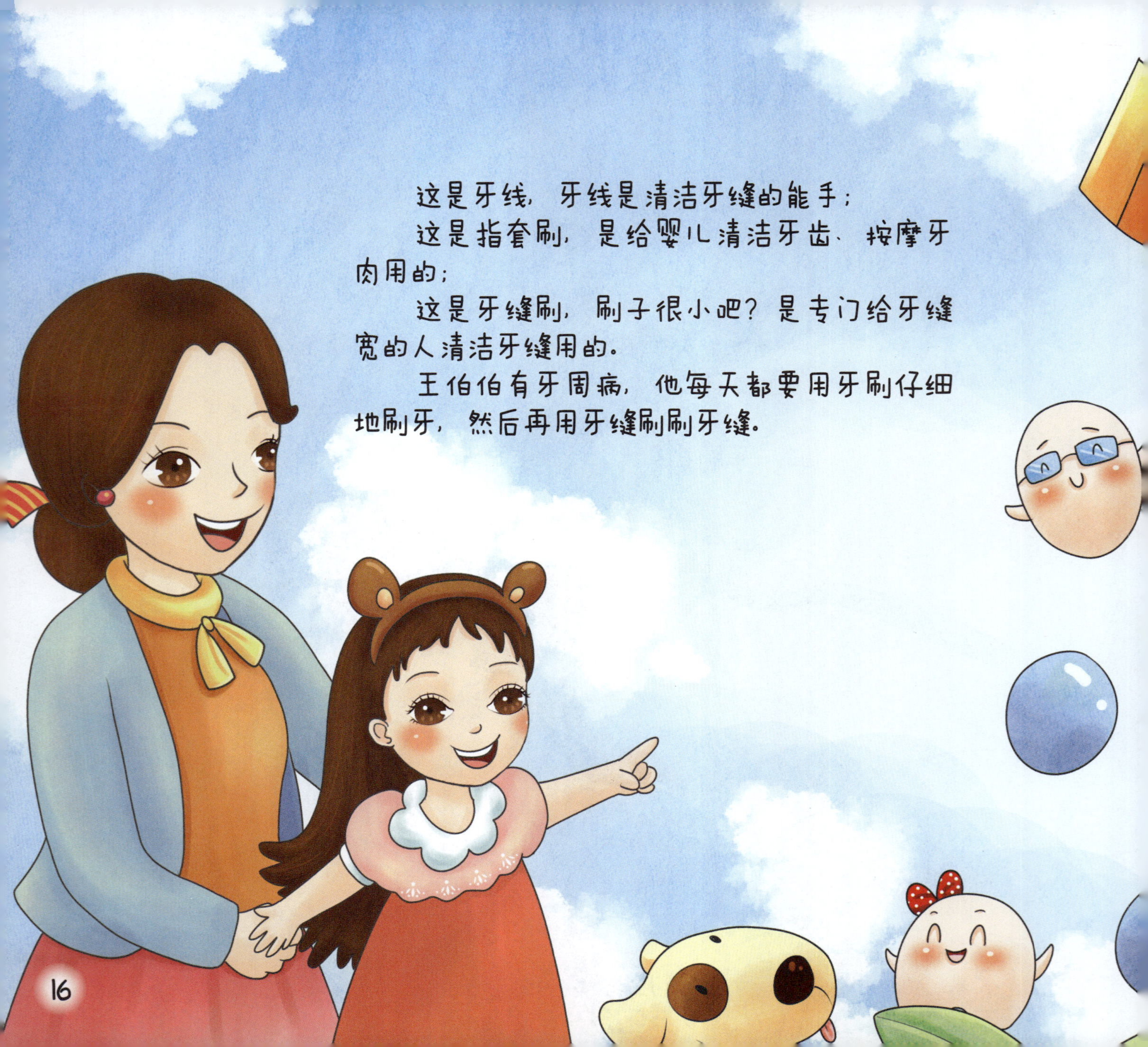

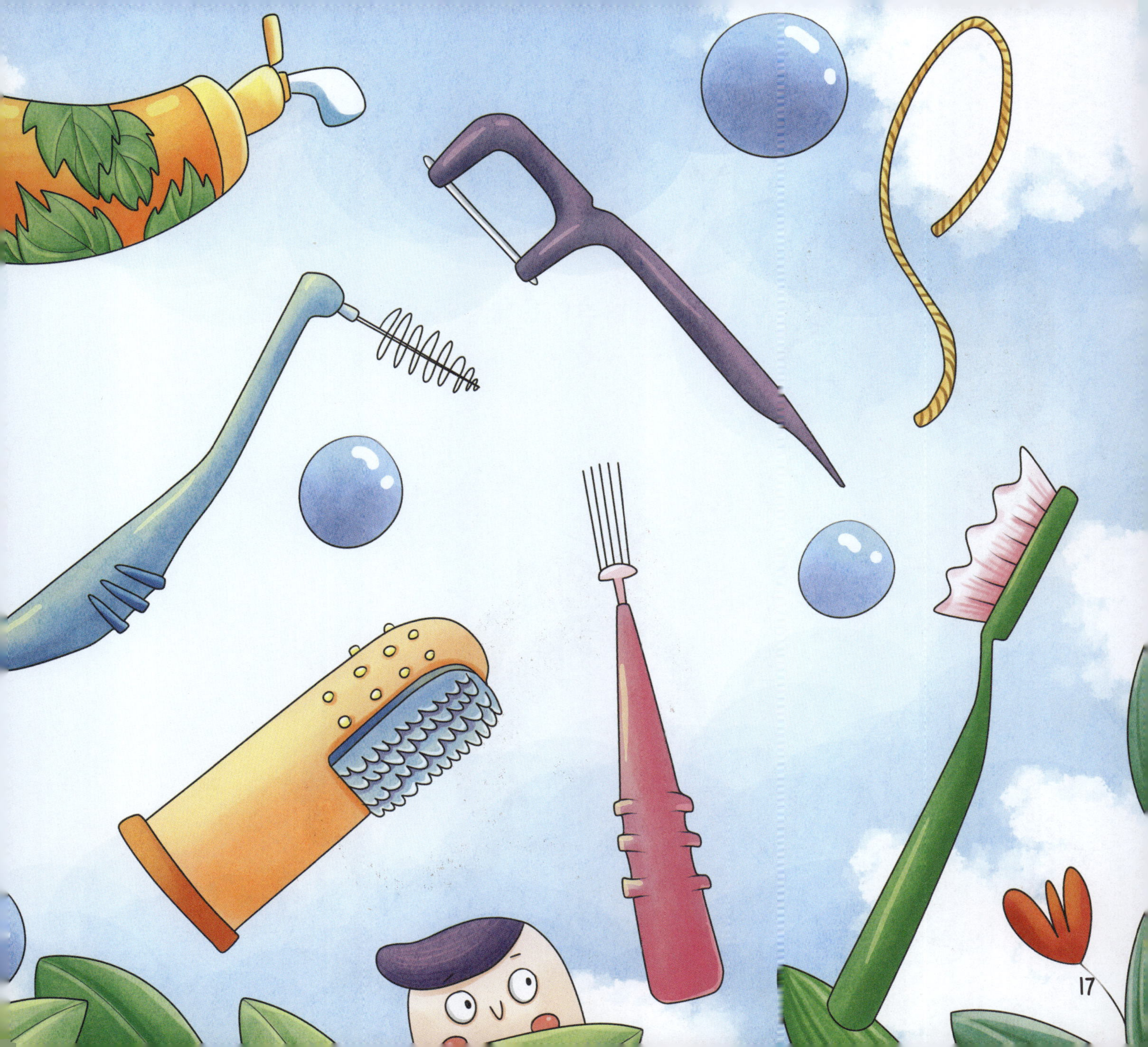

妞妞应该选什么来清洁小贝的牙缝呢？

答对了，当然是牙线了。

不过，妞妞还是小朋友呢，不会用牙线怎么办？

这当然是需要妈妈来帮忙啦！

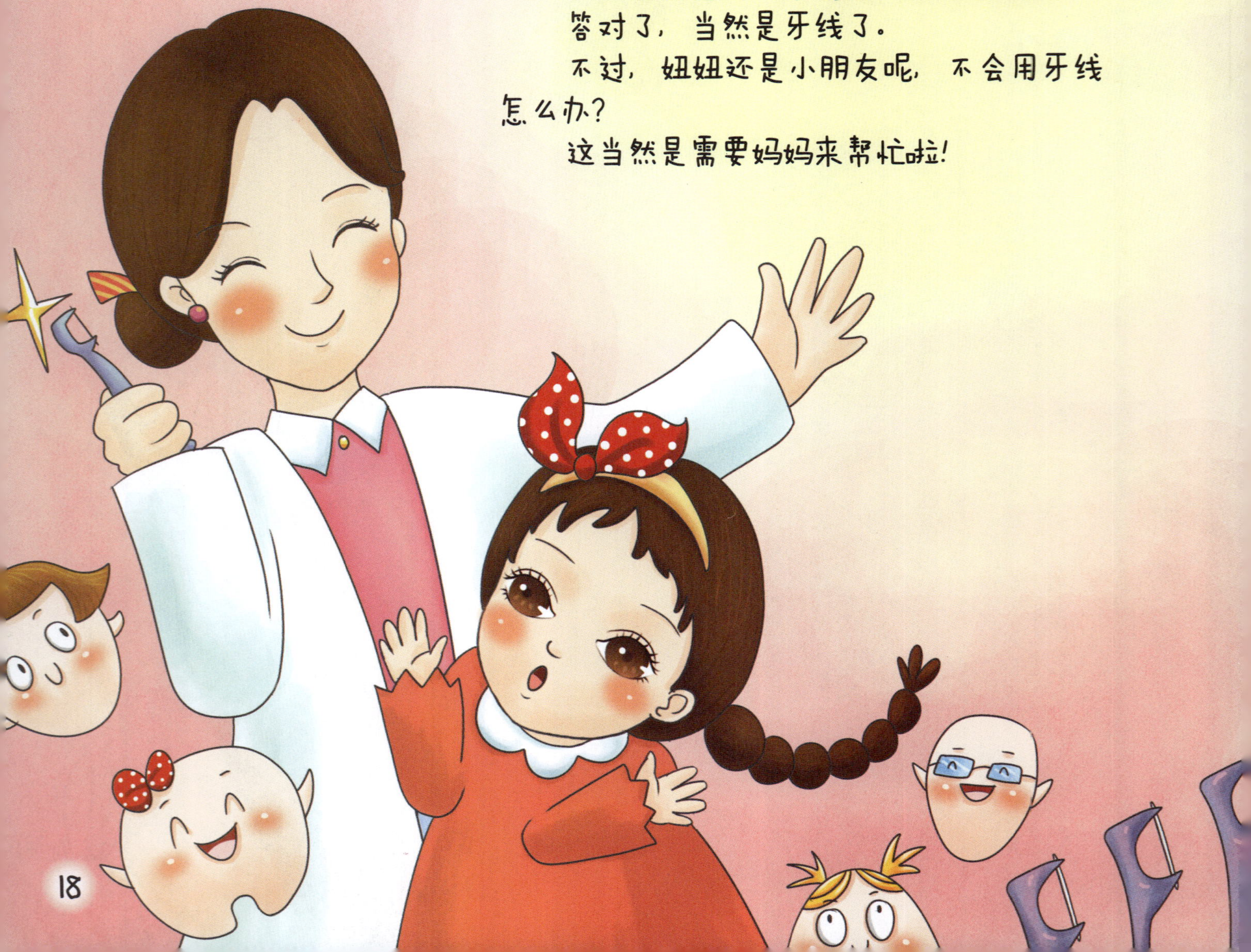

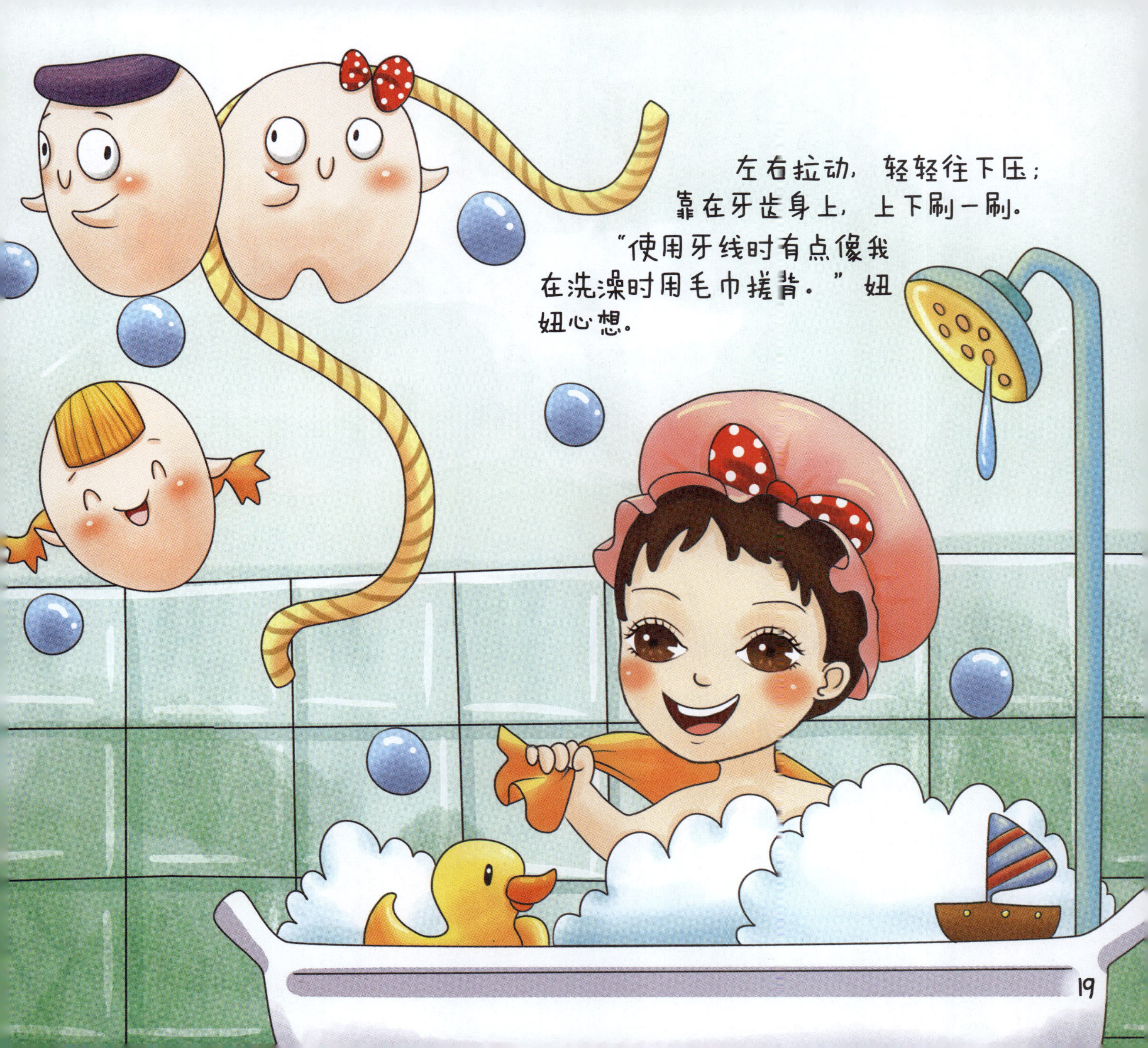

左右拉动，轻轻往下压；
靠在牙齿身上，上下刷一刷。
“使用牙线时有点像我在洗澡时用毛巾搓背。”妞妞心想。

啦啦啦拉　啦啦啦拉
小小细菌，最最狡猾，
破坏大王，躲藏专家；
我是侦探，会想办法，
找出坏蛋，赶它离家；

赶它离家，我有办法，
牙刷牙线，学会用它；
早晚刷牙，常用牙线；
牙齿清洁，细菌搬家。
啦啦啦拉　啦啦啦拉。

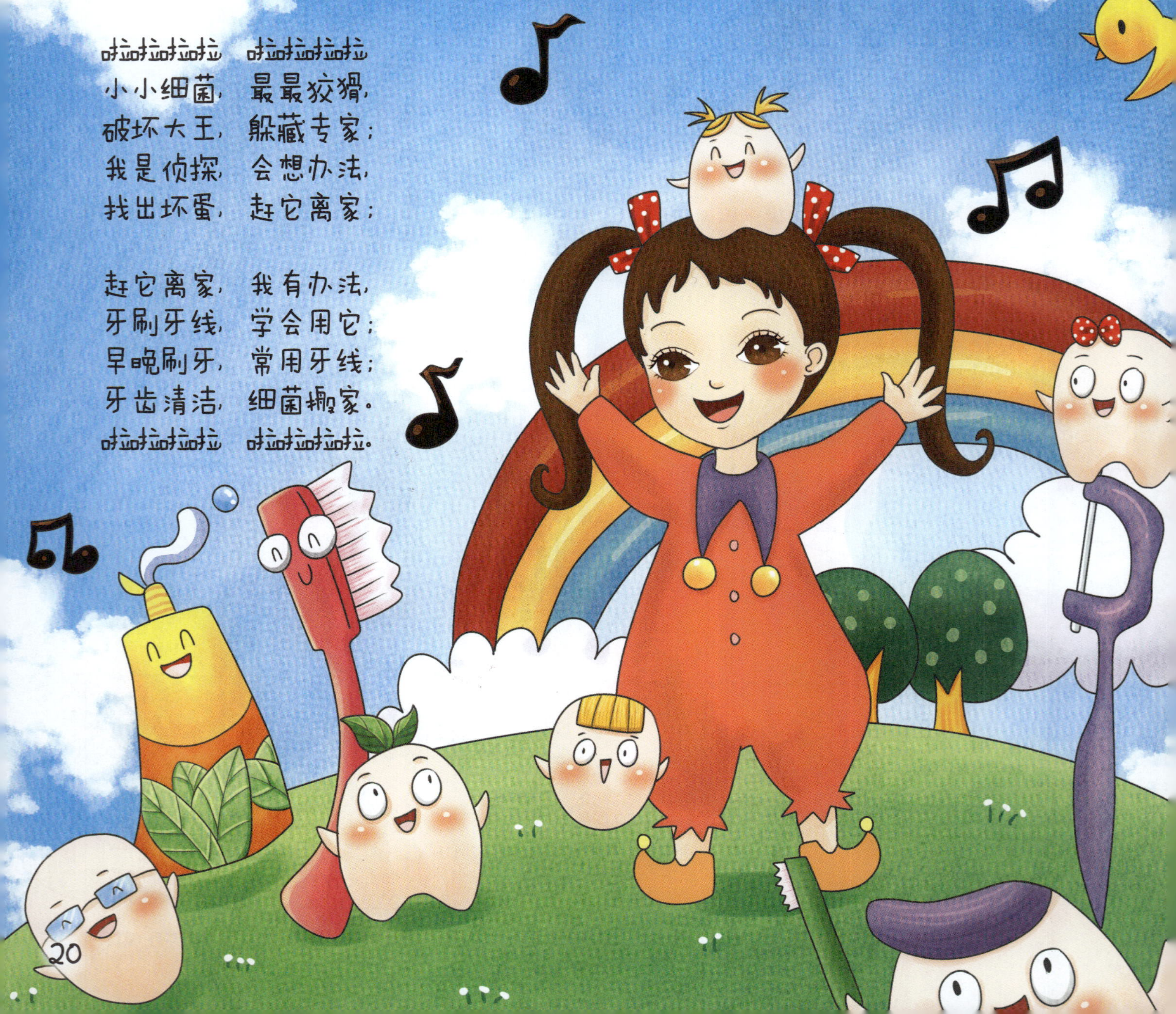

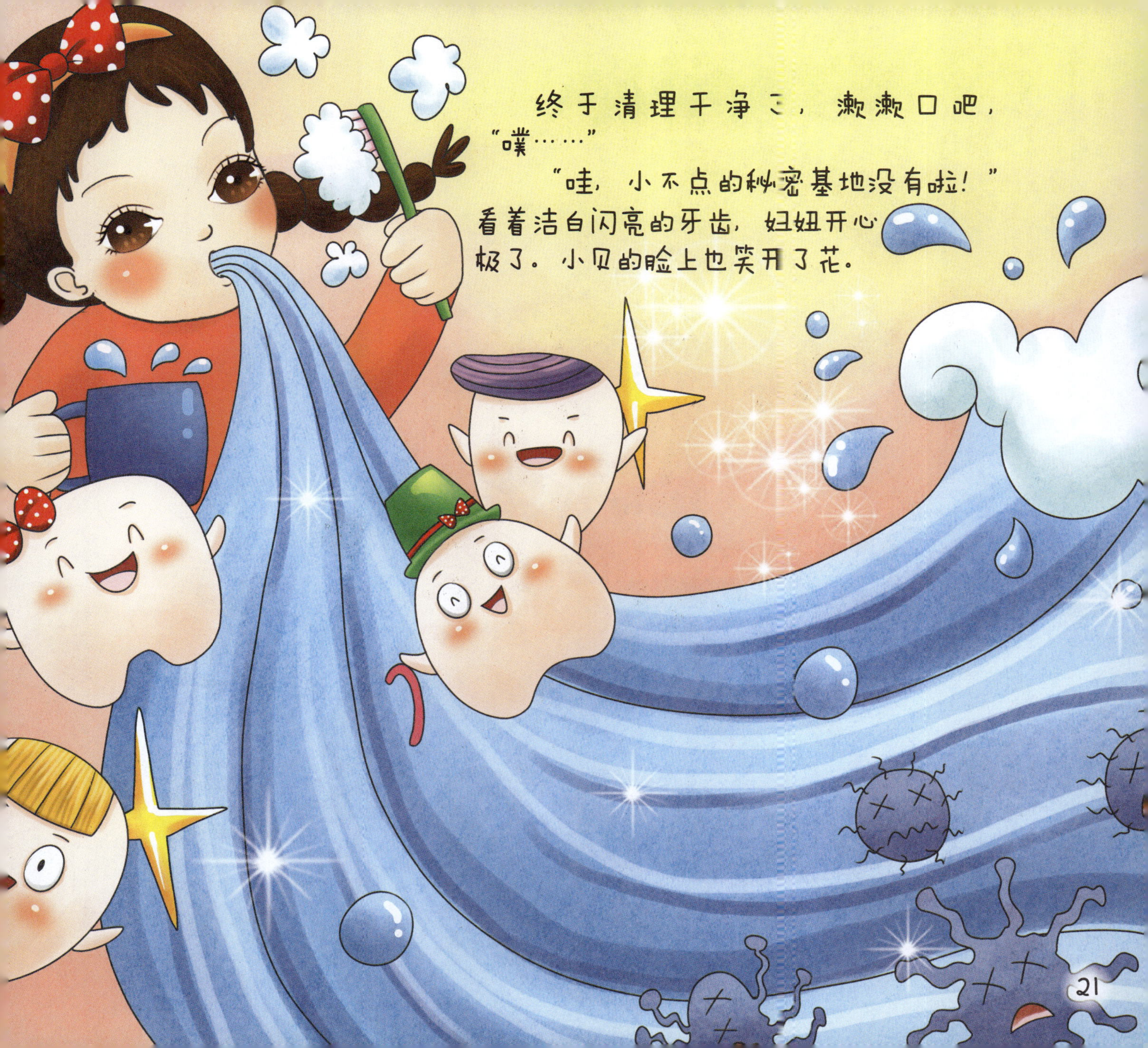

终于清理干净了，漱漱口吧，“噗……”

“哇，小不点的秘密基地没有啦！”看着洁白闪亮的牙齿，妞妞开心极了。小贝的脸上也笑开了花。

是的，和细菌小不点们的斗争，妞妞和乳牙小贝又取得了胜利！

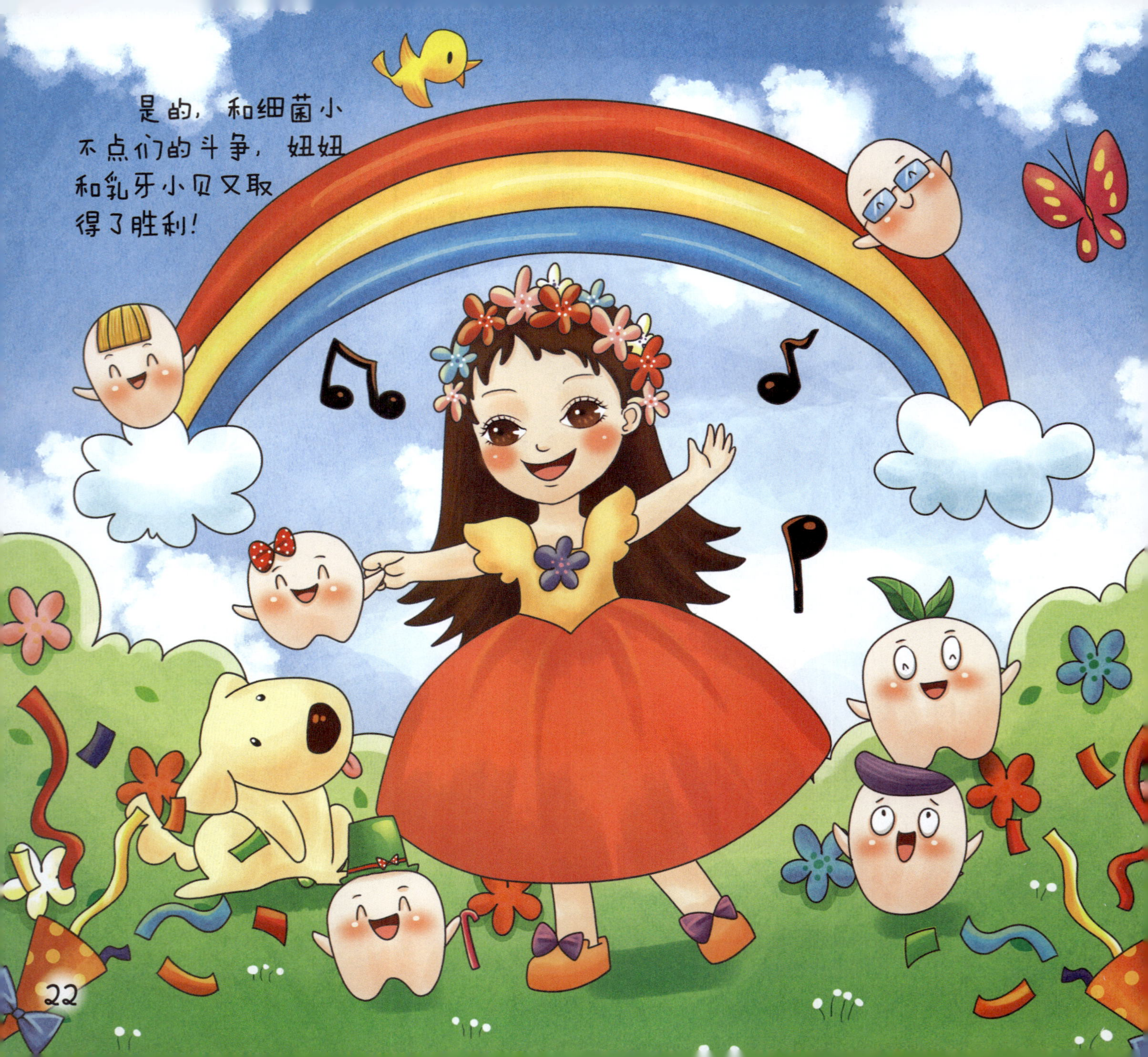

《我的妈妈是牙科医生》

本套书共六本，以牙科医生的女儿妞妞为主线，通过故事的形式，用简洁的语言和优美的图画系统介绍日常的牙齿保健知识，让孩子们从小重视口腔保健，终生拥有健康牙齿！

1.《乳牙是我的好朋友》你知道乳牙有什么作用吗？没有了乳牙的妞妞会发生什么事情呢？这个故事介绍**乳牙的重要性及如何保护乳牙**。
2.《不要在我的牙齿上建房子》细菌小不点与牙洞有什么关系呢？长牙洞了该怎么办呢？这个故事介绍了**龋病（虫牙）发生的原因及如何预防**。
3.《妞妞和小不点们的斗争》细菌小不点们最擅长躲藏。妞妞能不能找到小不点们呢？让我们去看看妞妞**如何保持牙齿清洁**吧。
4.《想要鲨鱼的牙齿可以吗》鲨鱼的牙齿和人类的牙齿有什么不一样呢？人老了一定会掉牙吗？这个故事介绍**如何预防老了掉牙（预防牙周病）**。
5.《参观假牙工厂》让我们一起去看看形形色色的假牙吧。假牙主要有固定假牙、活动假牙、种植牙3种，**装假牙很麻烦，让我们从小爱护牙齿吧！**
6.《欢迎新朋友》六龄牙是最先长出来的恒牙，六龄牙很重要。**如何保护六龄牙呢**？

图书在版编目（CIP）数据

我的妈妈是牙科医生 / 李霞著. -- 广州 : 暨南大学出版社，2016.1
ISBN 978－7－5668－1727－3

Ⅰ. ①我… Ⅱ. ①李… Ⅲ. ①口腔－保健－基本知识 Ⅳ. ①R78

中国版本图书馆CIP数据核字（2015）第304244号

ISBN 978-7-5668-1727-3

出版人 徐义雄
策划编辑 古碧卡
责任编辑 古碧卡 方 敏
责任校对 周海燕

总定价：60.00元（共六册）

出版发行：暨南大学出版社

地　址：中国广州暨南大学
电　话：总编室（8620）85221601
营销部（8620）85225284 85228291 85228292（邮购）
传　真：（8620）85221583（办公室） 85223774（营销部）
邮　编：510630
网　址：http://www.jnupress.com http://press.jnu.edu.cn

排　版：广州外语通软件科技有限公司
印　刷：深圳市新联美术印刷有限公司

开　本：889mm×1194mm 1/24
印　张：6.17
字　数：120千
版　次：2016年1月第1版
印　次：2016年1月第1次

总定价：60.00元（共六册）

（暨大版图书如有印装质量问题，请与出版社总编室联系调换）

广东省科技计划项目（编号2013B070603009）立项资助；
广东省教育厅、佛山科学技术学院创新强校教学类项目资助

我的妈妈是牙科医生

4 想要鲨鱼的牙齿可以吗

李霞 著

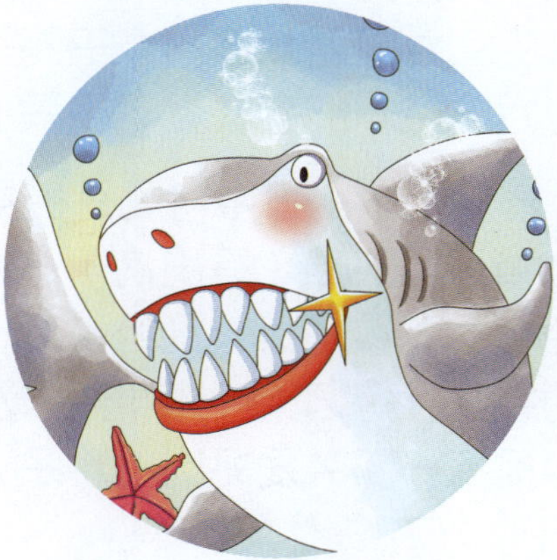

暨南大學出版社
JINAN UNIVERSITY PRESS

前言

在我国，口腔疾病患者的比例很高，而其中得到治疗的人数比例却相当低，这与民众口腔保健知识的缺乏有重要关系。如何把口腔保健知识传达给更多的人呢？我相信很多口腔科的医生和我一样，都考虑过这个问题。但是因为工作忙，这个念头一直被压抑着。

这个念头的复苏并逐渐强烈是在女儿出生之后。妈妈们常常问到乳牙、烂牙等相关问题，并时有抱怨：家里的图书只讲如何刷牙？为什么要刷牙？很难找到一本系统介绍口腔保健知识的科普书；因为职业的关系，几乎所有的朋友都会或多或少向我咨询关于口腔和牙齿健康的问题。大家对口腔健康的关注点燃了我写书的热情。女儿以及她的小伙伴们都特别喜欢看图文并茂的故事书，于是，我想到以图画书的形式来介绍口腔保健知识。经过多次努力尝试，终于成就了今天的《我的妈妈是牙科医生》。

《我的妈妈是牙科医生》一共六册，书中对乳牙的重要性、蛀牙的原因和预防方法、口腔卫生的维护方法、老掉牙的现象（牙周病）、假牙的种类、保护六龄牙等日常口腔保健知识进行了详细的介绍。该书尽管几经修改，以期尽可能多地传达日常牙齿保健知识，但考虑到故事的完整性等因素，书中所涉及的口腔知识仍然非常有限。我希望借此能在孩子们的心中播下一颗关爱牙齿的种子，希望他们能有健康的牙齿相伴终生。

图书能够顺利出版需要感谢的人实在太多了。首先，女儿心禹给了我莫大的勇气，这套书也是特别为她而写的；其次，要感谢家人的支持；再次，要感谢朋友们的热情鼓励和帮助；最后，要感谢图书的绘画作者、暨南大学出版社的古碧卡老师和方敏编辑的用心和努力。

自从看了《鲨鱼的故事》后，妞妞一直闹着要看真正的鲨鱼。今天是周末，妈妈带着妞妞出发了。

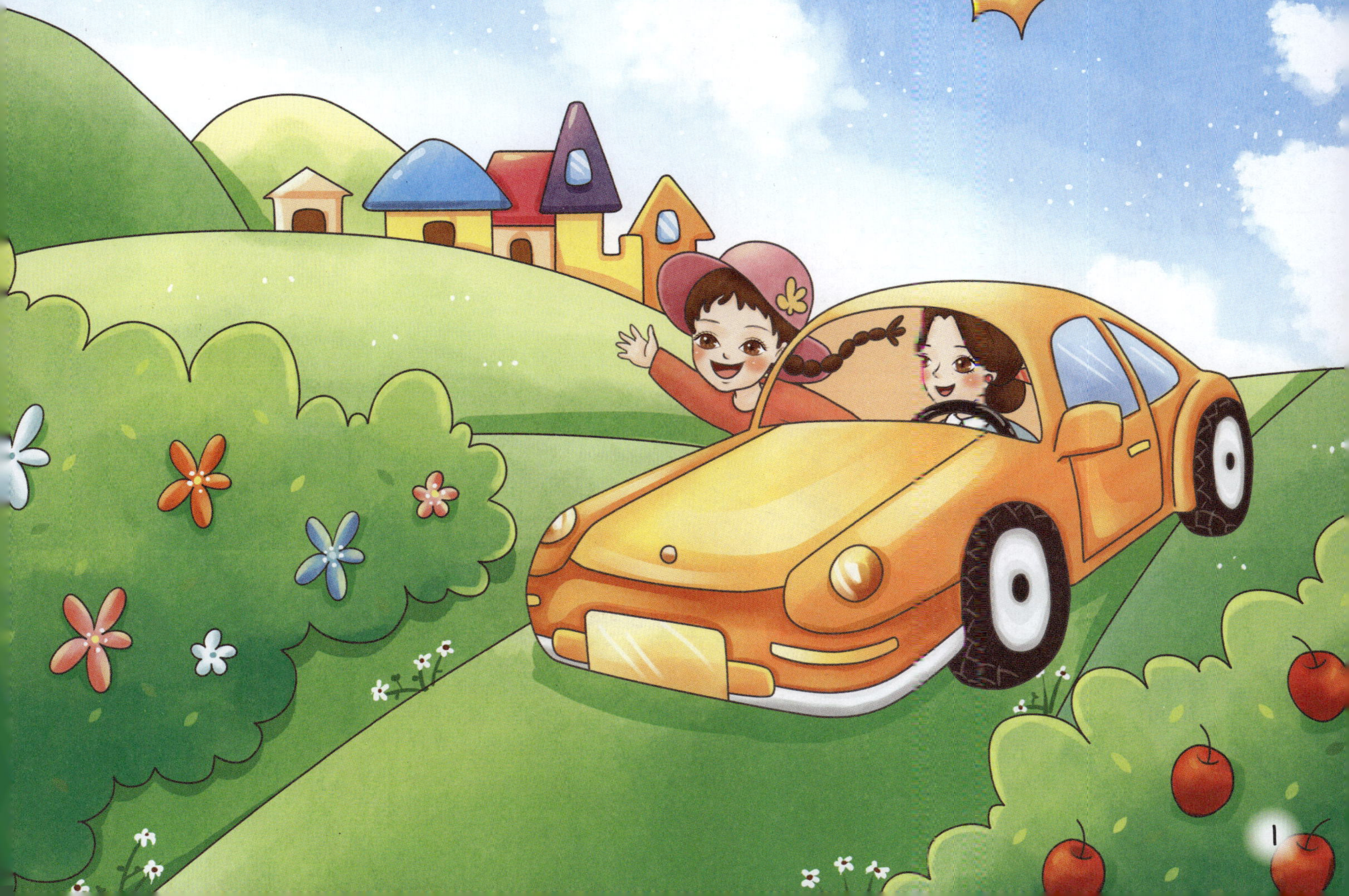

排队买票的人真多啊！好不容易才买好票，妞妞拉着妈妈的手就迫不及待地来到了海底迷宫。

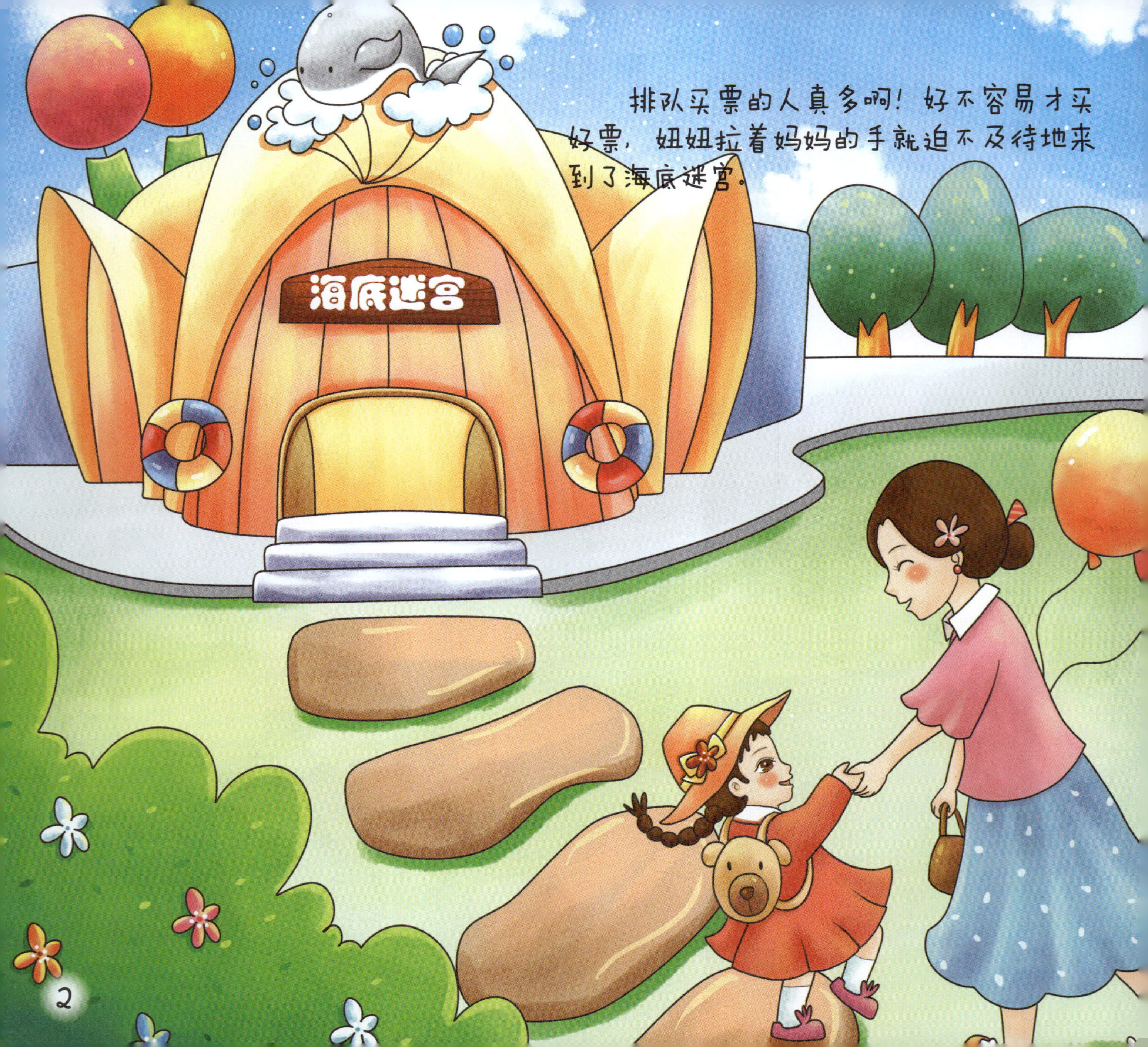

站在玻璃通道里，妞妞仿佛来到了真正的海底世界，蔚蓝的海水、五彩的珊瑚，真是美极了！

"妈妈，妈妈，你看，多漂亮的鱼啊！"妞妞看着鱼儿自由自在地游弋，兴奋极了。

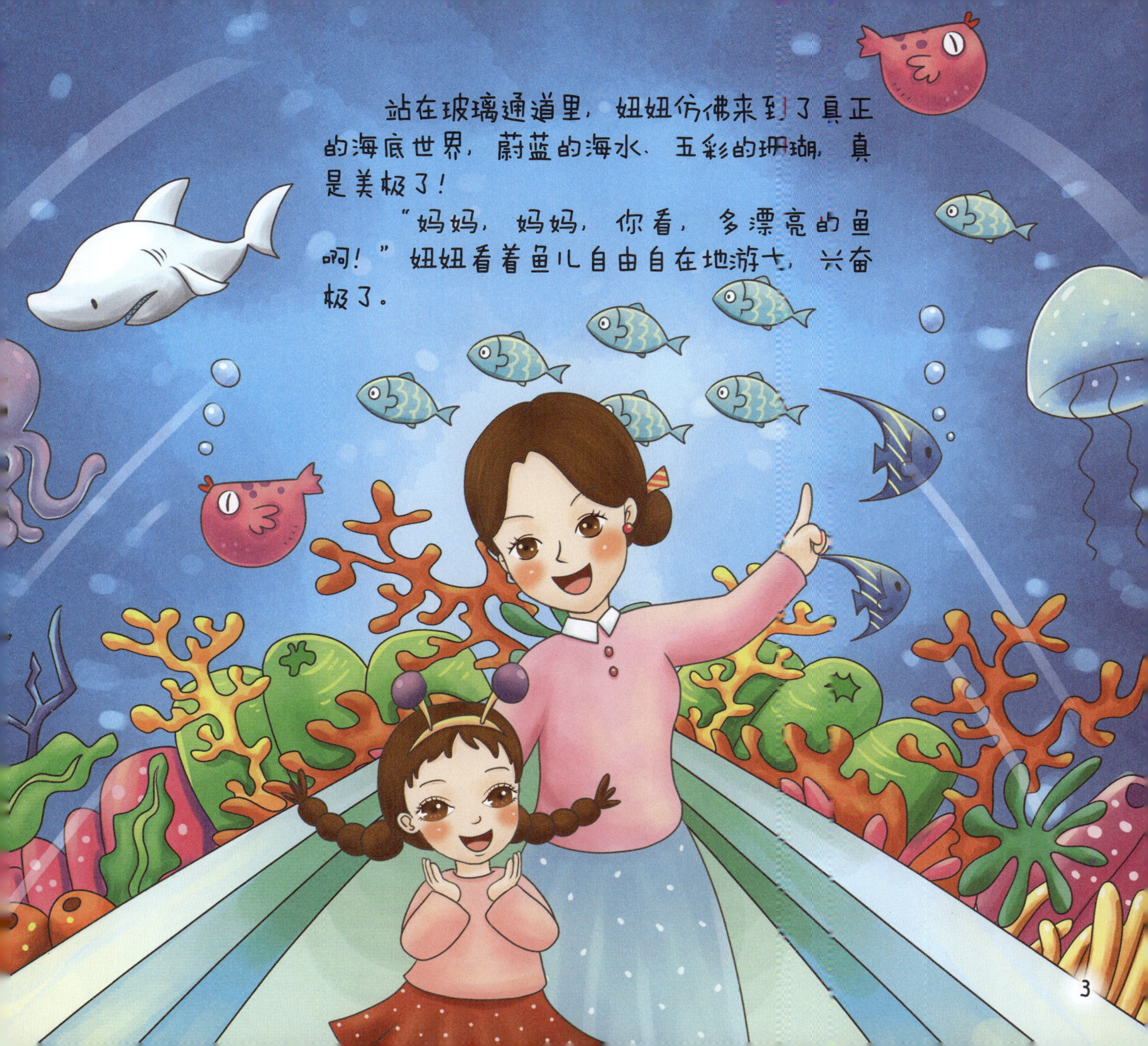

“你看，鲨鱼！”妞妞叫着，看着一条大鲨鱼快速游过来。突然，鲨鱼张开了大嘴，“啊！”妞妞忍不住往妈妈怀里躲了躲。

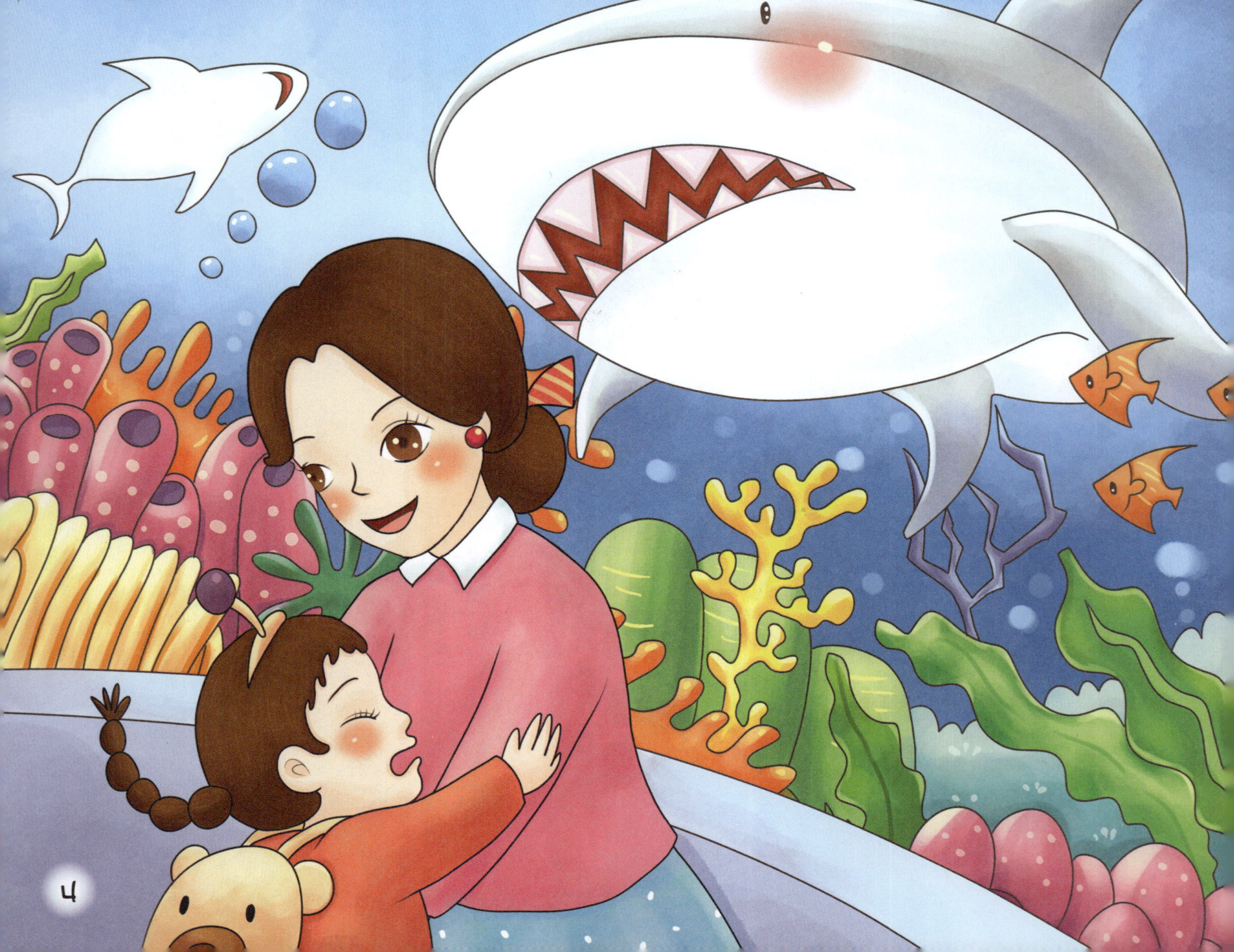

妞妞说："原来真正的鲨鱼是这样的！鲨鱼的牙齿真多，像一把把闪闪发亮的尖刀，真可怕！"

妈妈说："鲨鱼的嘴里长满了尖尖的牙齿，看上去很恐怖。不过对鲨鱼来说，牙齿可以帮助它们获取食物，很有用呢！"

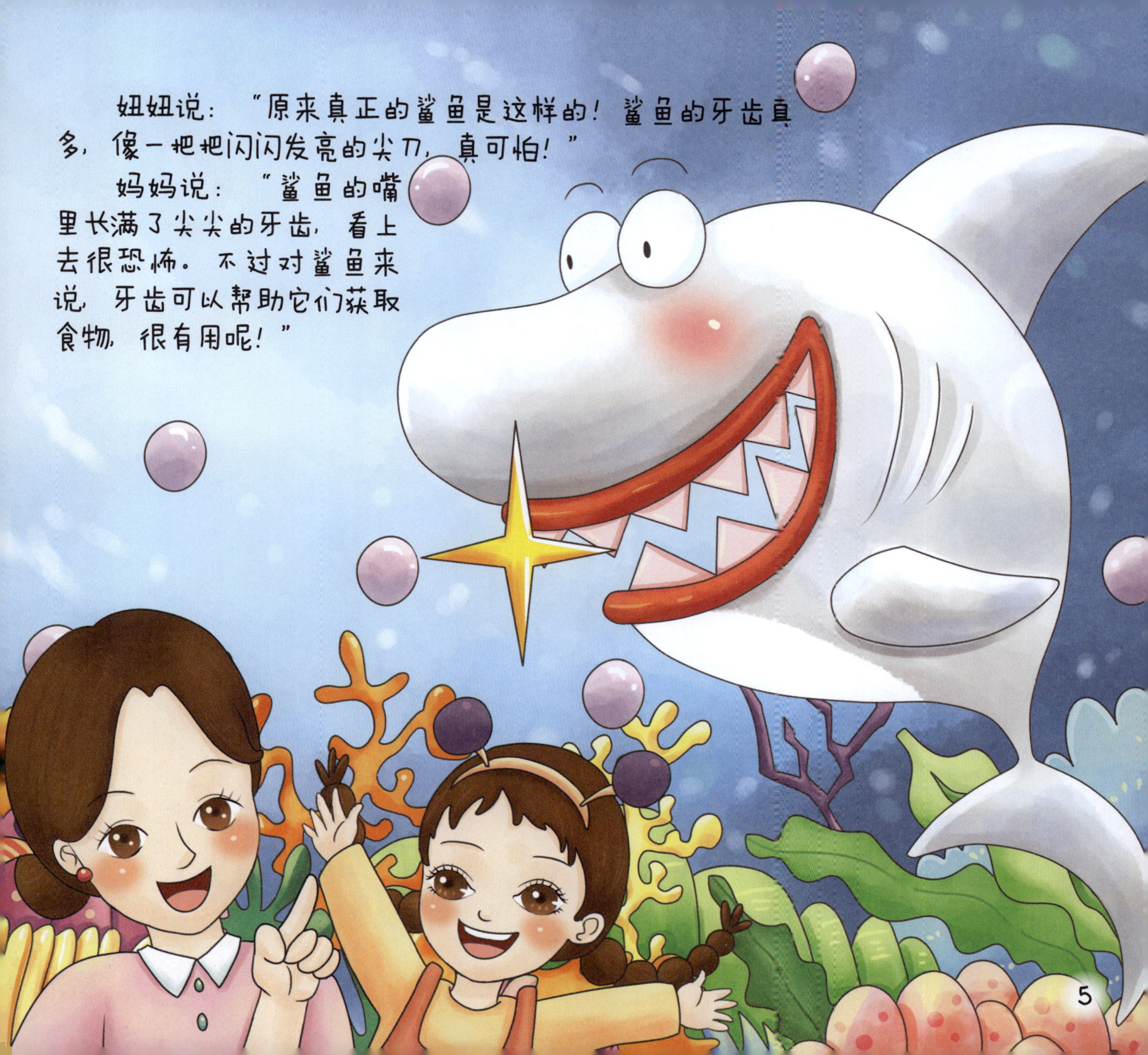

“如果鲨鱼掉光了牙齿，那么看上去一定温和多了！”妞妞调皮地说。

妈妈笑了，说：“鲨鱼可从来不担心自己没有牙齿。鲨鱼的牙床里有很多牙齿，牙齿掉了很快就会长出新牙来，鲨鱼的一生会长出一万多颗牙齿呢！”

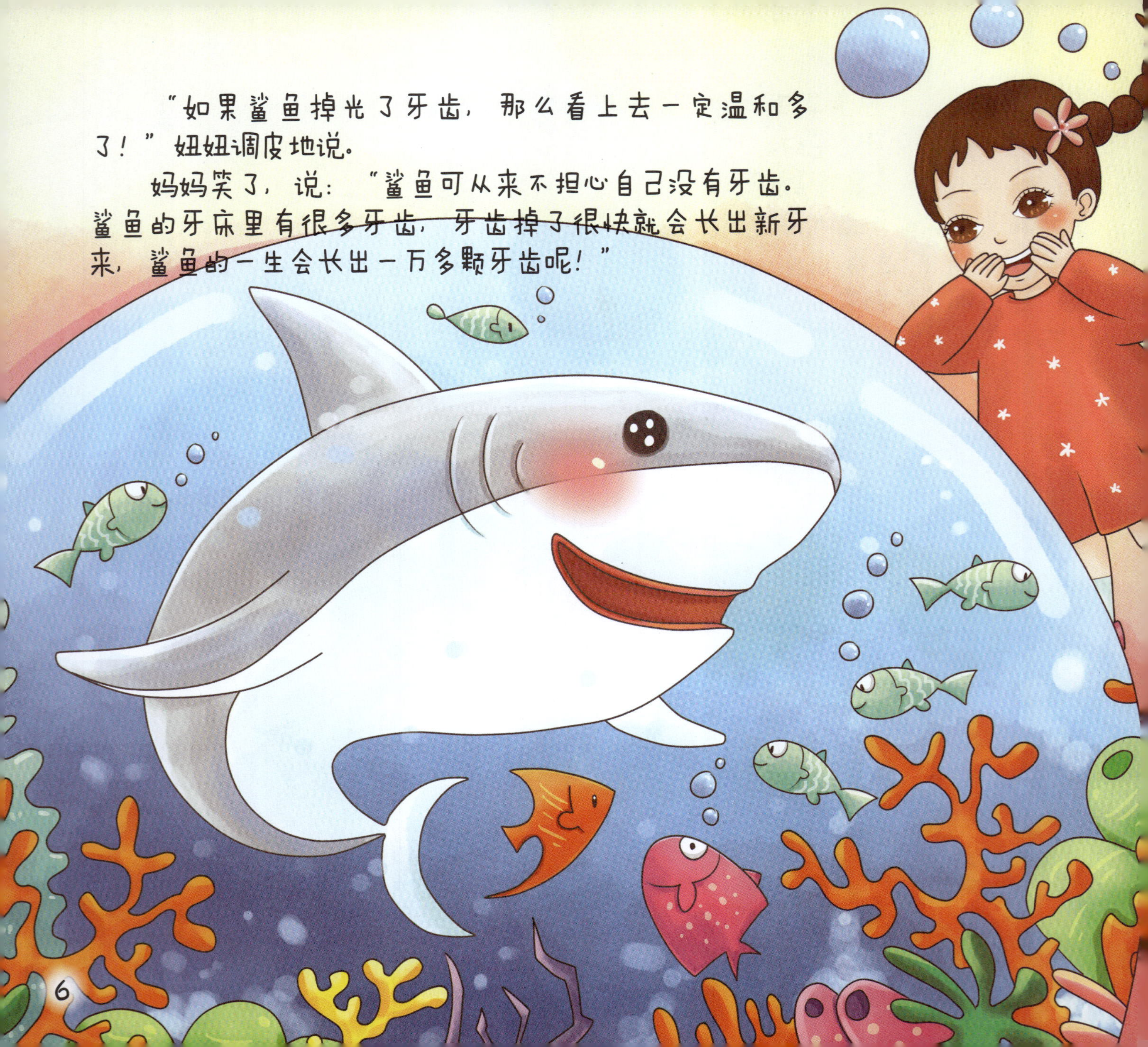

妞妞问：“真的吗？太神奇了！如果人类的牙齿也像鲨鱼牙齿一样就好了。”

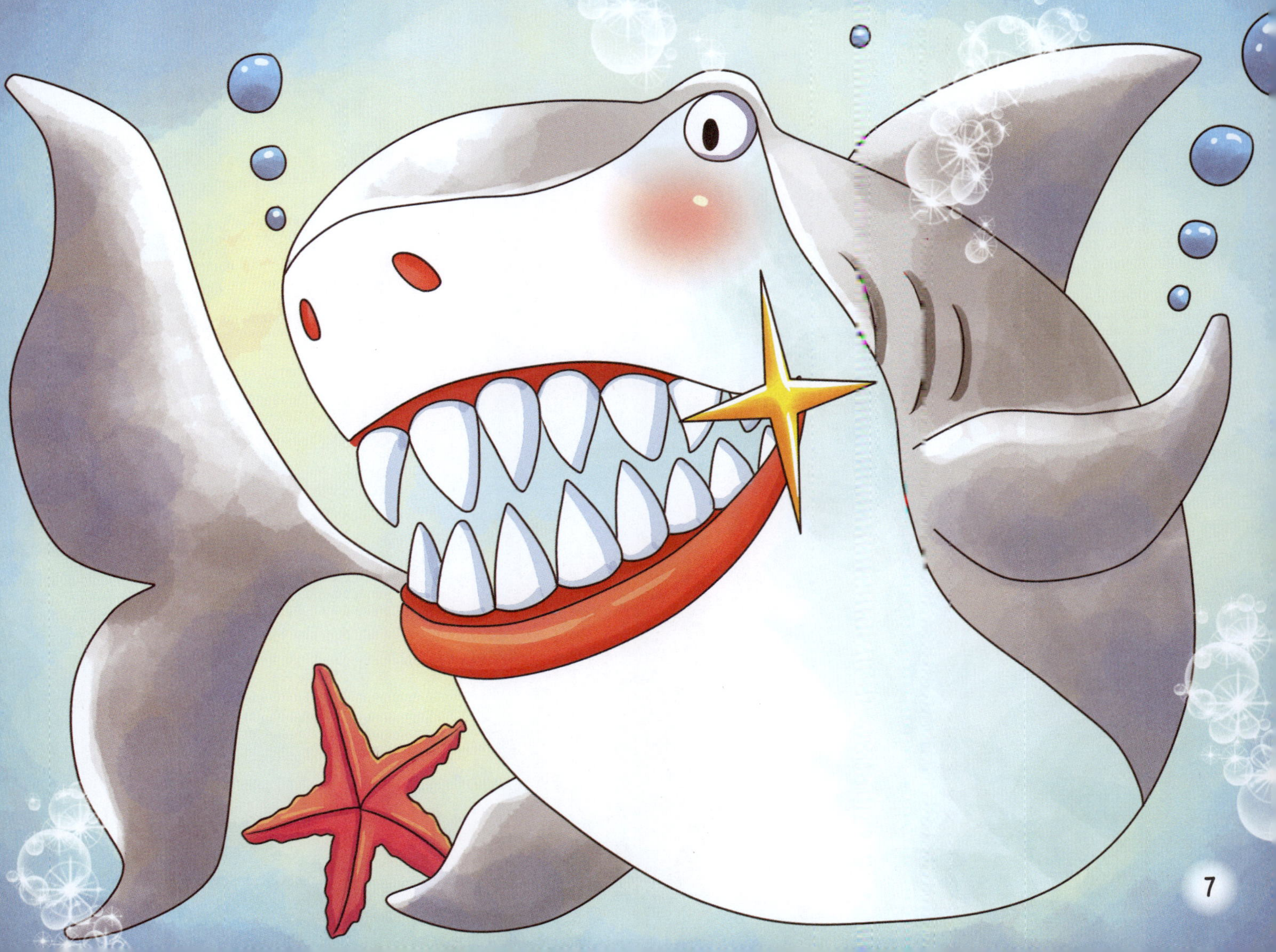

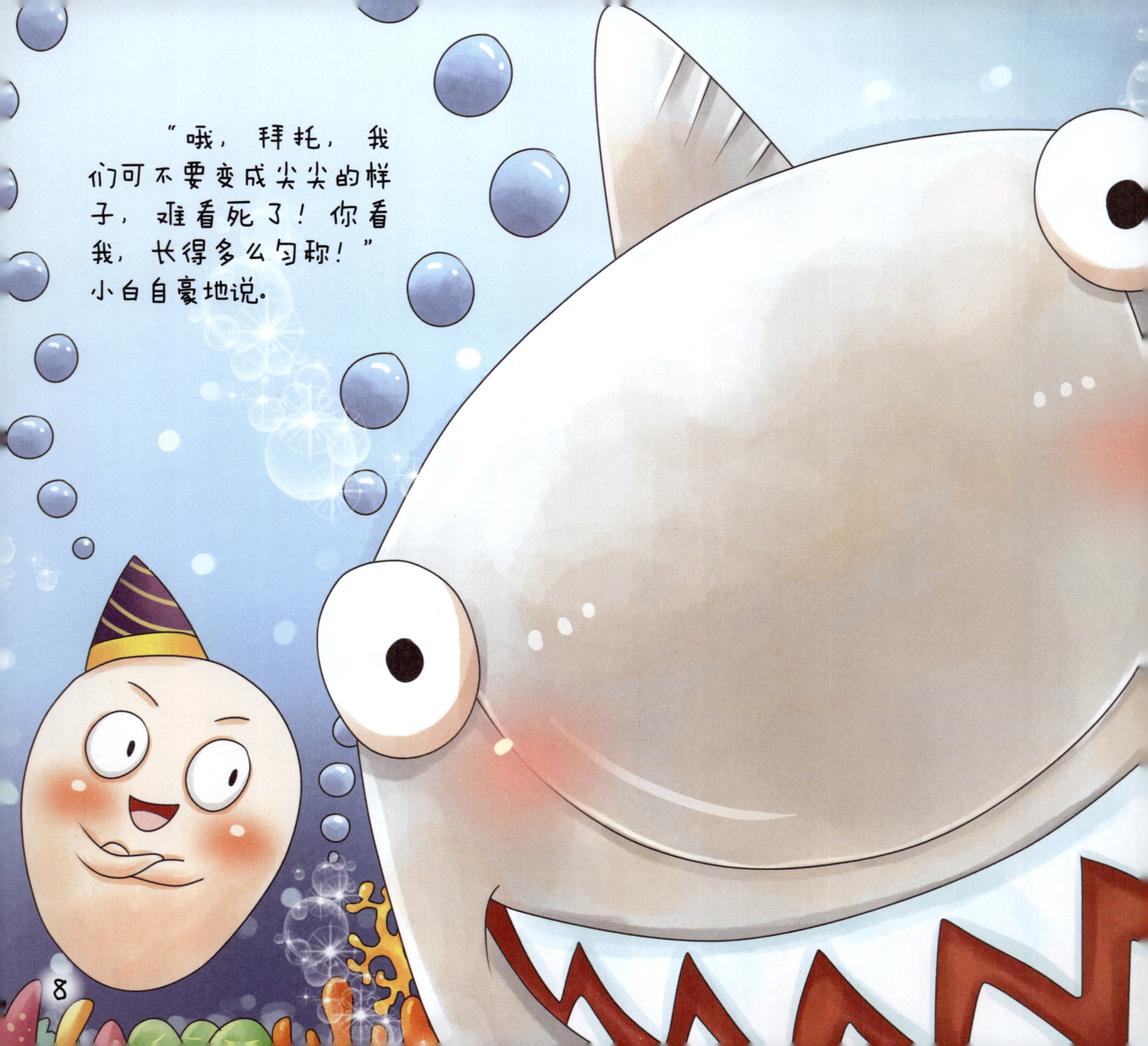

“哦，拜托，我们可不要变成尖尖的样子，难看死了！你看我，长得多么匀称！”小白自豪地说。

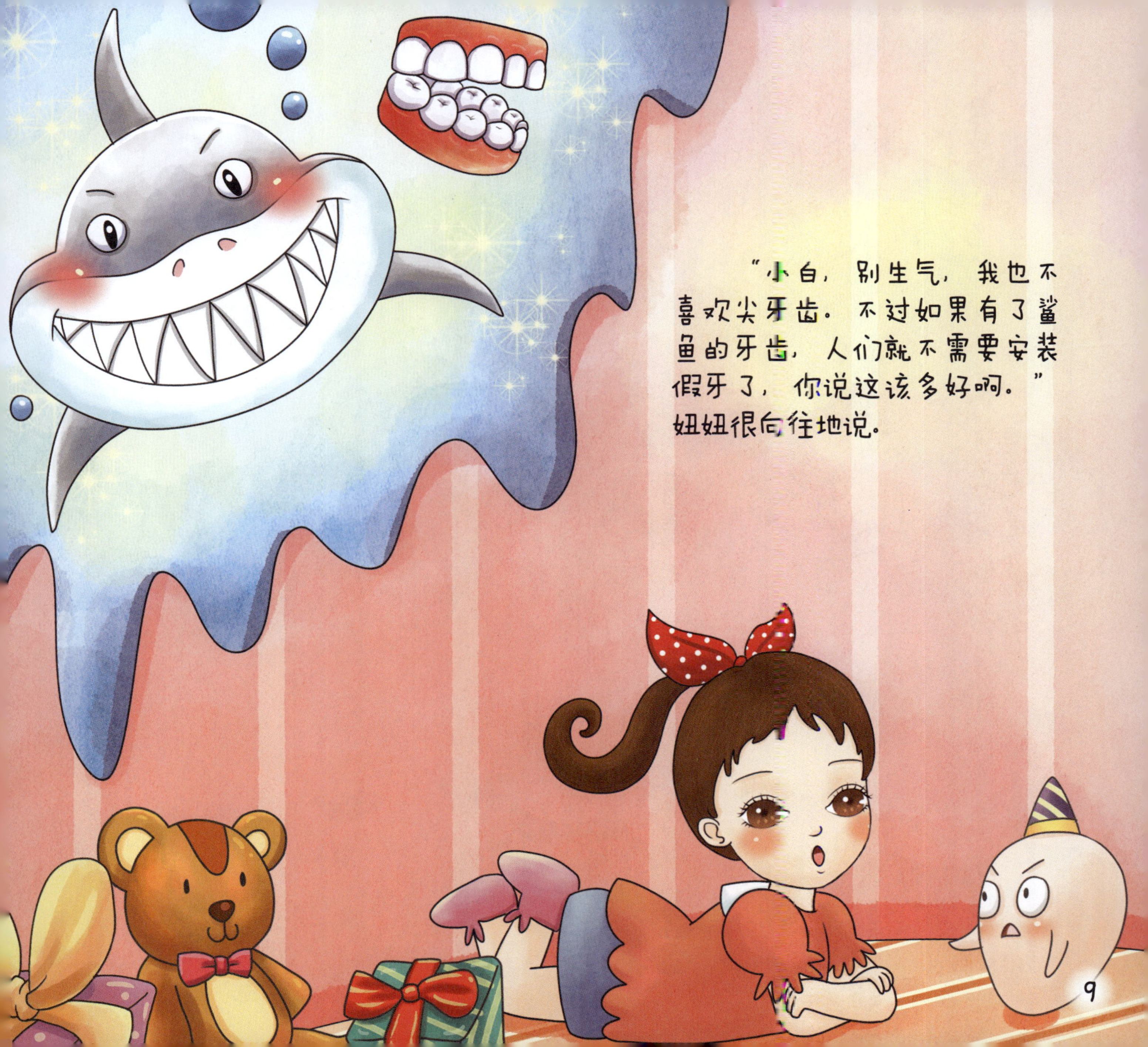

“小白，别生气，我也不喜欢尖牙齿。不过如果有了鲨鱼的牙齿，人们就不需要安装假牙了，你说这该多好啊。”妞妞很向往地说。

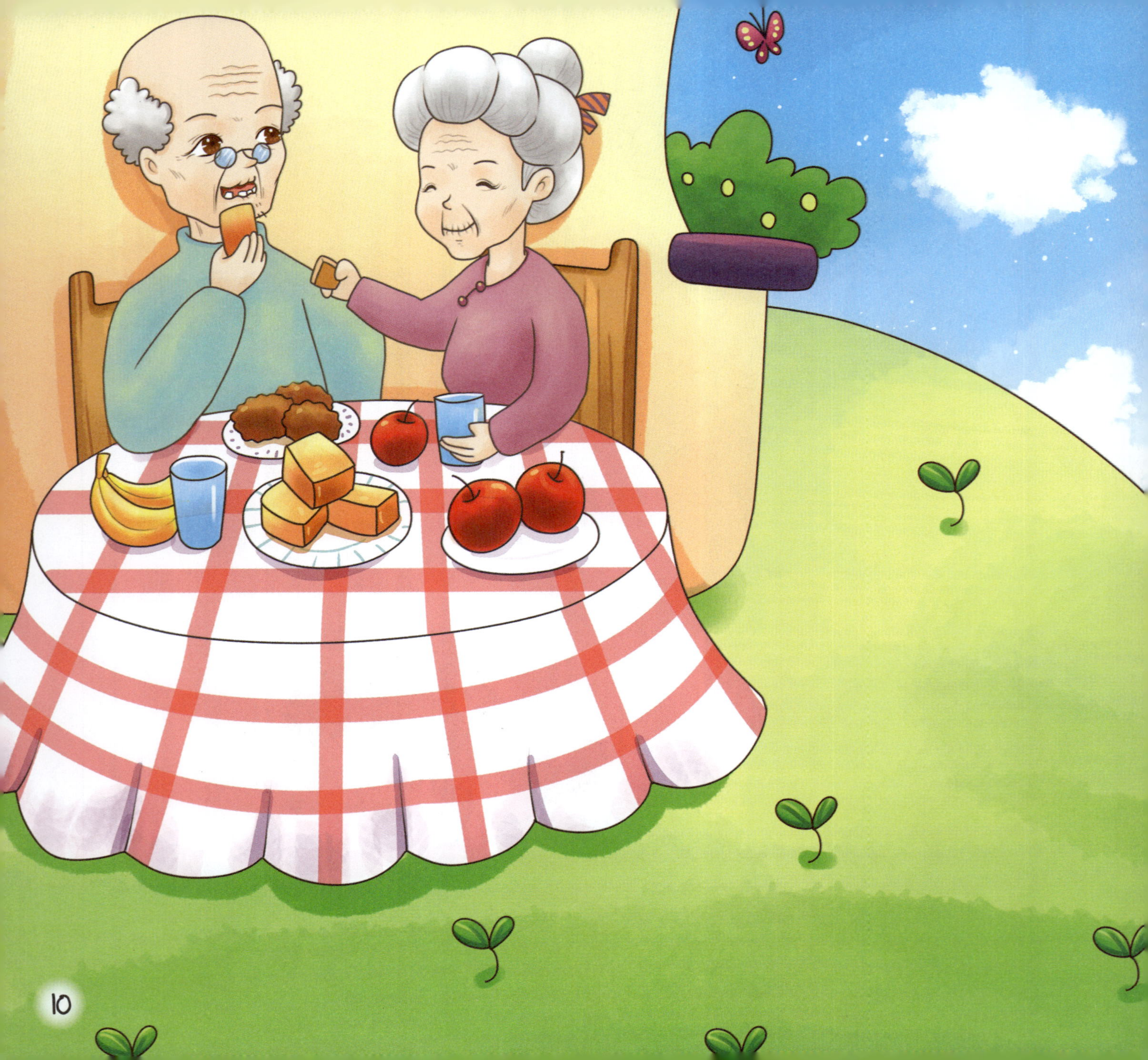

是的，我们人类有两副牙齿。乳牙在人类6岁左右开始脱落，被恒牙代替。恒牙会在人类12岁左右长齐。恒牙如果掉了，就不会再长了。

爷爷、奶奶他们牙齿掉了，吃饭和说话都很不方便呢。

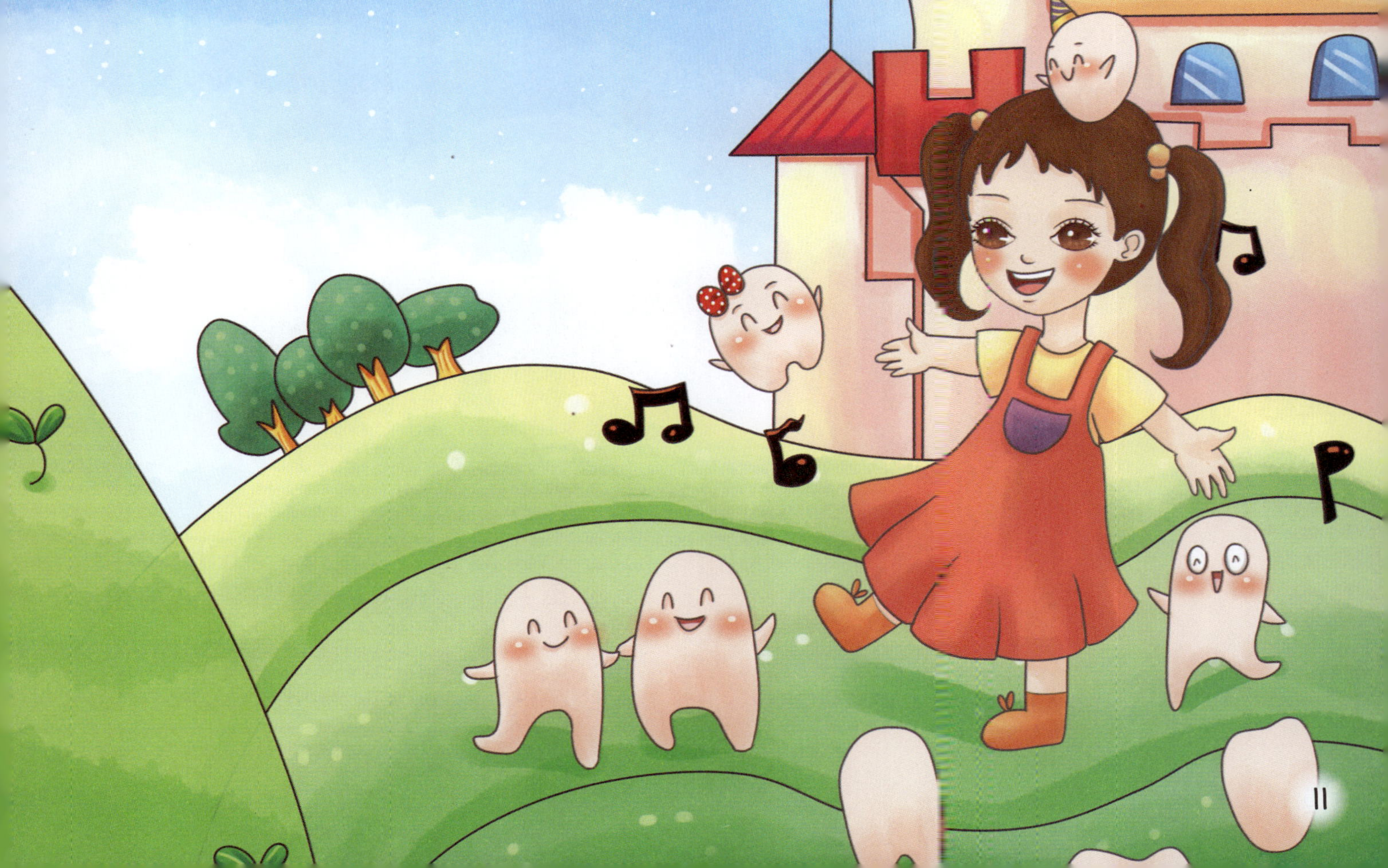

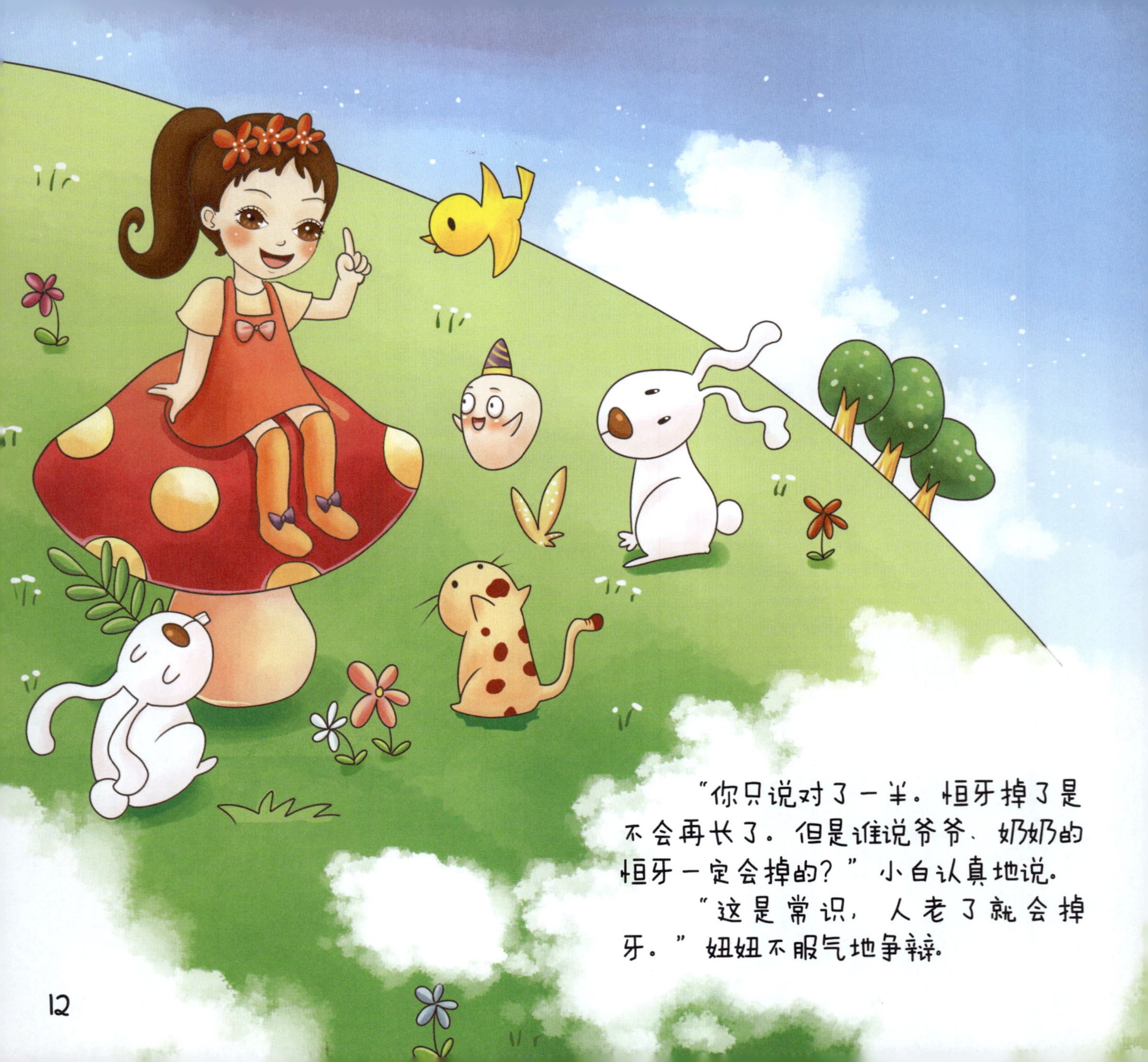

“你只说对了一半。恒牙掉了是不会再长了。但是谁说爷爷、奶奶的恒牙一定会掉的？”小白认真地说。

“这是常识，人老了就会掉牙。”妞妞不服气地争辩。

“你知道老人为什么会掉牙吗？”小白认真地问。

妞妞想了想：“因为……因为牙齿松了呗！”

“那牙齿又为什么会松呢？”小白追问。

“这个嘛，呃……”妞妞想不明白，反问道：“是啊，为什么呢？”

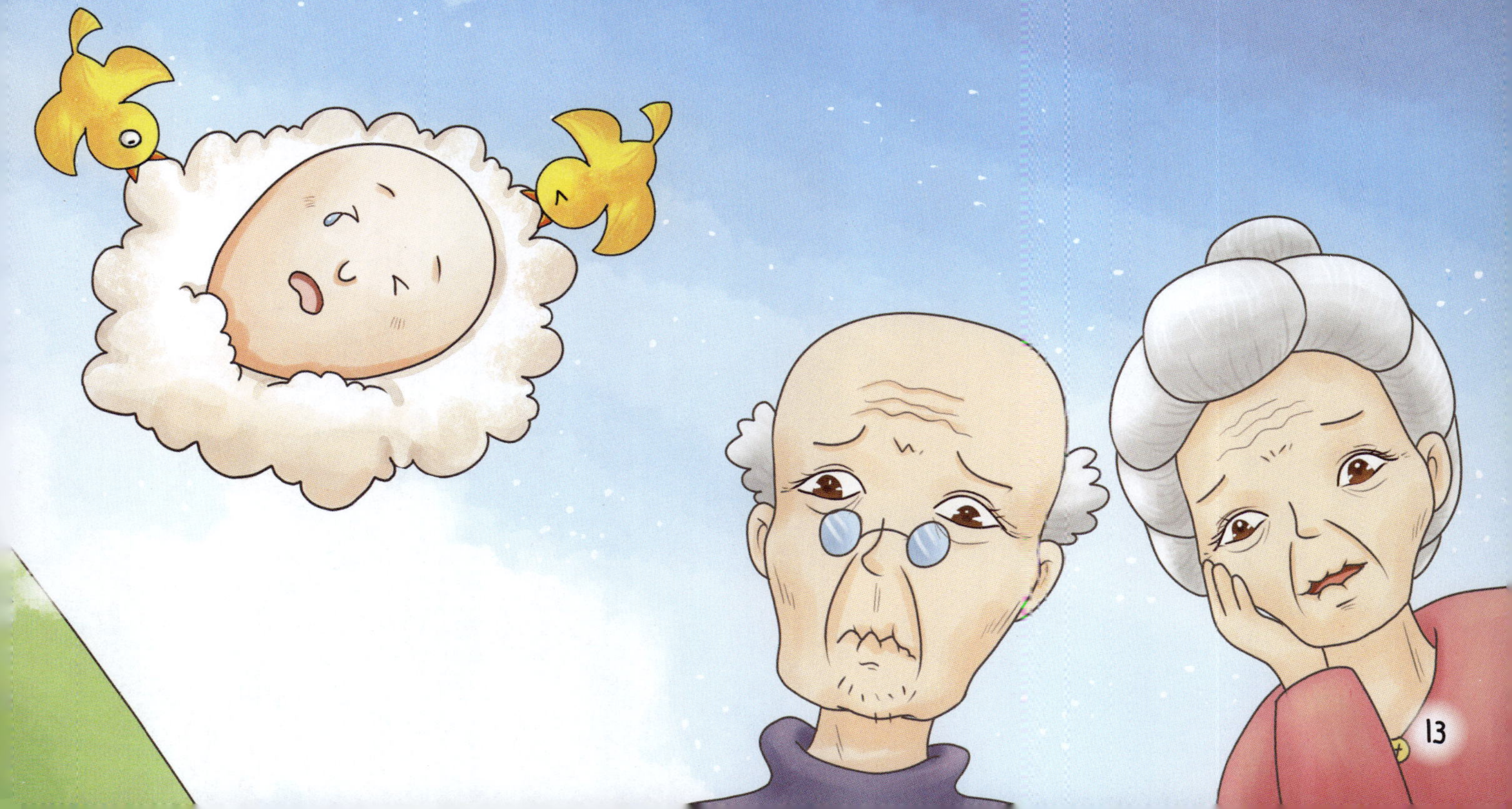

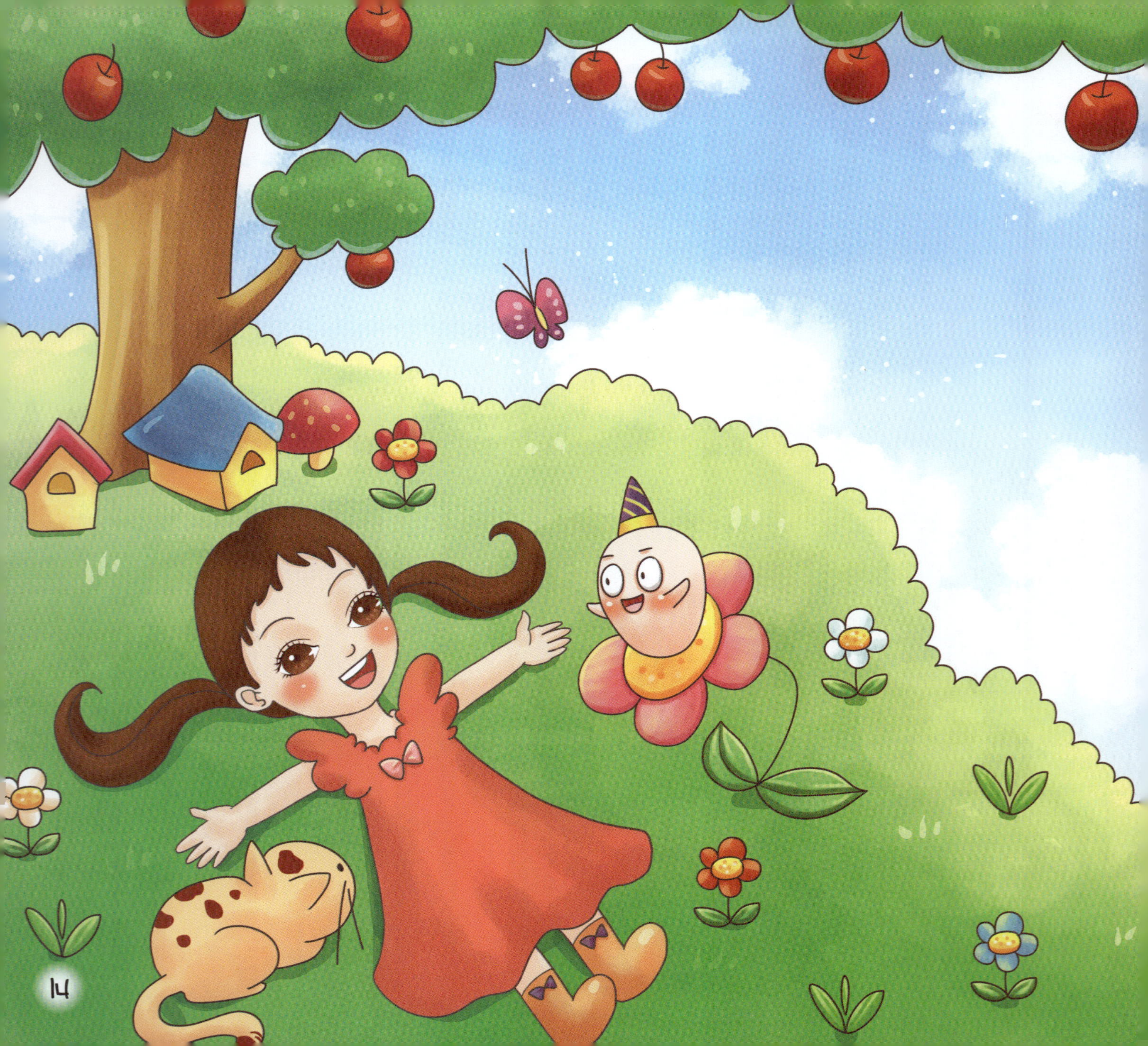

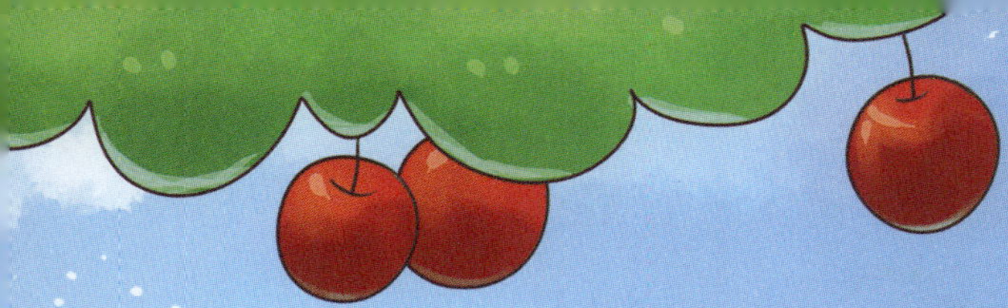

“让我来告诉你吧。”小白突然变得像科学家一样。

“我们牙齿就像树一样。强壮的树根深深地扎在泥土中，树不惧风吹雨打；我们的牙根牢牢地长在骨头里，所以它们很稳固。”

“如果用挖土机把树根旁边的泥土挖掉，树就会倒了；牙齿也一样，如果牙根周围的骨头没有了，牙齿就会松动，慢慢地就掉了。”

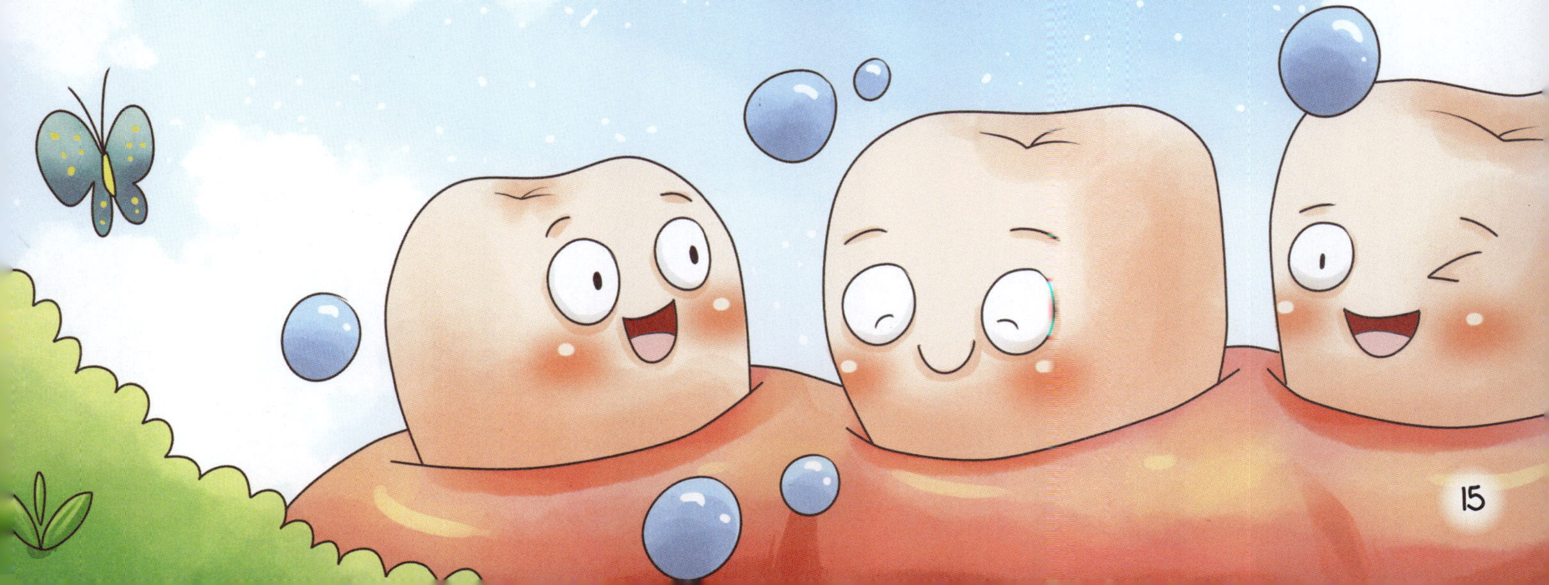

“难道牙齿周围的骨头也是被挖土机挖走的？”妞妞不服气。

“是这样，牙齿旁边其实有很多的小‘挖土机’呢，这些小‘挖土机’就是住在牙齿上的小不点——细菌，它们甚至在牙齿上建立了名叫‘牙菌斑’的小‘工厂’。

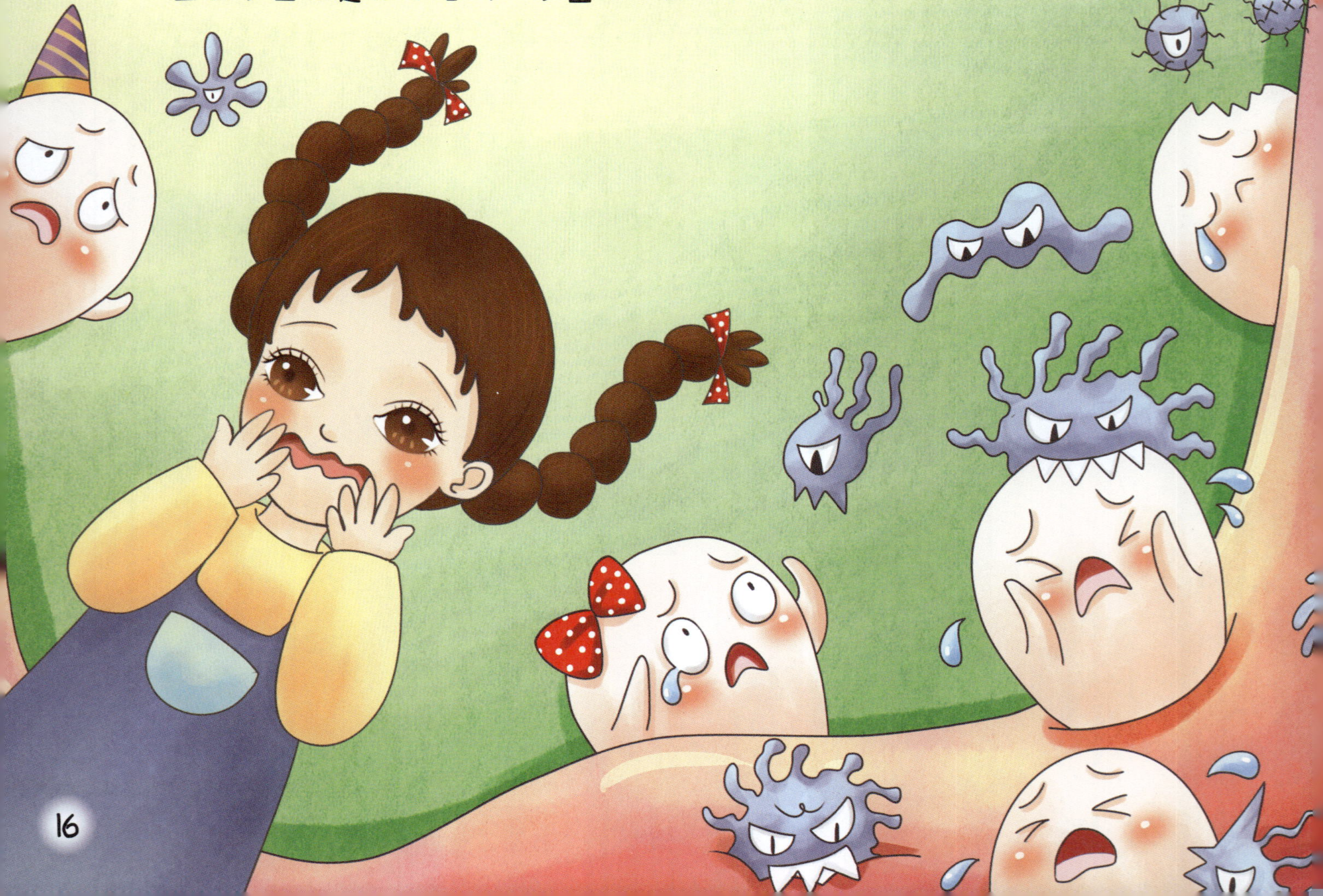

很多很多的小‘挖土机’一起在‘工厂’里工作，时间长了，牙齿周边的骨头就慢慢被‘挖’掉了。医生们说这是得了牙周病。”小白继续解释。

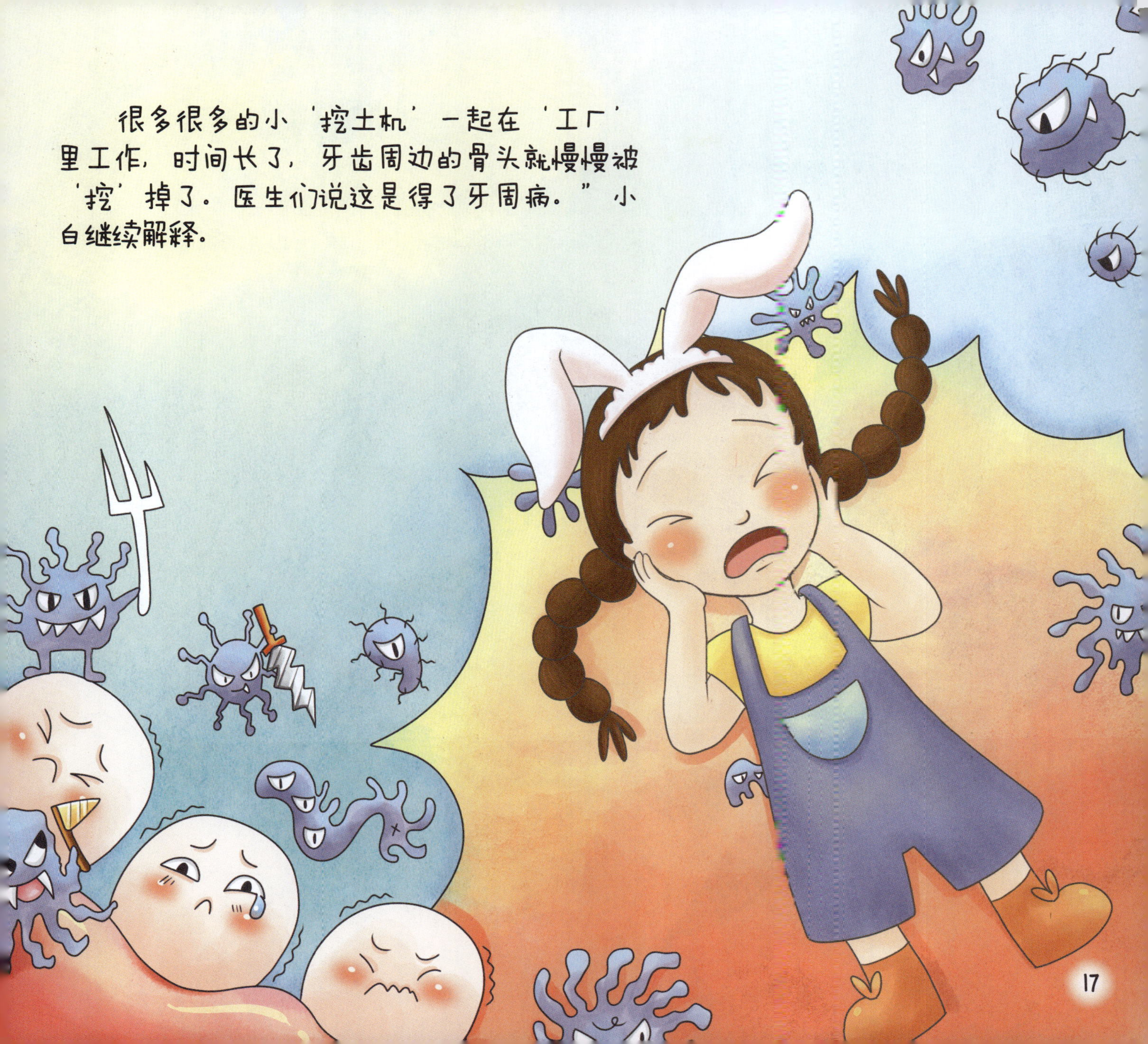

妞妞又问："又是小不点们在搞破坏吗？为什么我感觉不到？"

"小不点们很有耐心。它们慢慢地破坏，尽量不让人们发现。时间久了，牙齿周围的骨头越来越少，牙齿也就慢慢松了。"小白说。

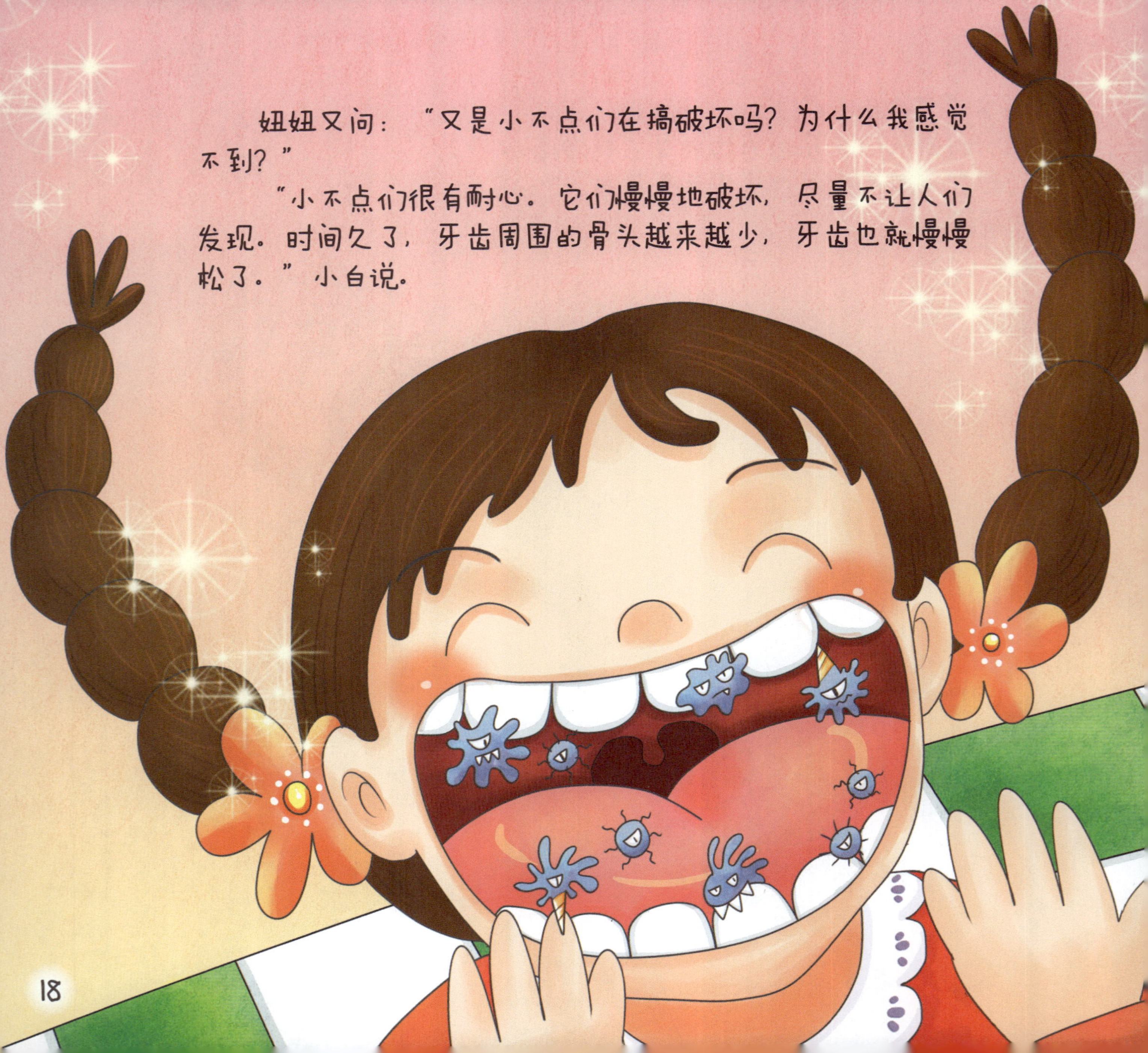

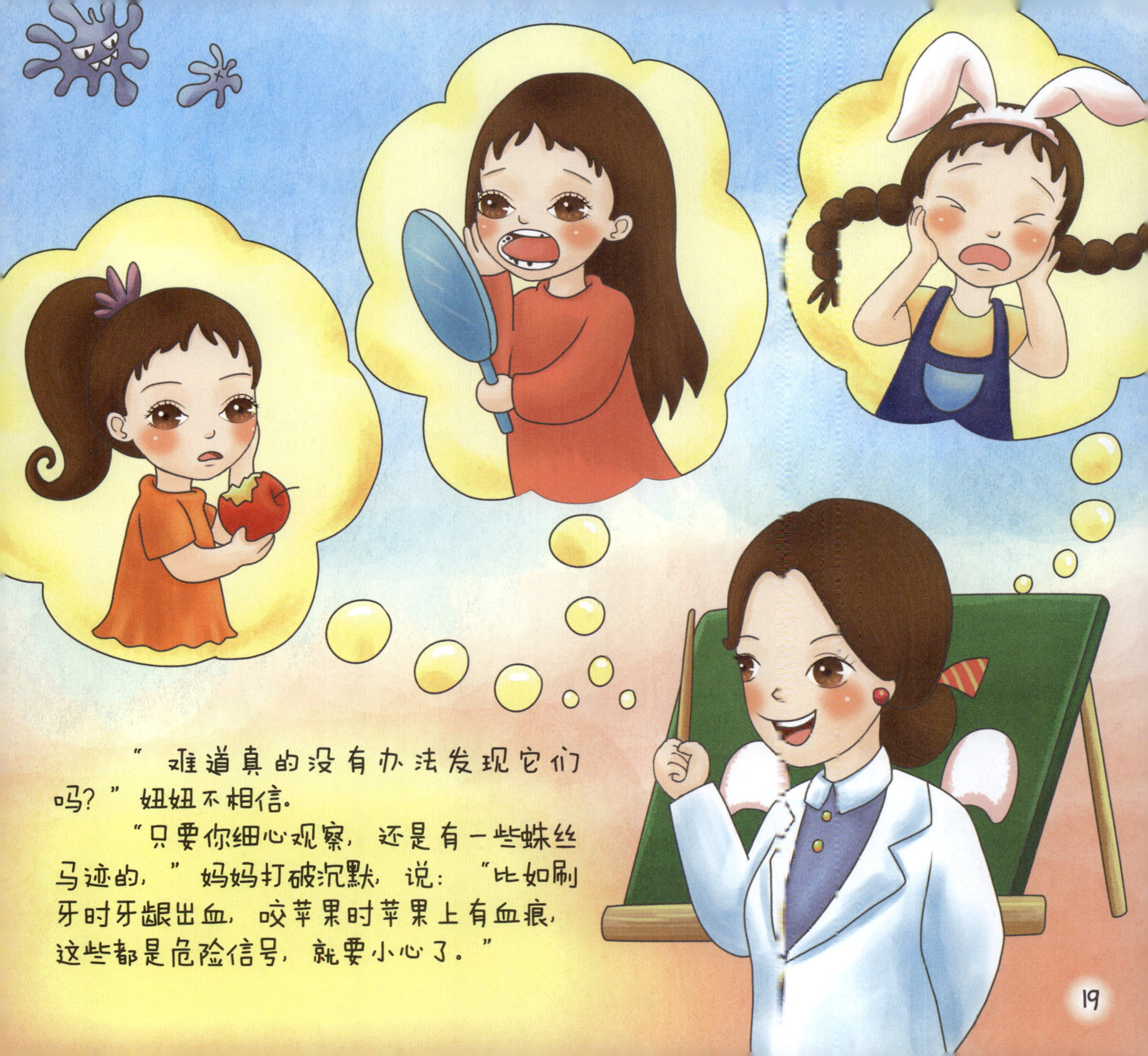

“难道真的没有办法发现它们吗？”妞妞不相信。

“只要你细心观察，还是有一些蛛丝马迹的，”妈妈打破沉默，说：“比如刷牙时牙龈出血，咬苹果时苹果上有血痕，这些都是危险信号，就要小心了。”

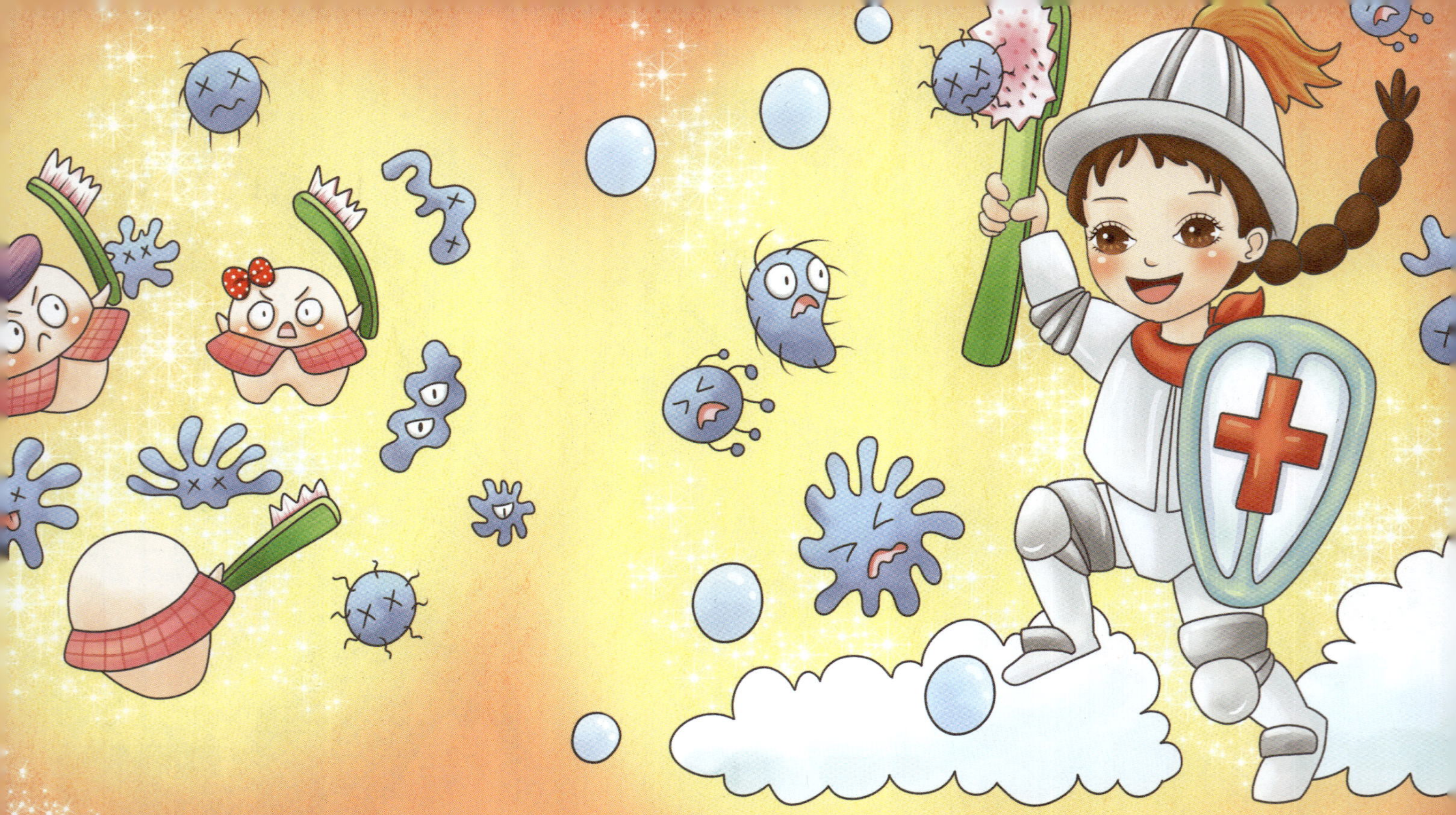

“又是该死的小不点们！”妞妞很生气。不过转念一想，妞妞又很自豪地说：“我对付小不点们已经很有办法了！”

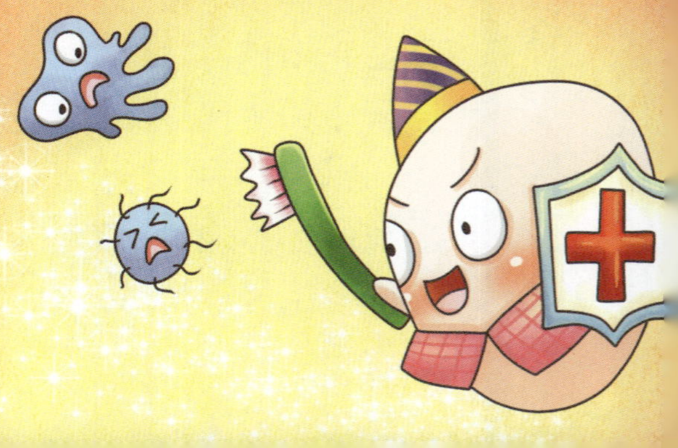

"只要我们坚持每天认真清洁牙齿，刷走牙菌斑，没有小'挖土机'破坏牙齿旁边的骨头，牙齿就不会掉了。"妞妞肯定地说。

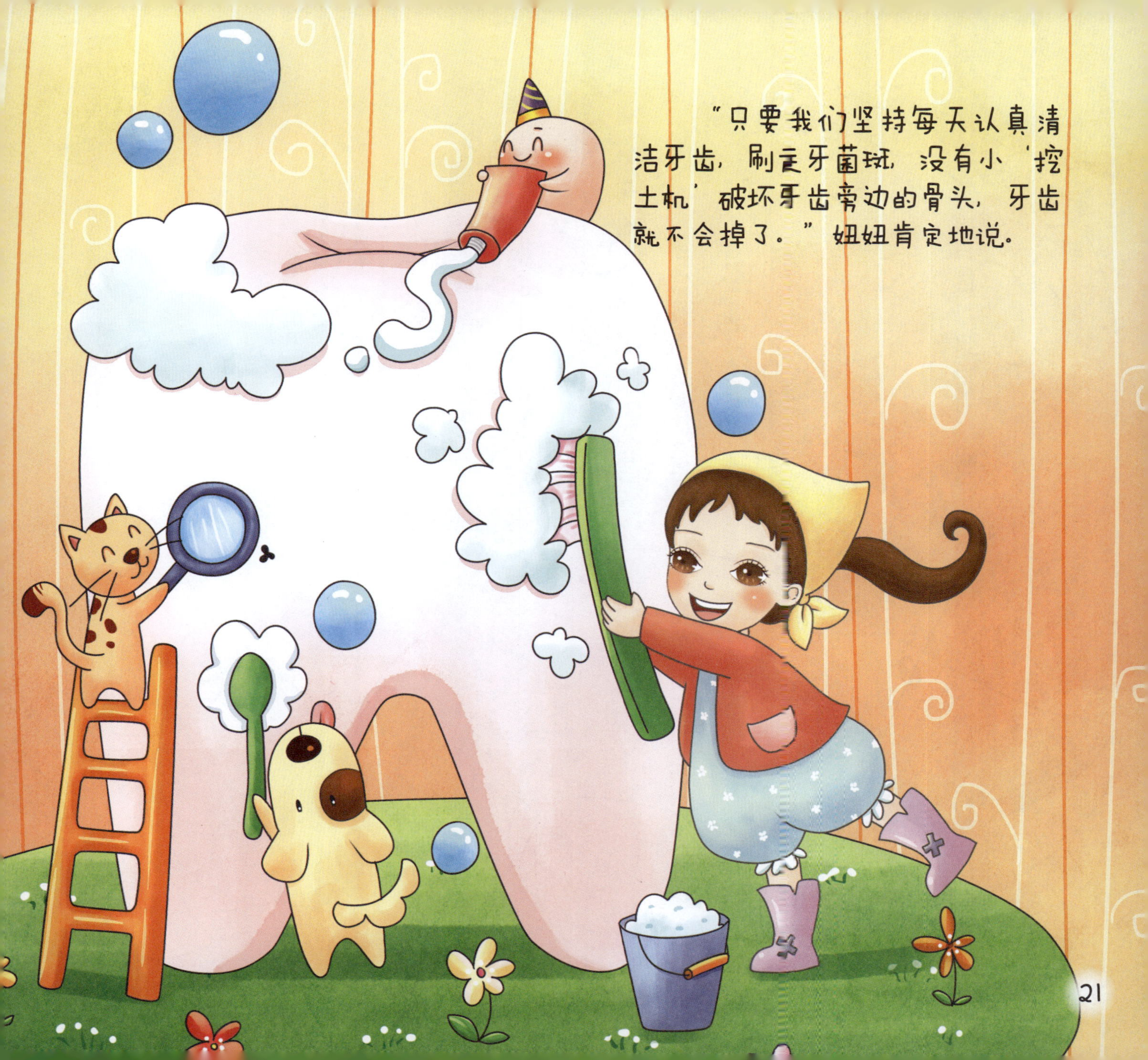

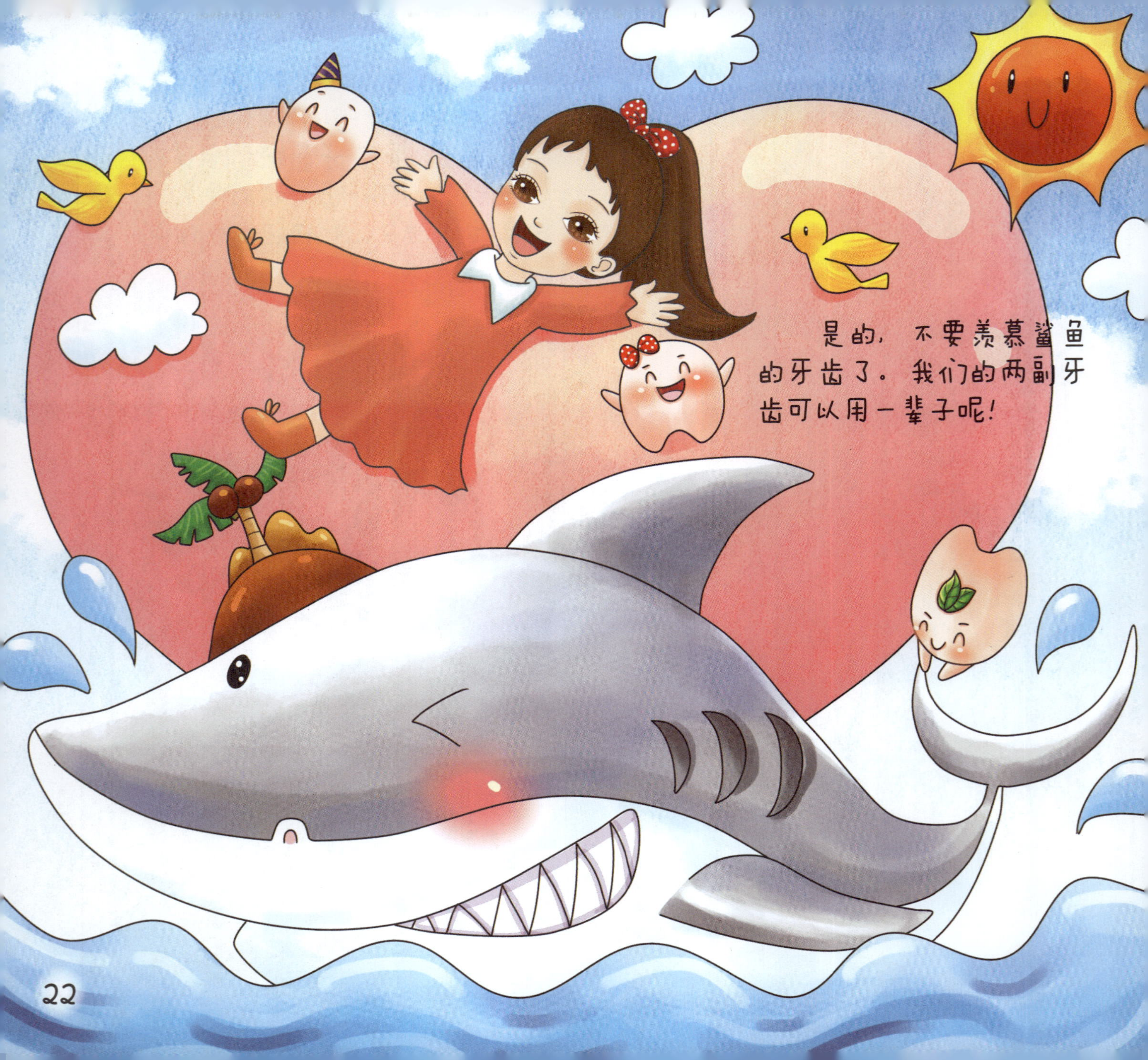

是的，不要羡慕鲨鱼的牙齿了。我们的两副牙齿可以用一辈子呢！

东省科技计划项目（编号2013B070603009）立项资助　全国第一套有立项、由牙科女博士撰写的科普书

我的妈妈是牙科医生

5 参观假牙工厂

李霞 著

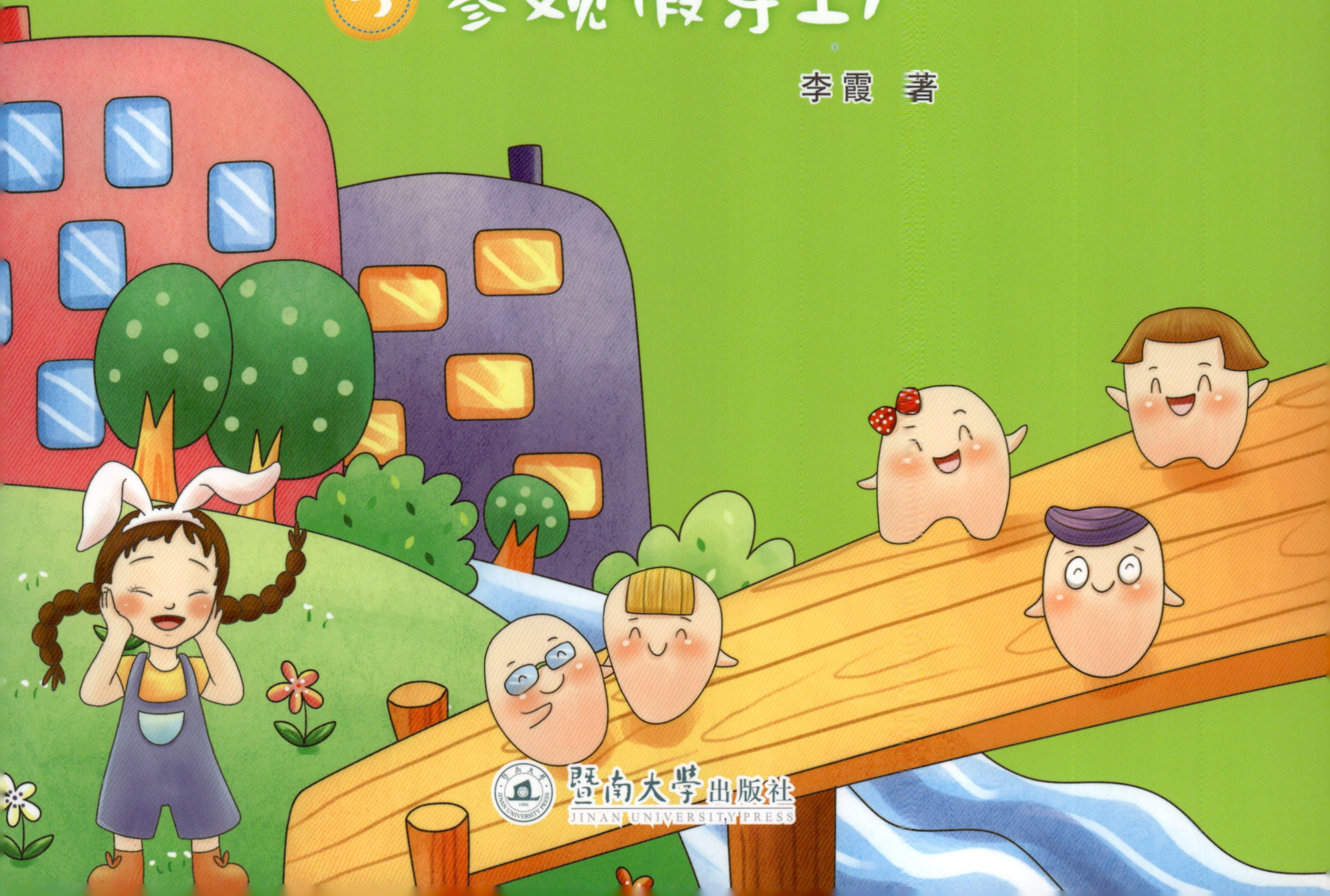

暨南大學出版社
JINAN UNIVERSITY PRESS

广东省科技计划项目（编号2013B070603009）立项资助；
广东省教育厅、佛山科学技术学院创新强校教学类项目资助

我的妈妈是牙科医生

5 参观假牙工厂

李霞 著

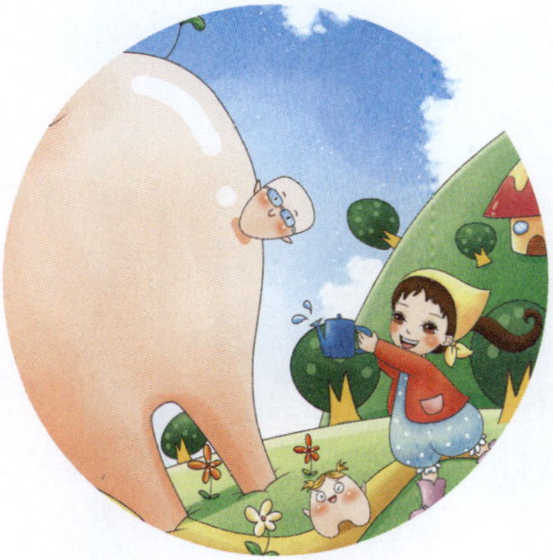

暨南大學出版社
JINAN UNIVERSITY PRESS

前言

在我国，口腔疾病患者的比例很高，而其中得到治疗的人数比例却相当低，这与民众口腔保健知识的缺乏有重要关系。如何把口腔保健知识传达给更多的人呢？我相信很多口腔科的医生和我一样，都考虑过这个问题。但是因为工作忙，这个念头一直被压抑着。

这个念头的复苏并逐渐强烈是在女儿出生之后。妈妈们常常问到乳牙、烂牙等相关问题，并时有抱怨：家里的图书只讲如何刷牙？为什么要刷牙？很难找到一本系统介绍口腔保健知识的科普书；因为职业的关系，几乎所有的朋友都会或多或少向我咨询关于口腔和牙齿健康的问题。大家对口腔健康的关注点燃了我写书的热情。女儿以及她的小伙伴们都特别喜欢看图文并茂的故事书，于是，我想到以图画书的形式来介绍口腔保健知识。经过多次努力尝试，终于成就了今天的《我的妈妈是牙科医生》。

《我的妈妈是牙科医生》一共六册，书中对乳牙的重要性、蛀牙的原因和预防方法、口腔卫生的维护方法、老掉牙的现象（牙周病）、假牙的种类、保护六龄牙等日常口腔保健知识进行了详细的介绍。该书尽管几经修改，以期尽可能多地传达日常牙齿保健知识，但考虑到故事的完整性等因素，书中所涉及的口腔知识仍然非常有限。我希望借此能在孩子们的心中播下一颗关爱牙齿的种子，希望他们能有健康的牙齿相伴终生。

图书能够顺利出版需要感谢的人实在太多了。首先，女儿心禹给了我莫大的勇气，这套书也是特别为她而写的；其次，要感谢家人的支持；再次，要感谢朋友们的热情鼓励和帮助；最后，要感谢图书的绘画作者、暨南大学出版社的古碧卡老师和方敏编辑的用心和努力。

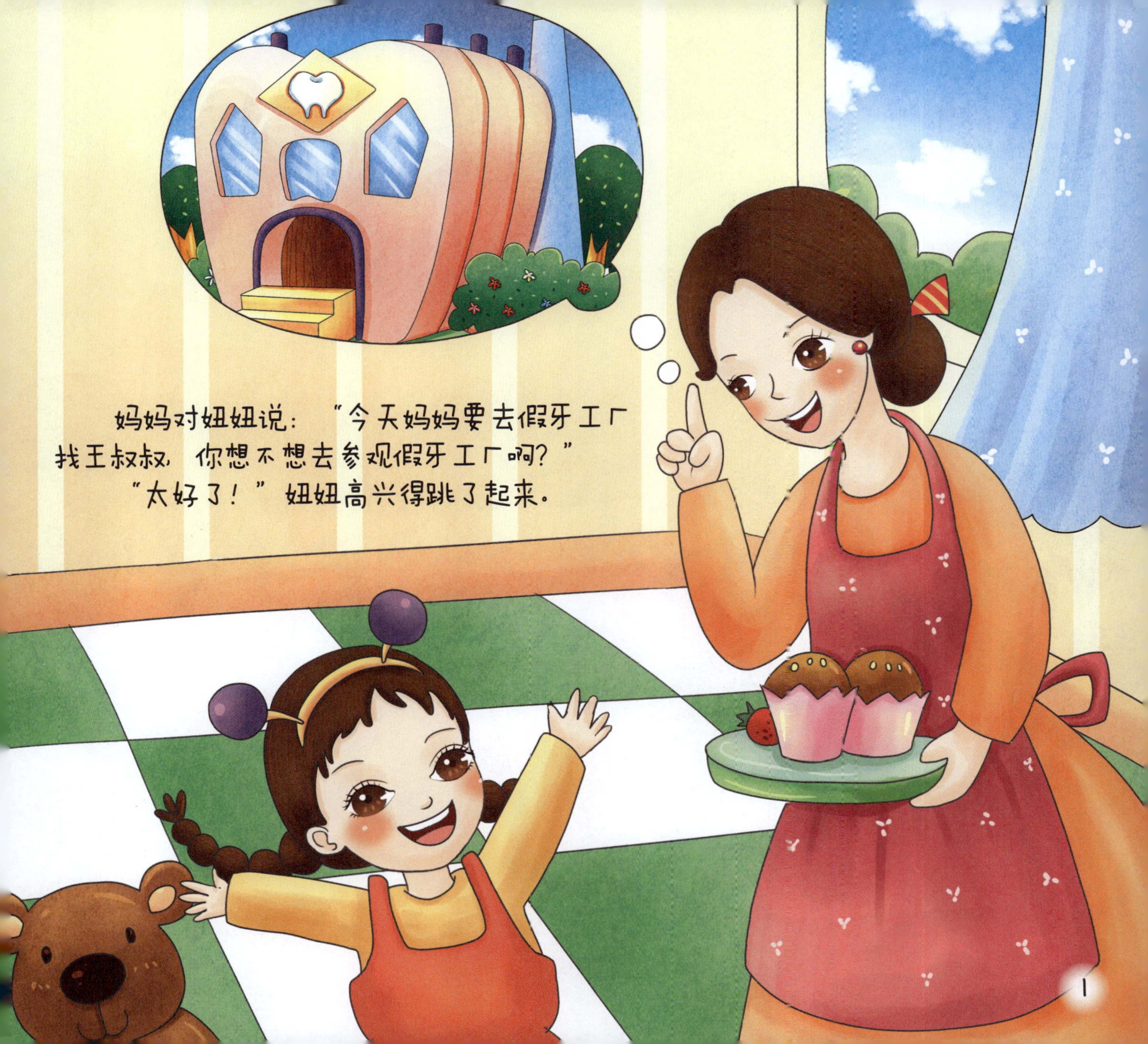

妈妈对妞妞说：“今天妈妈要去假牙工厂找王叔叔，你想不想去参观假牙工厂啊？”

“太好了！”妞妞高兴得跳了起来。

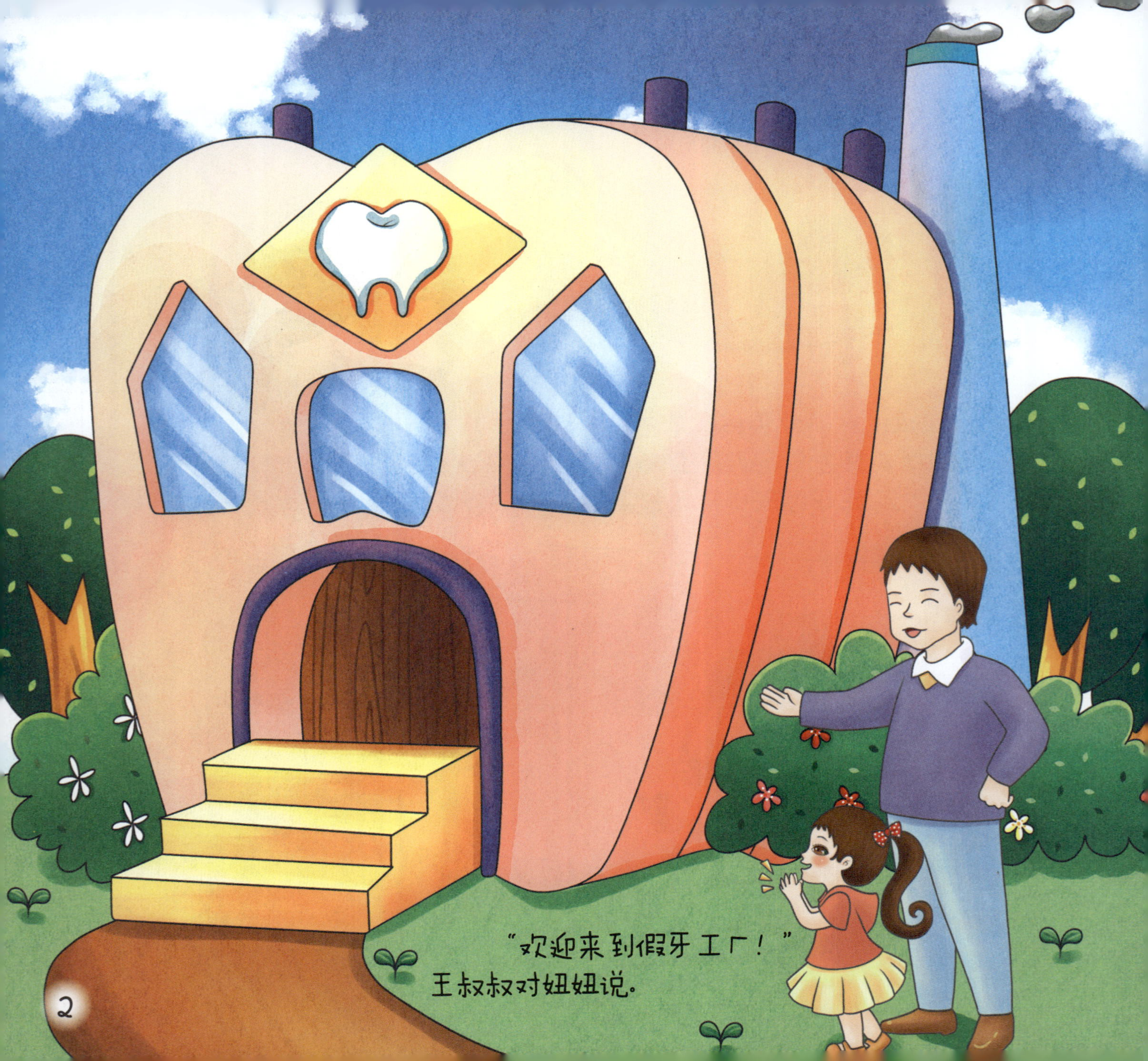

“欢迎来到假牙工厂！”
王叔叔对妞妞说。

这里是收件室。

妞妞看到架子上有很多像牙齿形状的东西，妈妈告诉她那是牙齿模型。

这些牙齿模型都是用石膏做的，看起来和真的牙齿一模一样。

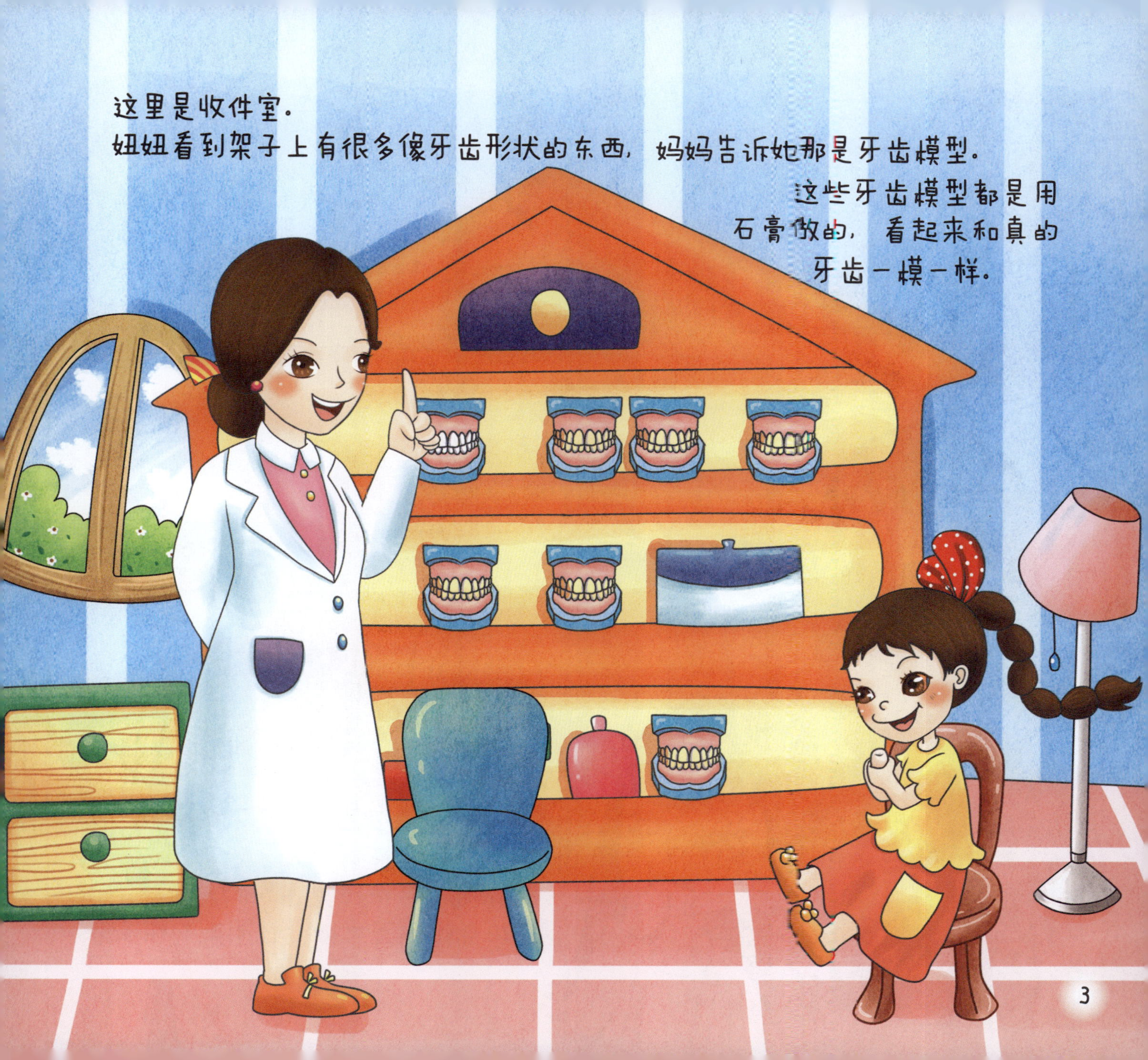

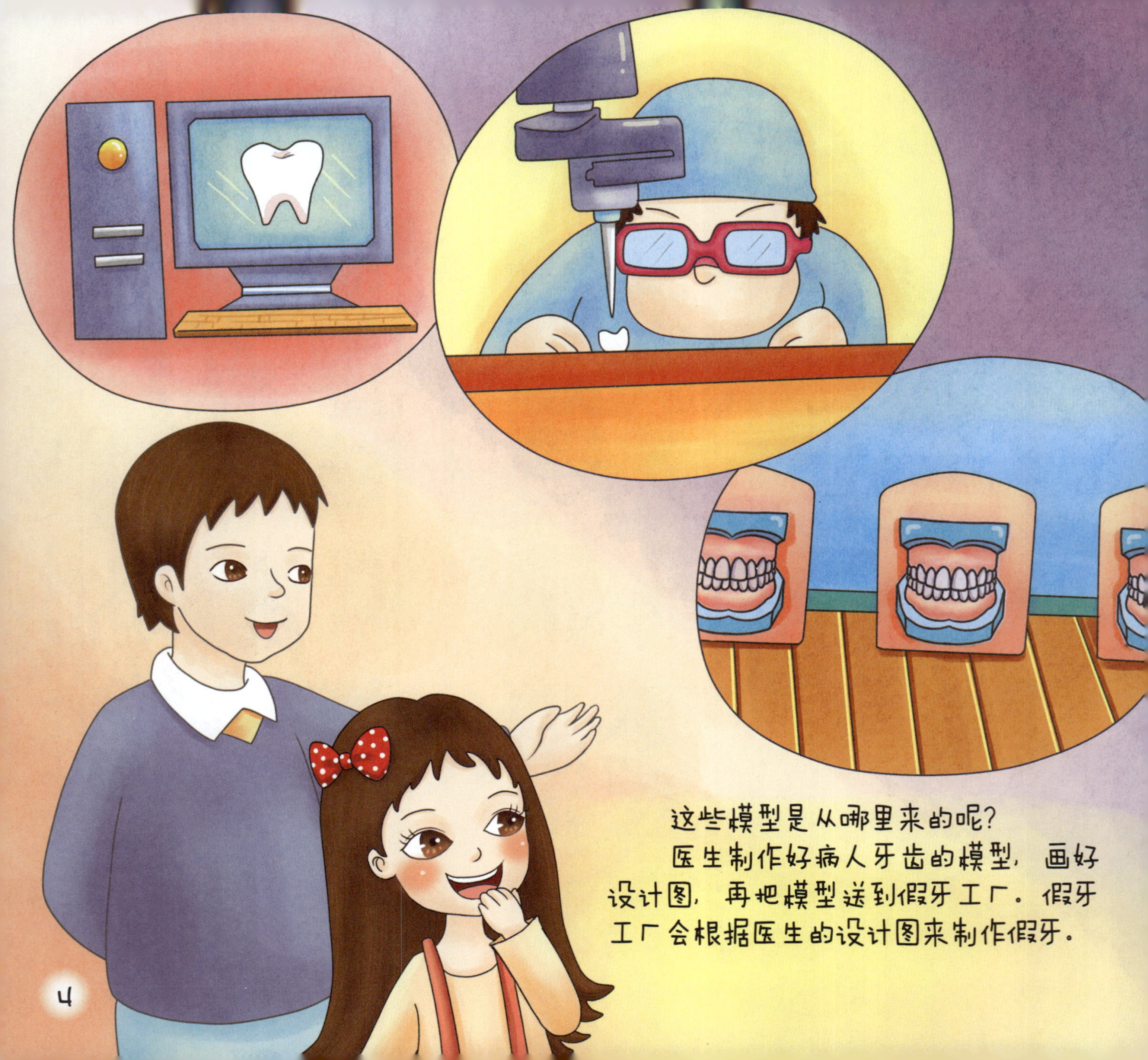

这些模型是从哪里来的呢？

医生制作好病人牙齿的模型，画好设计图，再把模型送到假牙工厂。假牙工厂会根据医生的设计图来制作假牙。

牙齿的模型很重要，如果模型制作不准确，做出来的假牙病人戴上后会感觉不合适，甚至根本就戴不上。

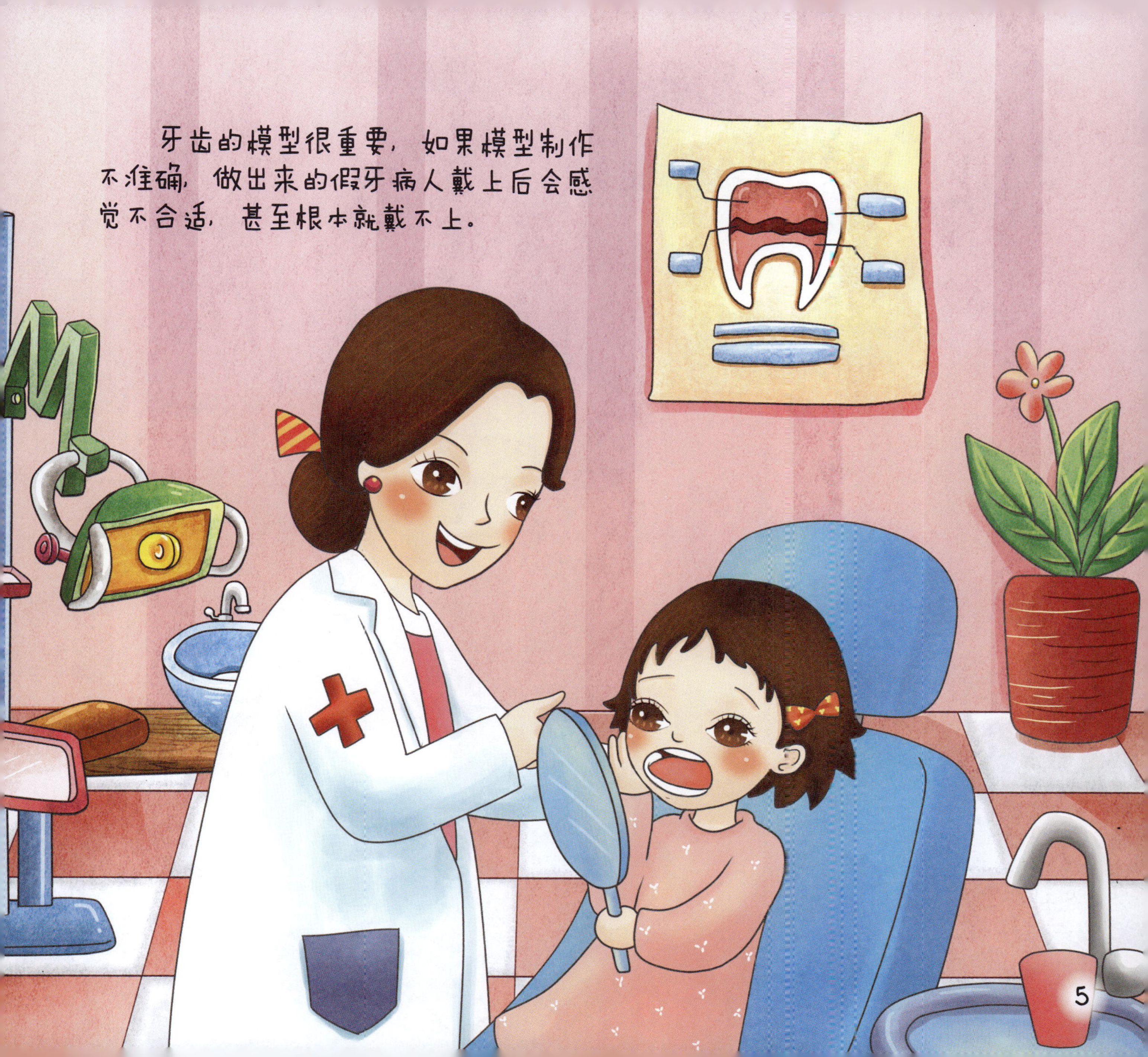

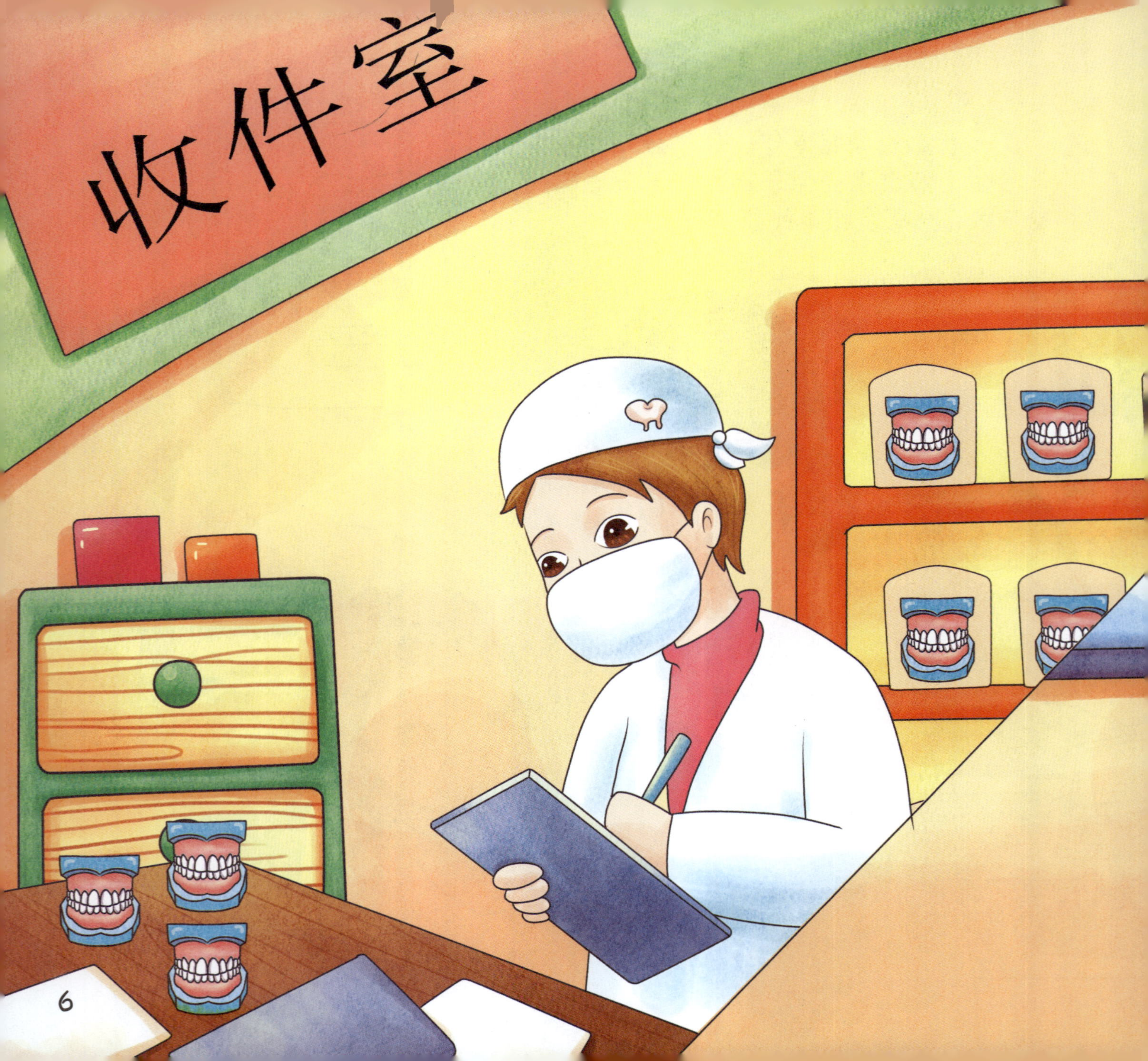
收件室

这里是消毒室。

收件室的工人收到牙齿模型后会做好登记，把模型送到消毒室消毒。模型上有很多细菌，可能会危害到假牙制作工人的健康。模型进行消毒后工人们就可以放心制作假牙了。

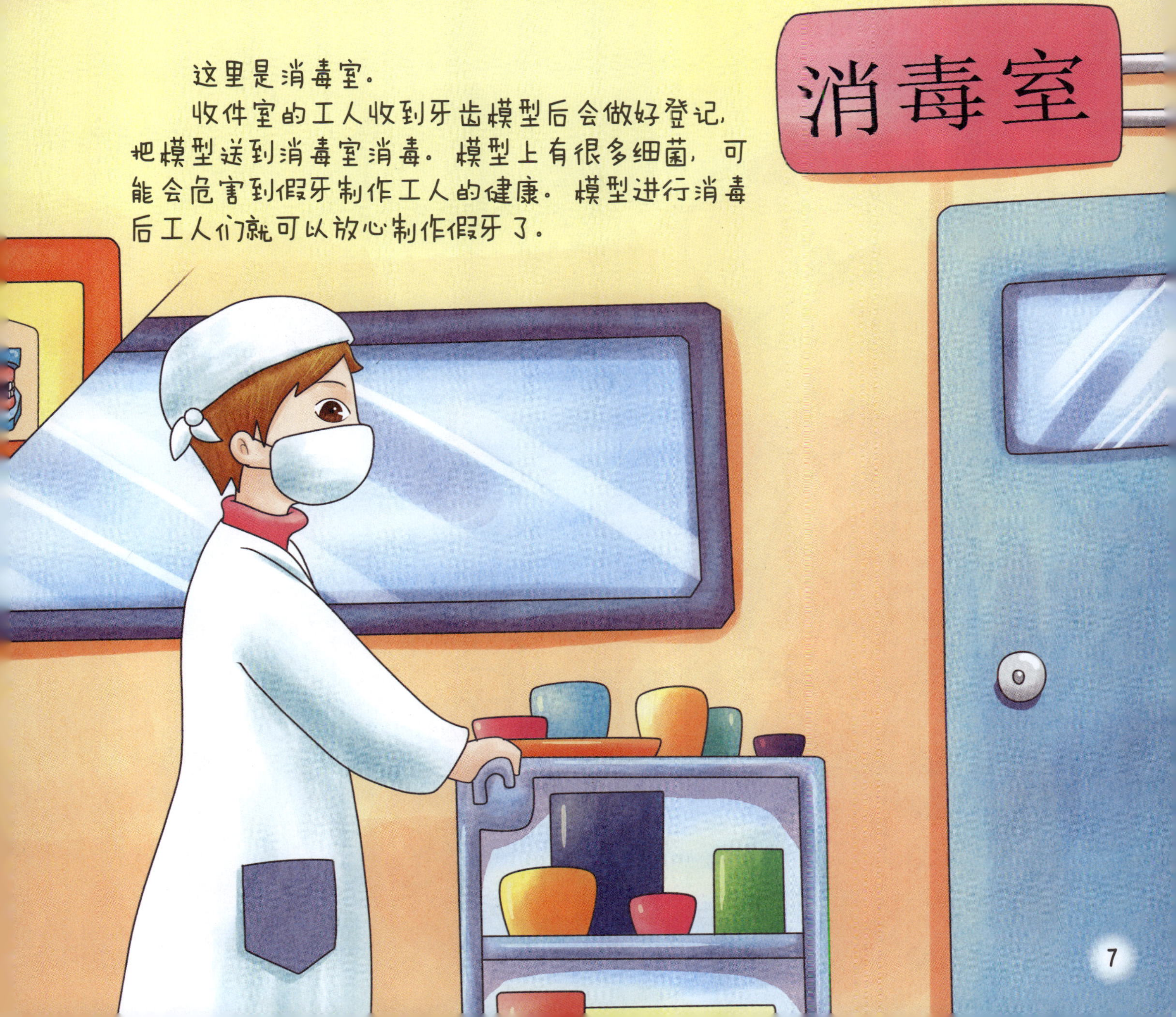

这里是制作固定假牙的车间。

在这里，妞妞发现了一个奇怪的牙齿模型。这个模型上有的牙齿大，有的牙齿小，两颗小牙齿中间的缝隙也很宽。

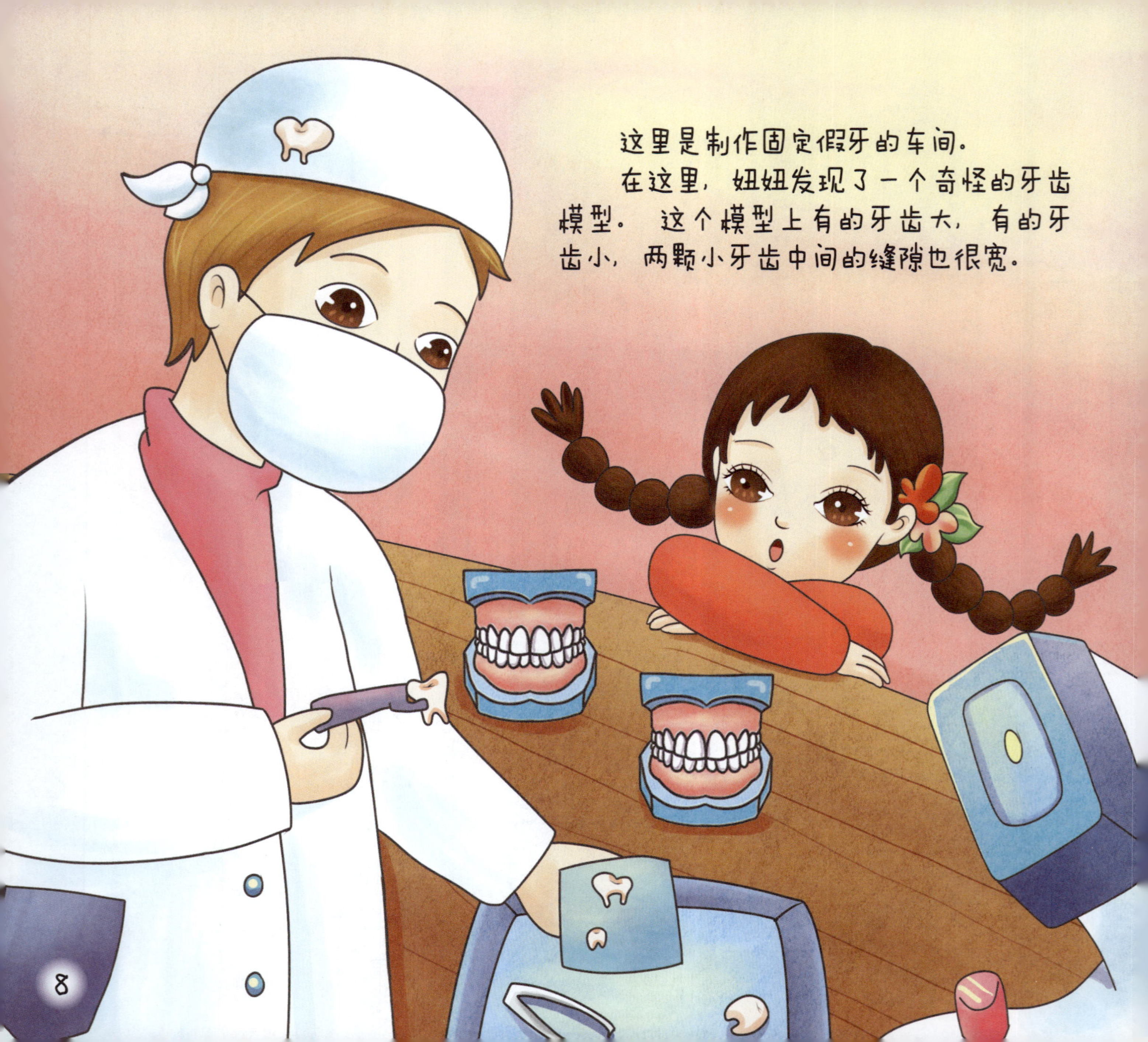

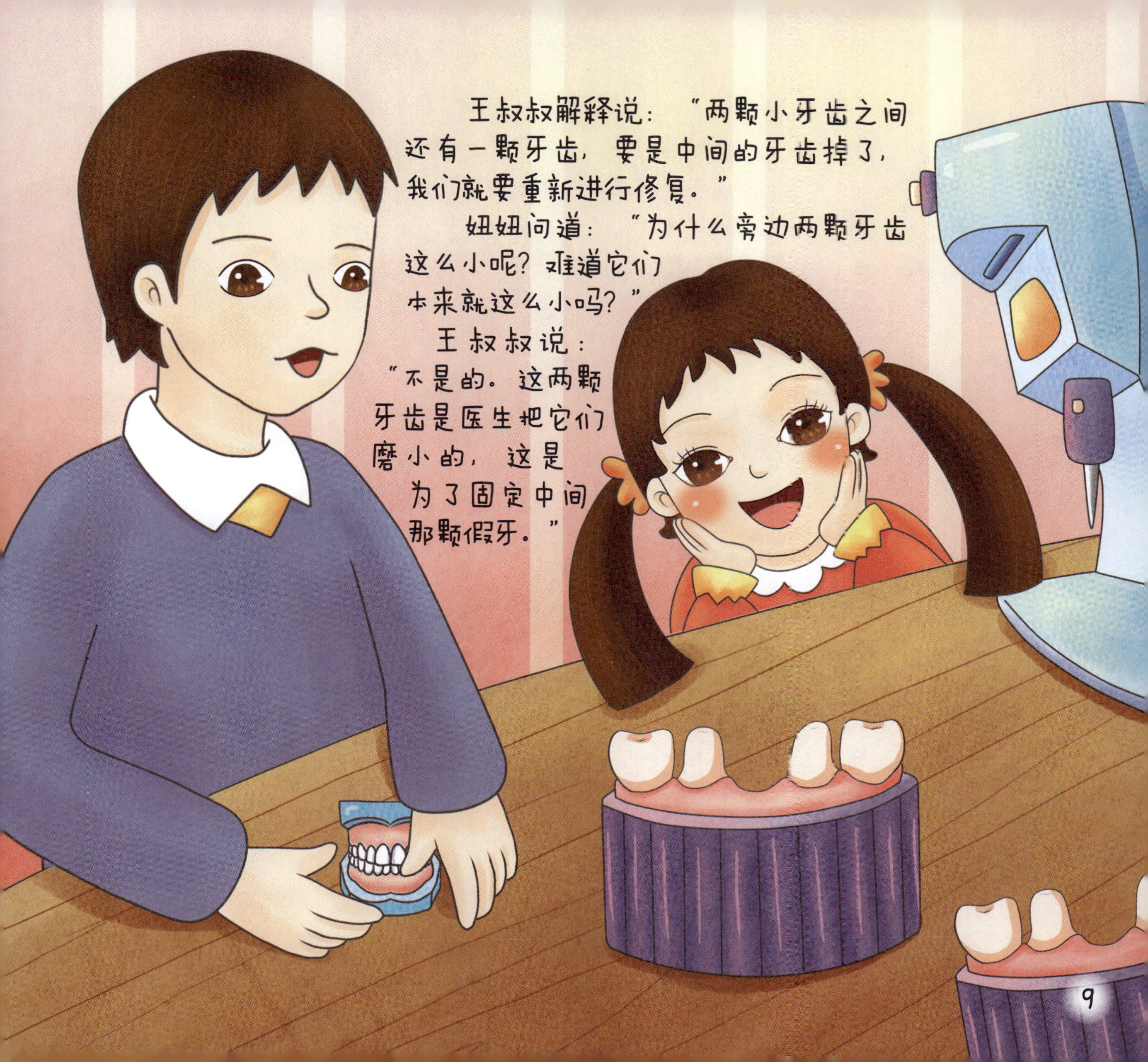

王叔叔解释说："两颗小牙齿之间还有一颗牙齿，要是中间的牙齿掉了，我们就要重新进行修复。"

妞妞问道："为什么旁边两颗牙齿这么小呢？难道它们本来就这么小吗？"

王叔叔说："不是的。这两颗牙齿是医生把它们磨小的，这是为了固定中间那颗假牙。"

王叔叔："这种假牙就像一座桥。工程师修桥的时候，一定要有桥墩，在桥墩上架起一座桥，我们就可以在桥上走路了。"

"镶假牙的时候，我们需要把缺牙旁边的健康牙齿磨小，再给小牙齿制作牙套，将牙套与中间的假牙牢固地连接在一起。你看，假牙就像一座桥，两颗小牙齿就是桥墩。这样假牙就可以固定在桥墩牙齿上了。"

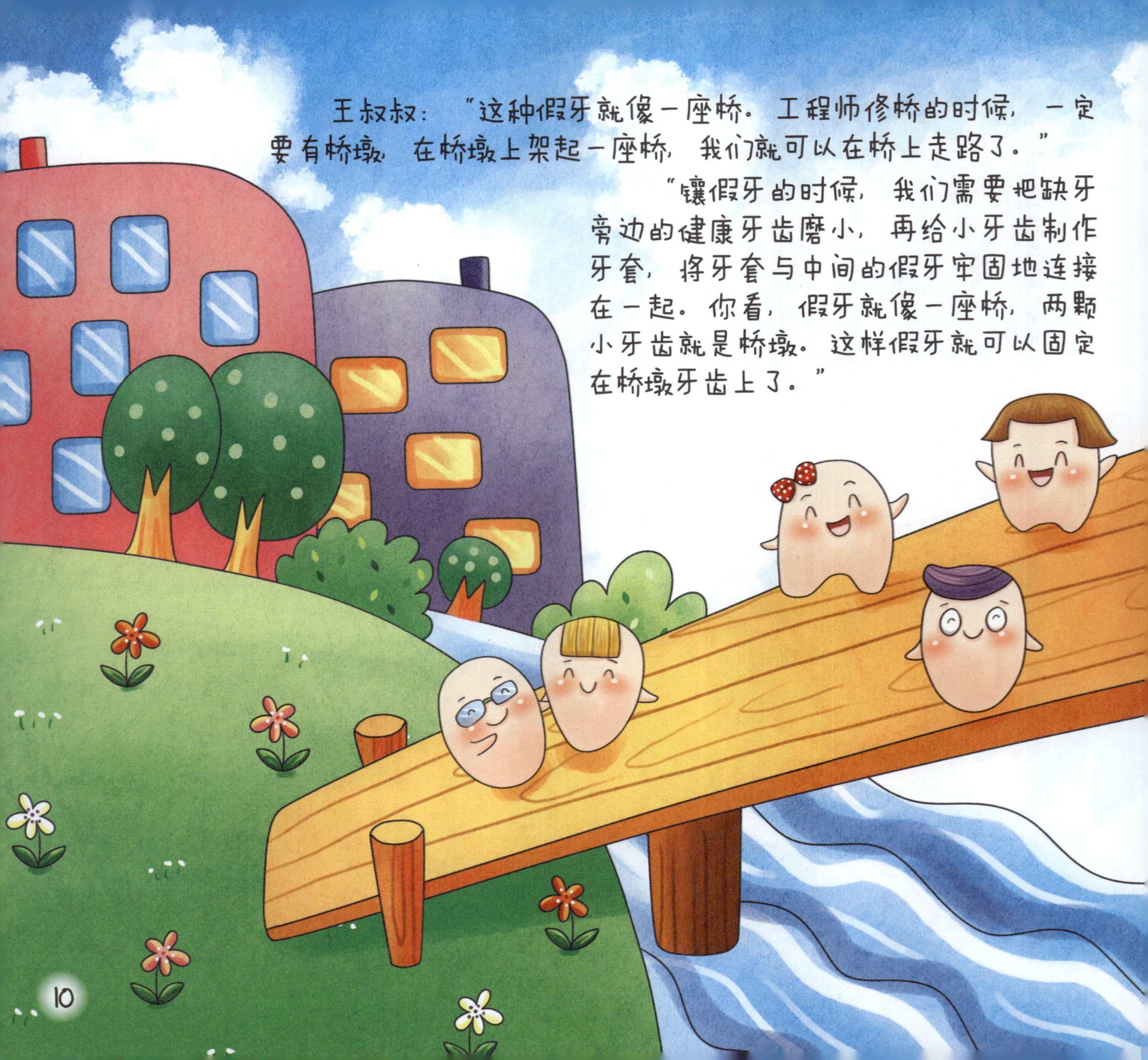

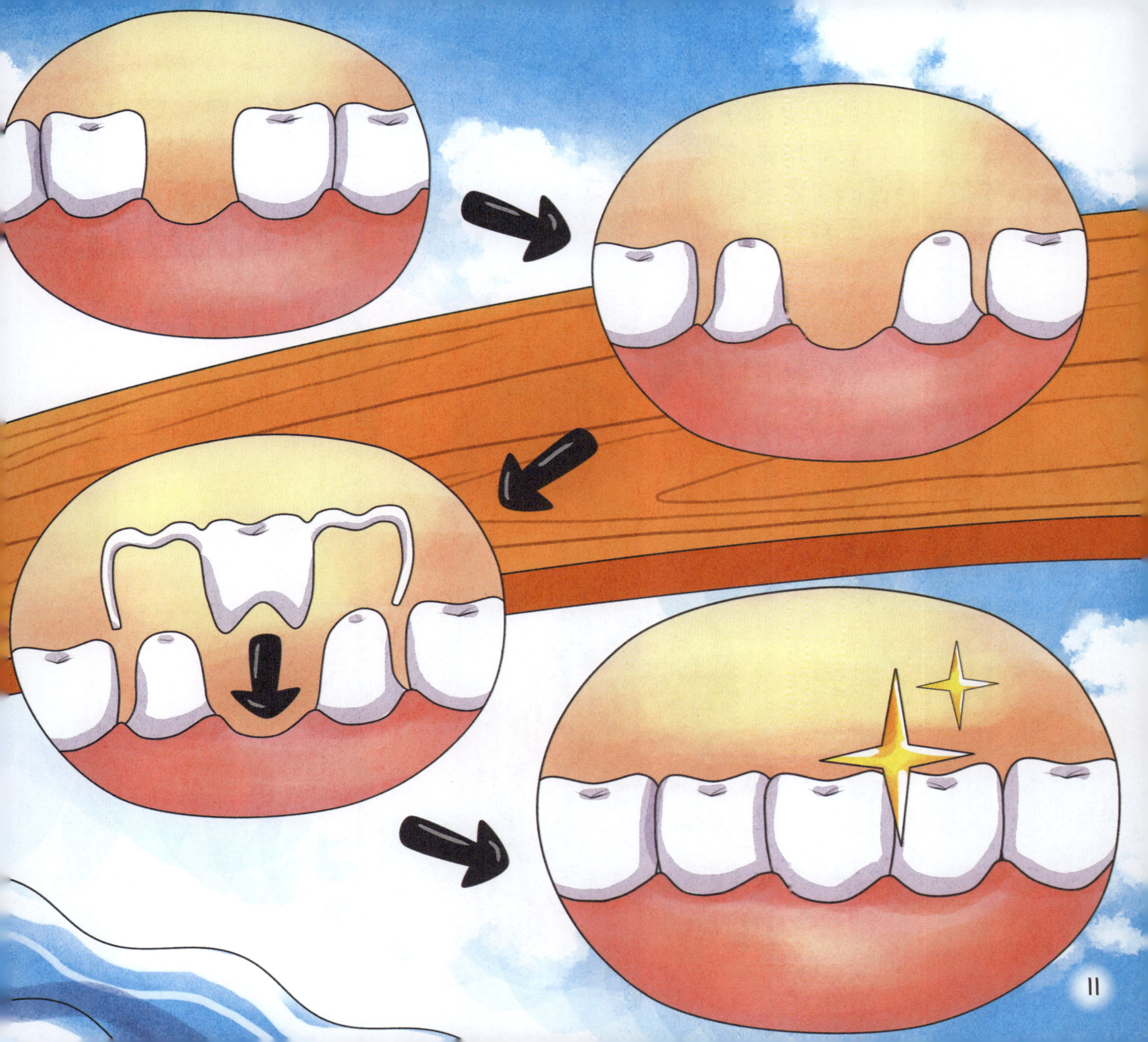

“这种假牙叫固定假牙。看上去很漂亮，几乎可以以假乱真。固定假牙就像真牙齿一样，不需要特殊护理，可方便了。它们的制作很复杂，师傅们需要经过多年的练习才能做出这么逼真的假牙。”王叔叔说。

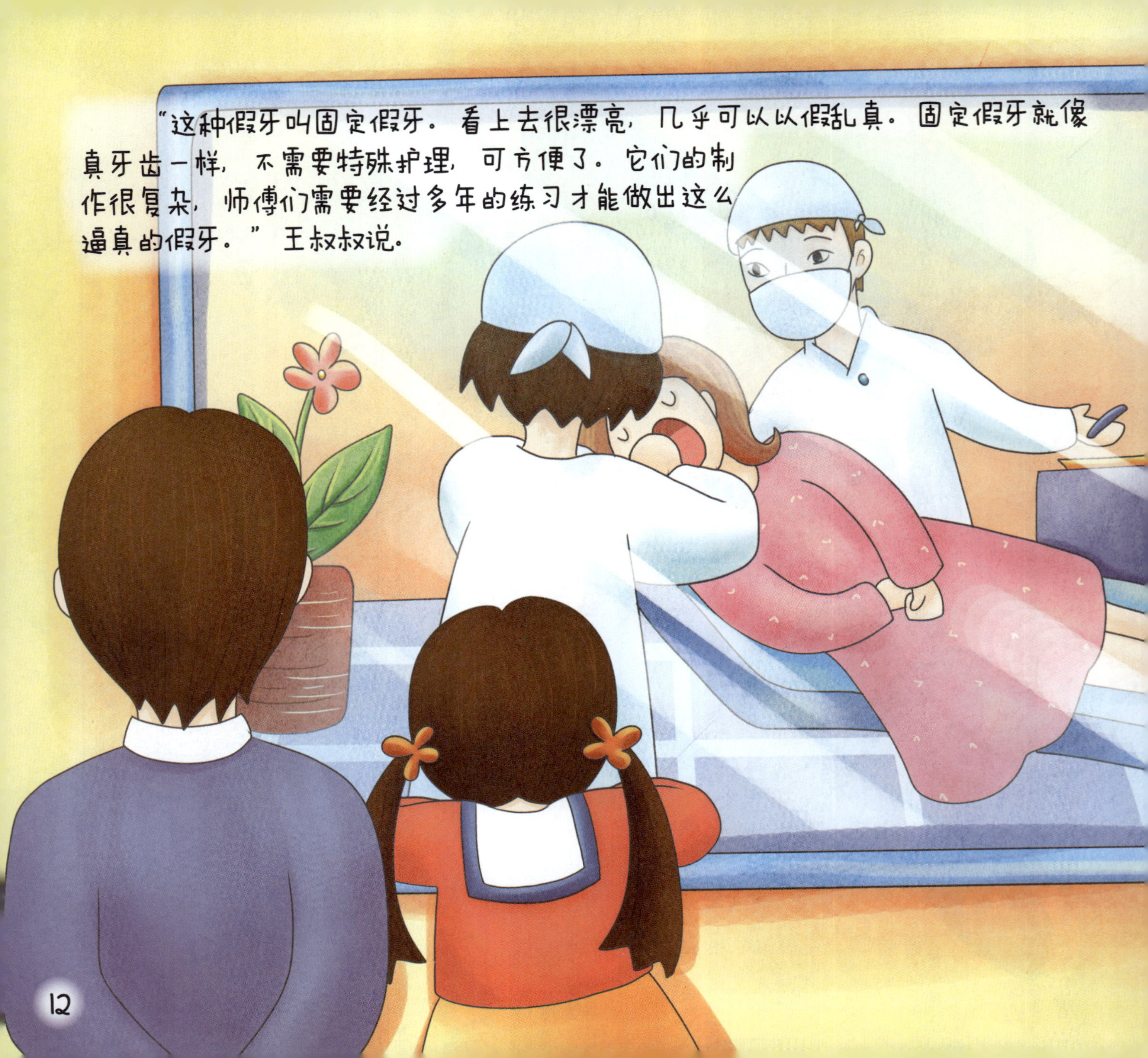

这里是制作活动假牙的车间。

妞妞问："这些也是假牙吗？怎么这么大？还有钩子呢！"

妈妈回答："是啊，这些是活动假牙。"

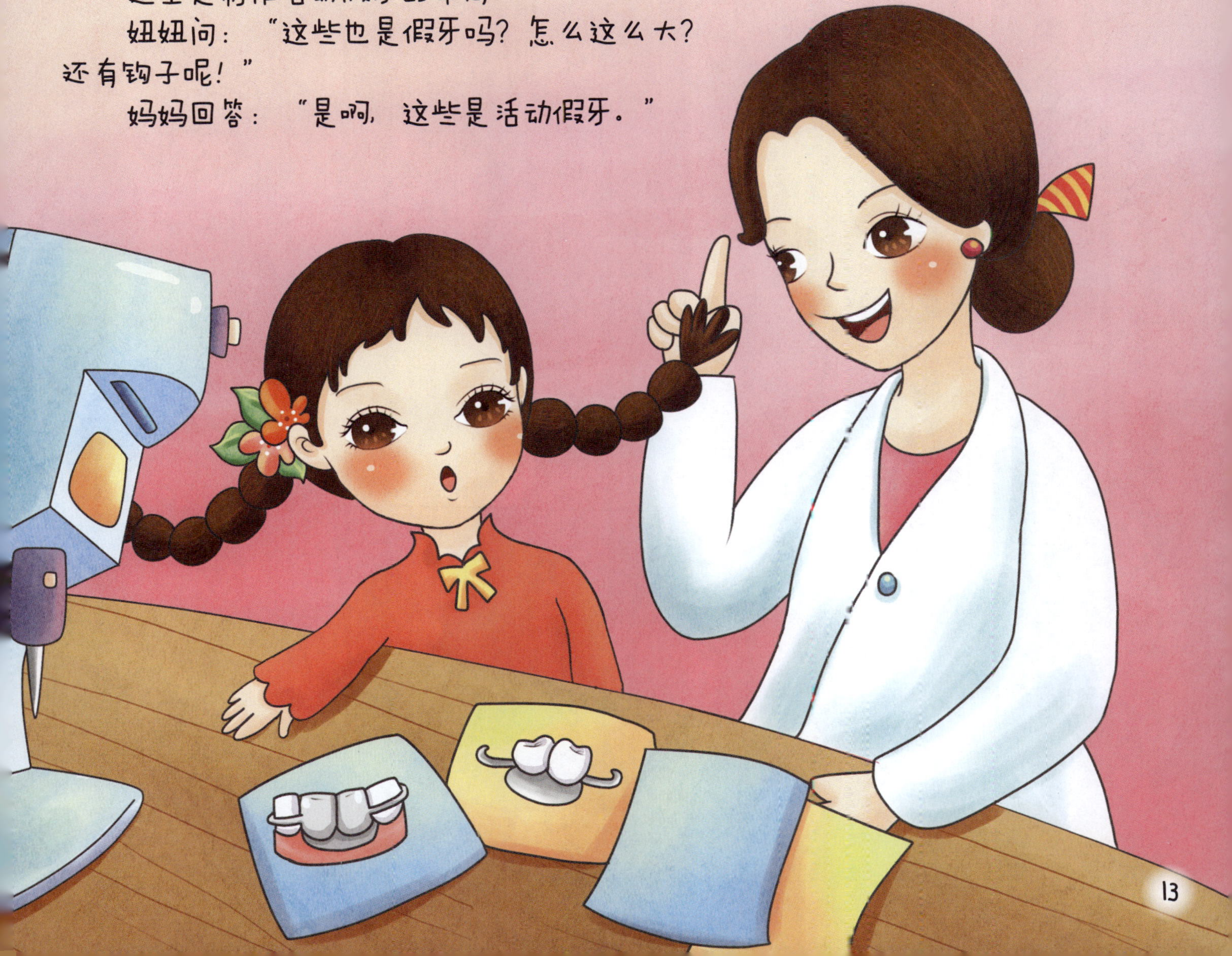

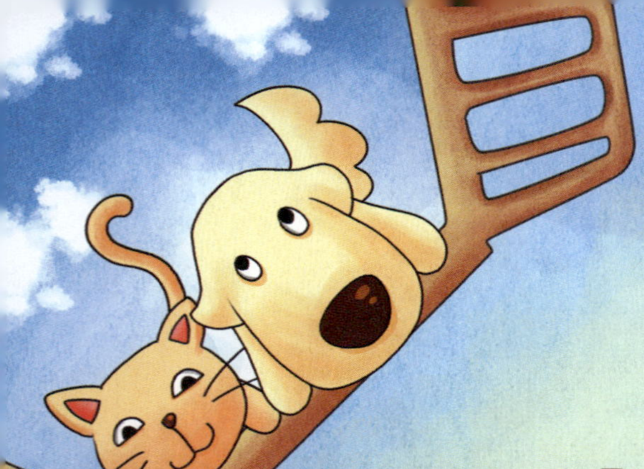

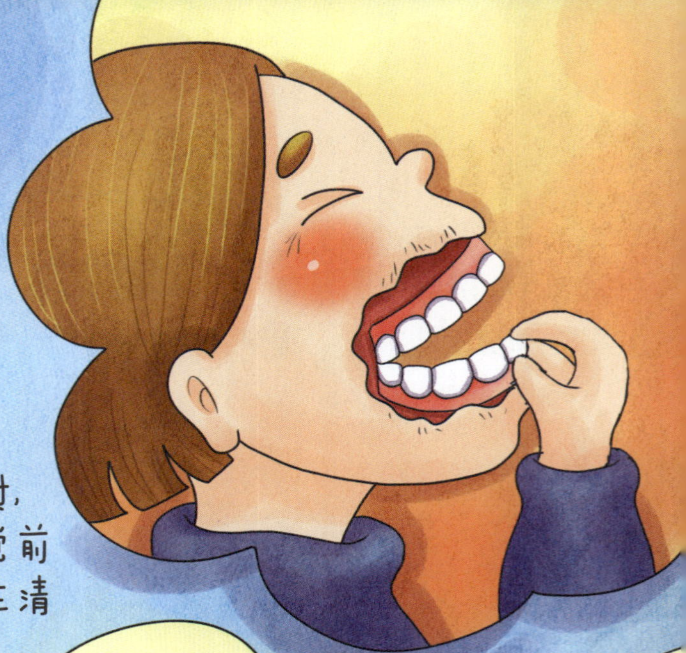

活动假牙是用金属和塑料做成的。

活动假牙不需要把牙齿磨小。不过，活动假牙需要从嘴里取出来清洗；睡觉前要把活动假牙取出来，刷洗干净后放在清水里；活动假牙也不能咬太硬的食物；刚刚戴假牙时病人甚至会发音不清楚，需要一段时间才能适应这个新工具呢。

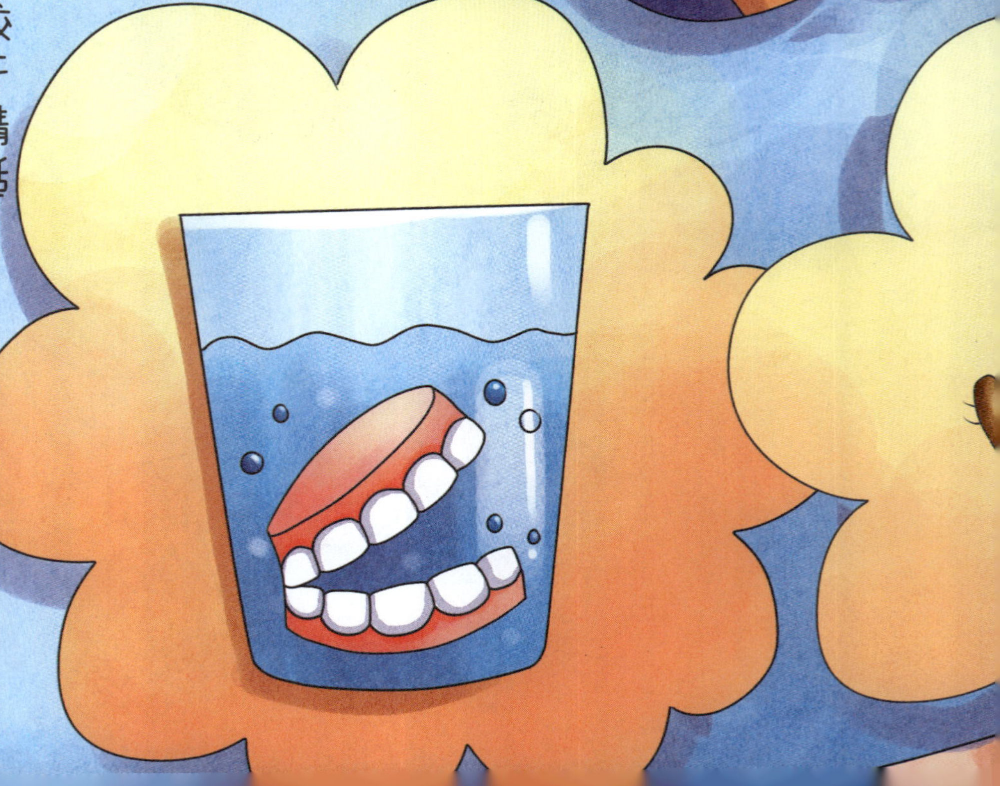

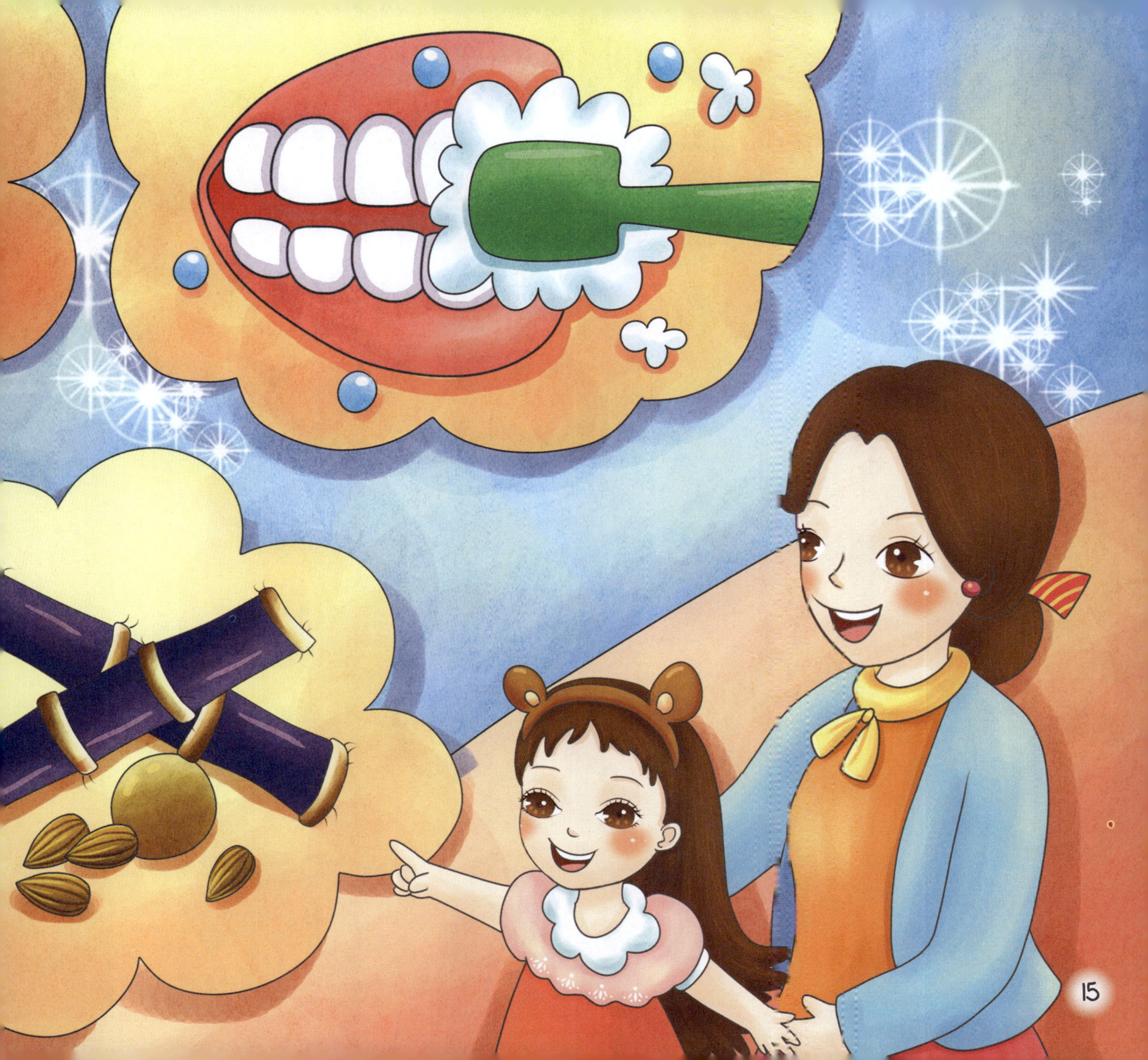

王叔叔笑眯眯地对妞妞说："猜一猜，用什么牙齿能咬到自己的耳朵？"

妞妞立刻回答："我猜到了！哈哈，不过不告诉你！"

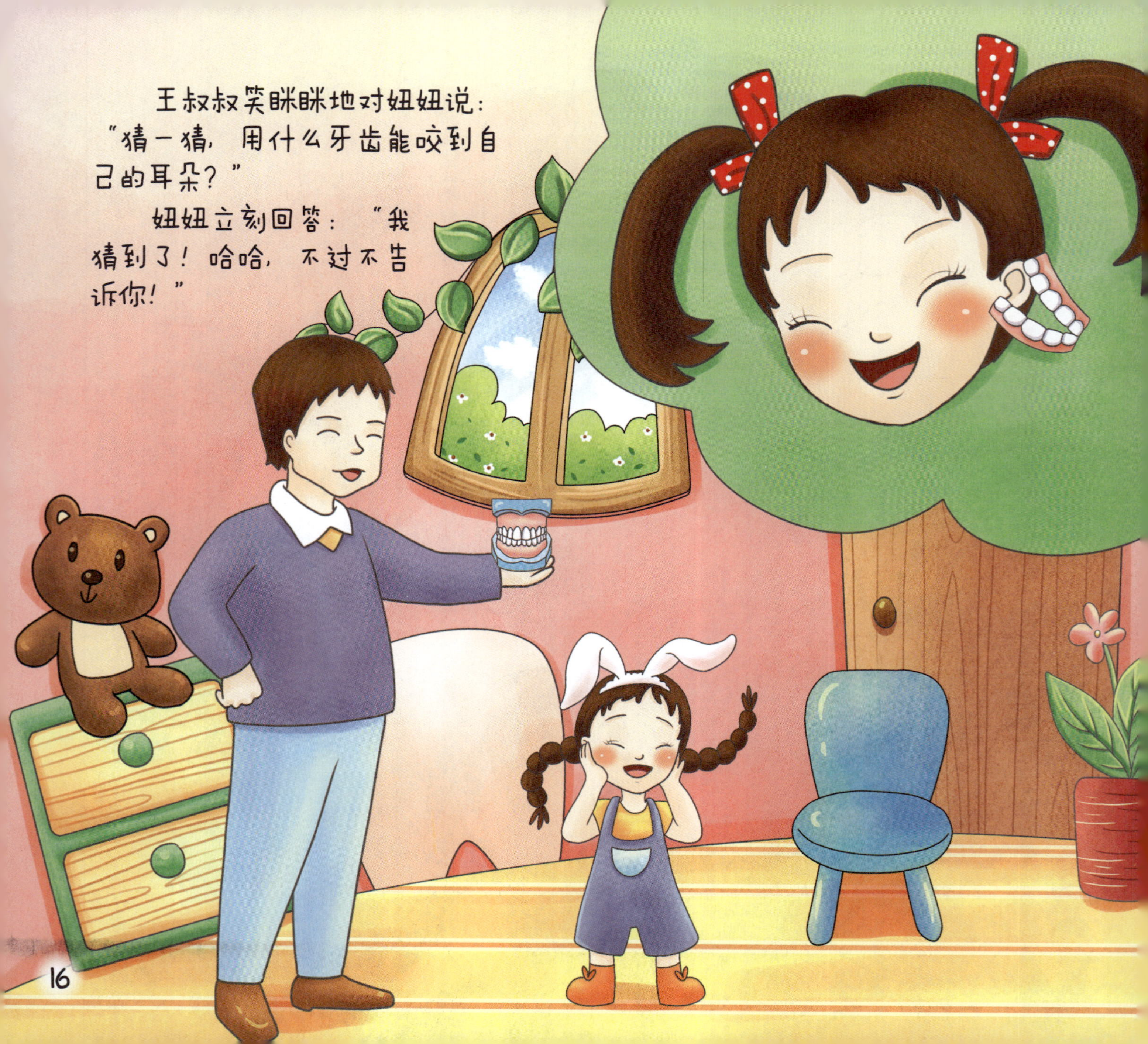

这里是数字化制作车间。这儿环境干净舒适，没有制作假牙的粉末和蜡块。

王叔叔说：“制作固定假牙和活动假牙都要花比较长的时间。假牙做好之前，病人没有牙齿，很不方便。所以我们请计算机来帮忙解决这个问题。”

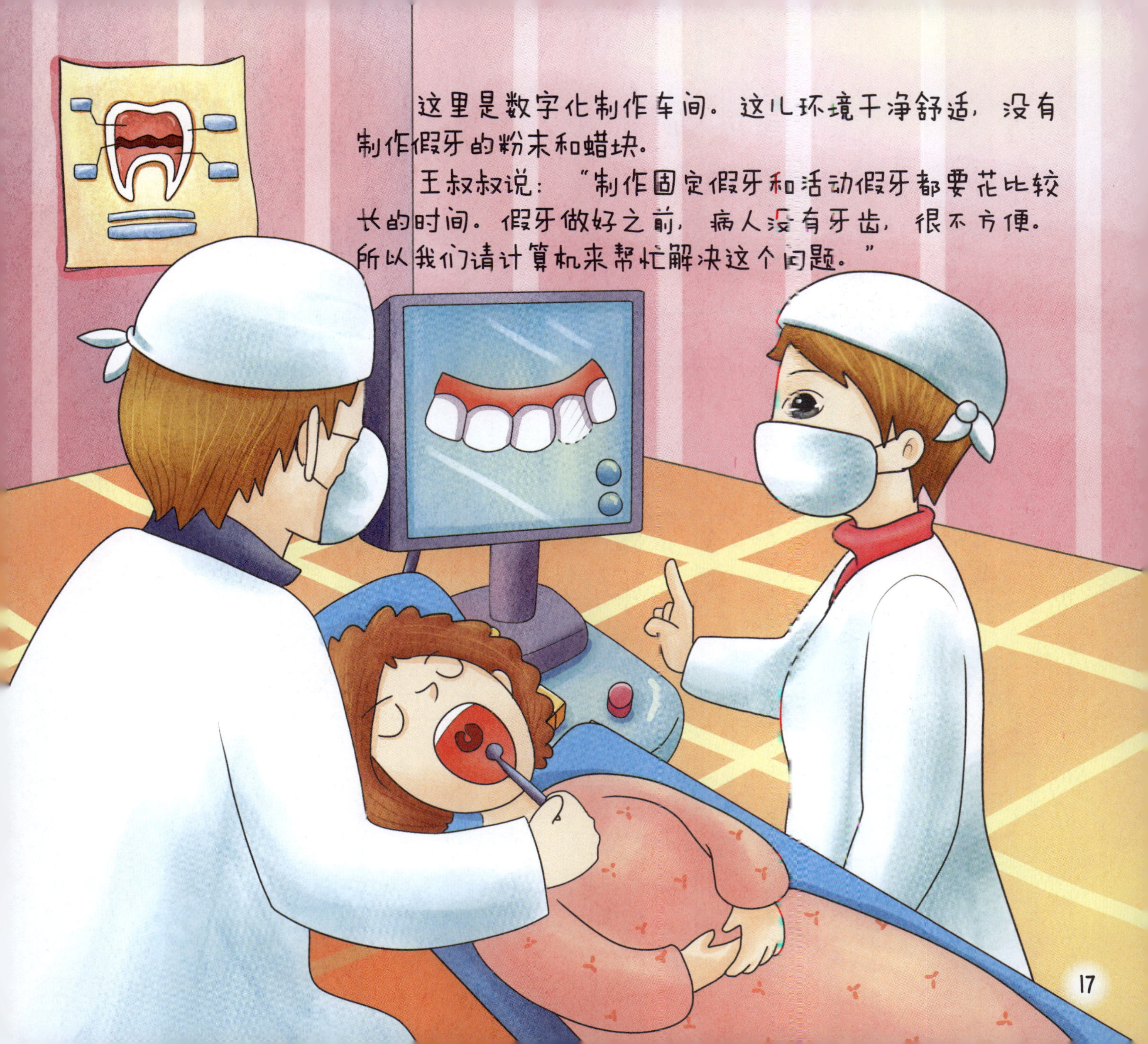

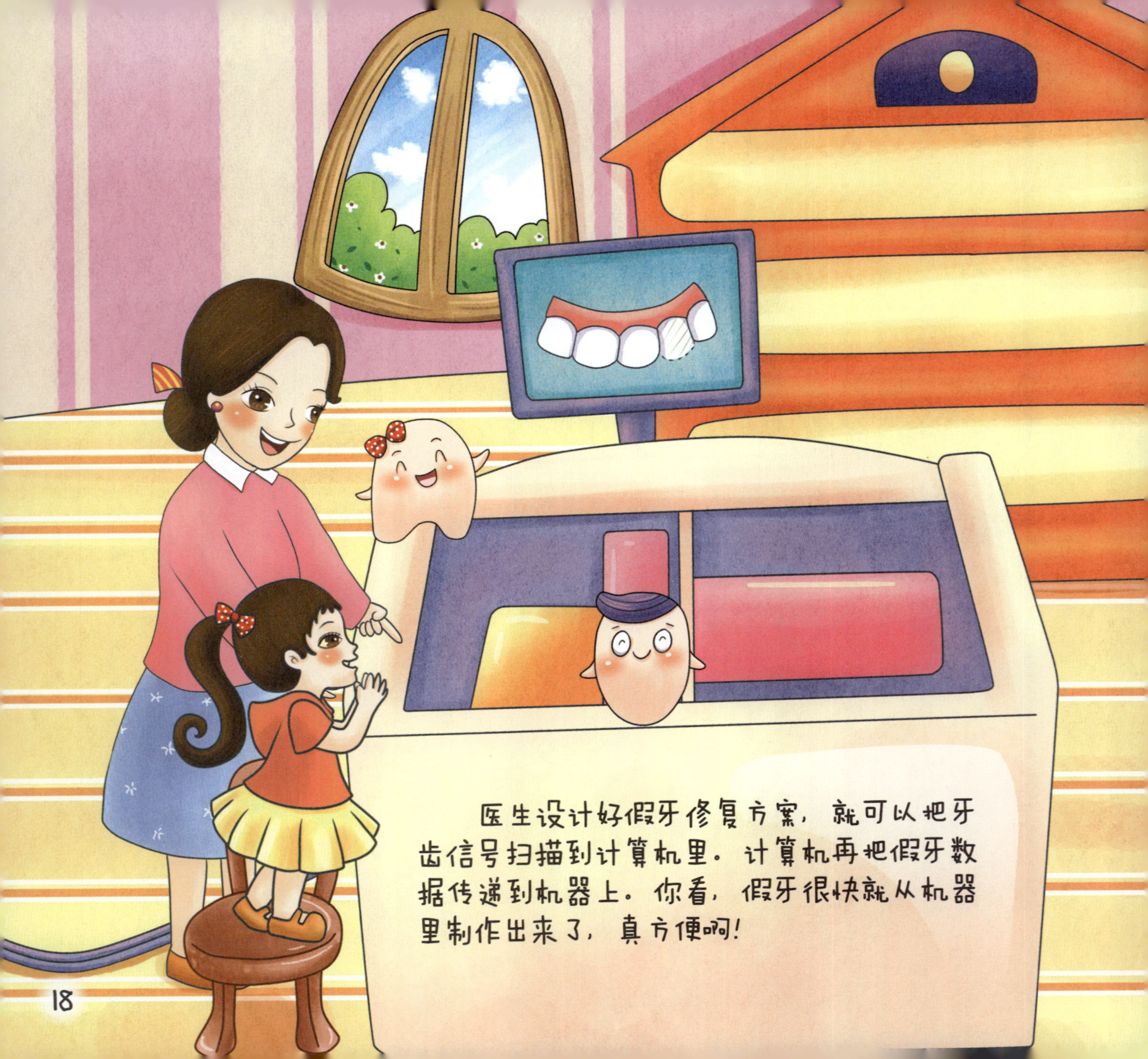

医生设计好假牙修复方案，就可以把牙齿信号扫描到计算机里。计算机再把假牙数据传递到机器上。你看，假牙很快就从机器里制作出来了，真方便啊！

妞妞说："可是我不喜欢活动假牙，既麻烦又不舒服；我也不喜欢固定假牙，它伤害了旁边的健康牙齿，多可惜呀。"

王叔叔说："其实还有一种选择。牙齿掉了可以选择种一颗牙，这样既舒服也不会破坏旁边的好牙齿。"

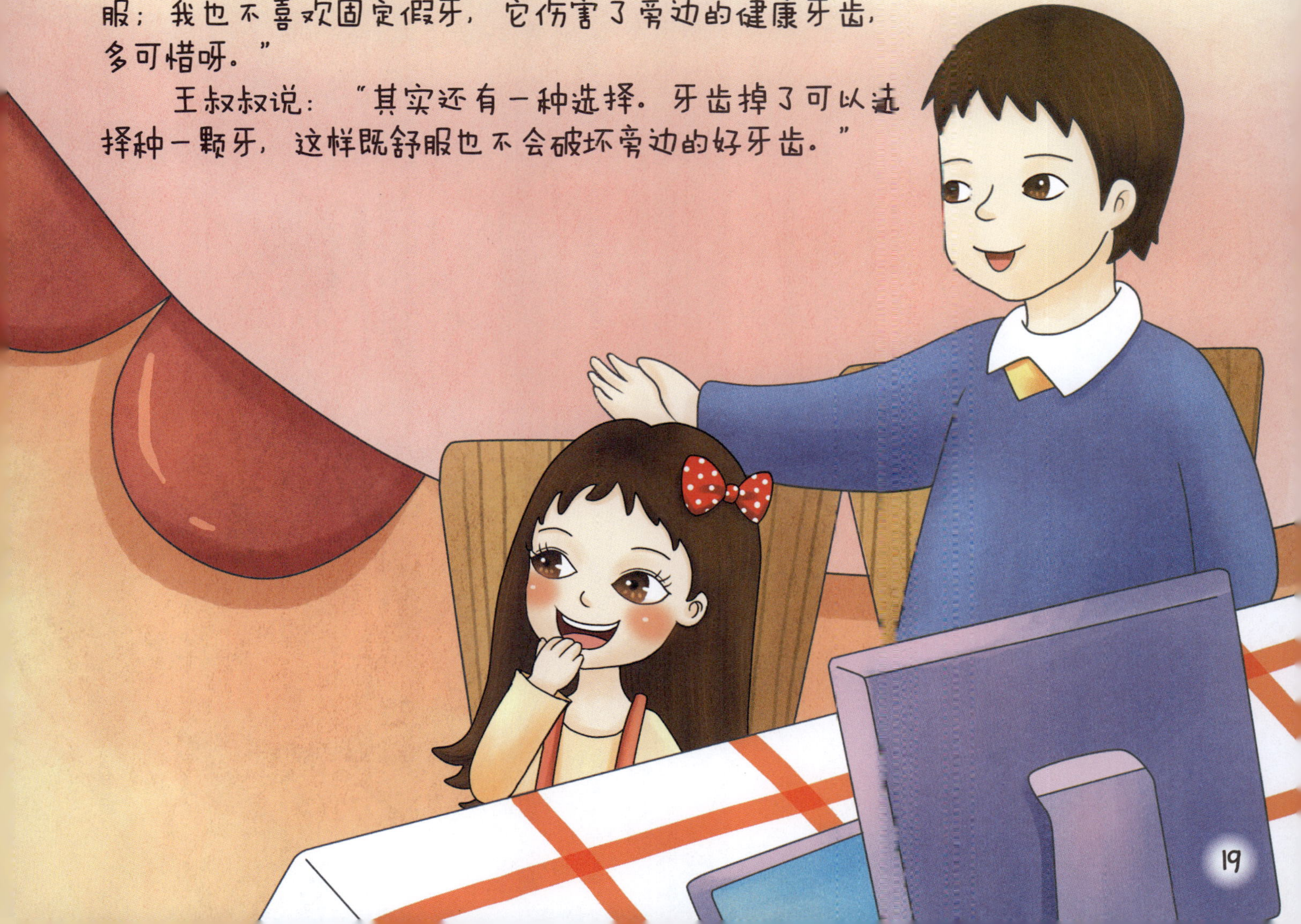

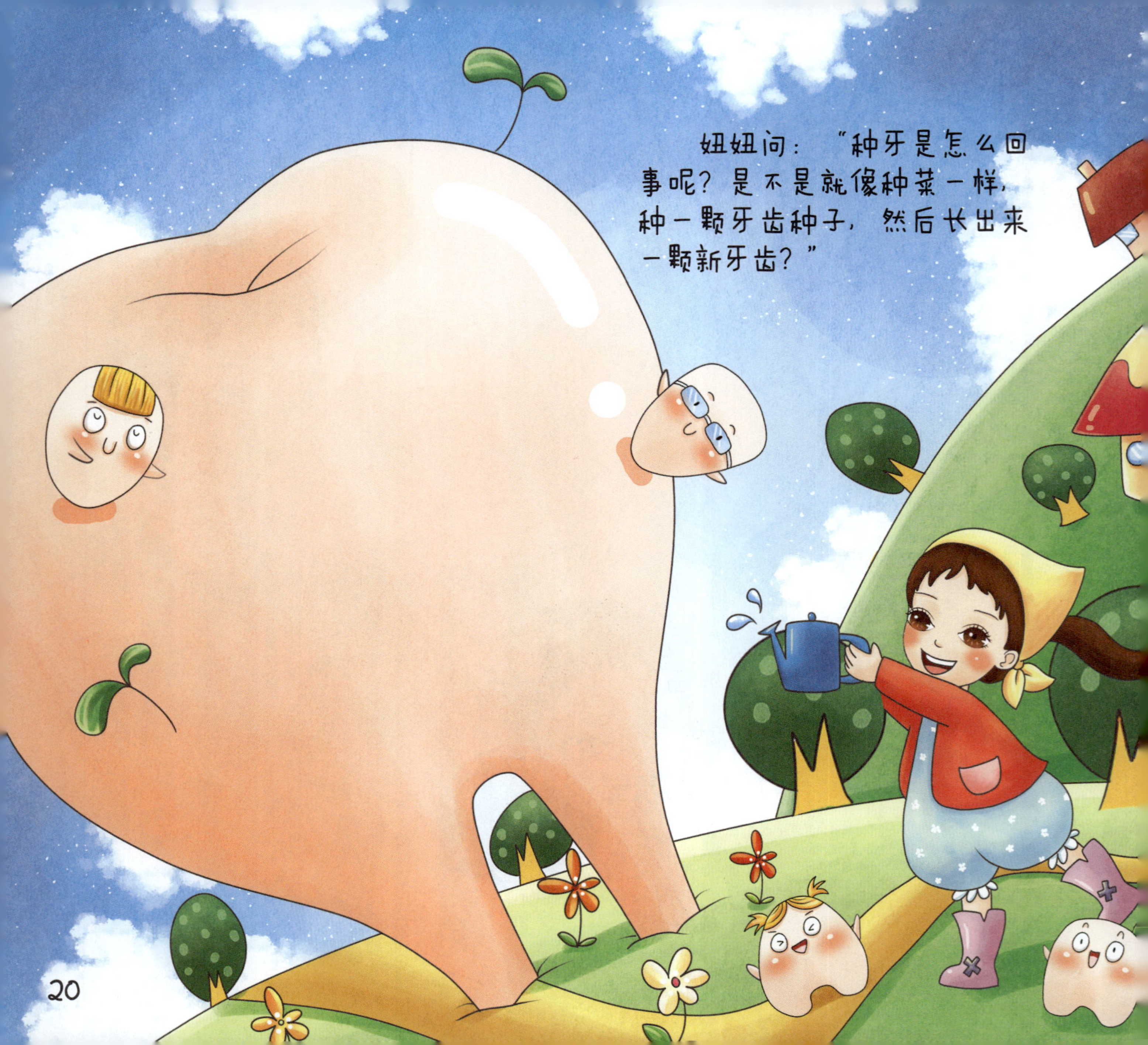

妞妞问：“种牙是怎么回事呢？是不是就像种菜一样，种一颗牙齿种子，然后长出来一颗新牙齿？”

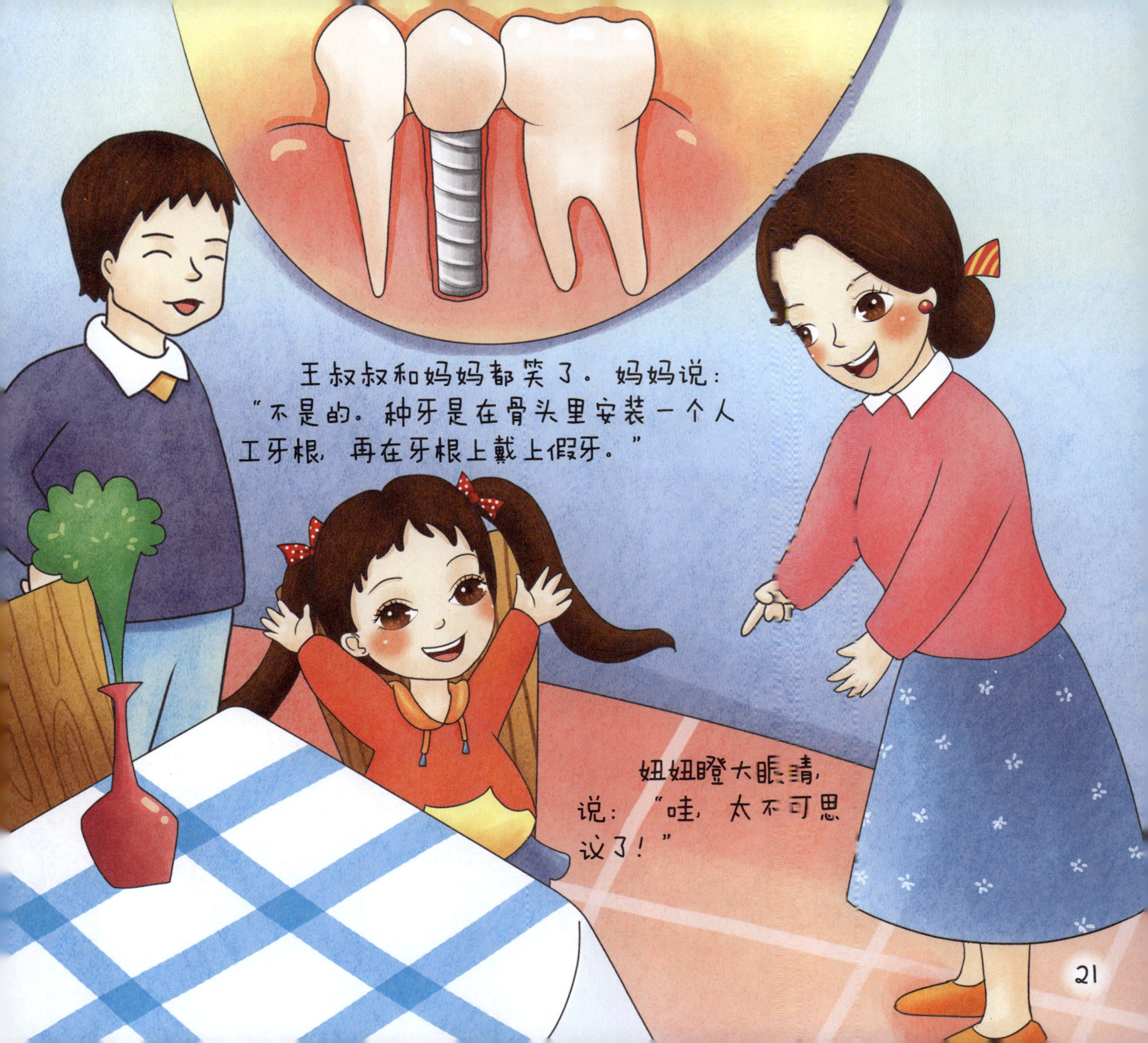
王叔叔和妈妈都笑了。妈妈说：“不是的。种牙是在骨头里安装一个人工牙根，再在牙根上戴上假牙。”
妞妞瞪大眼睛，说：“哇，太不可思议了！”

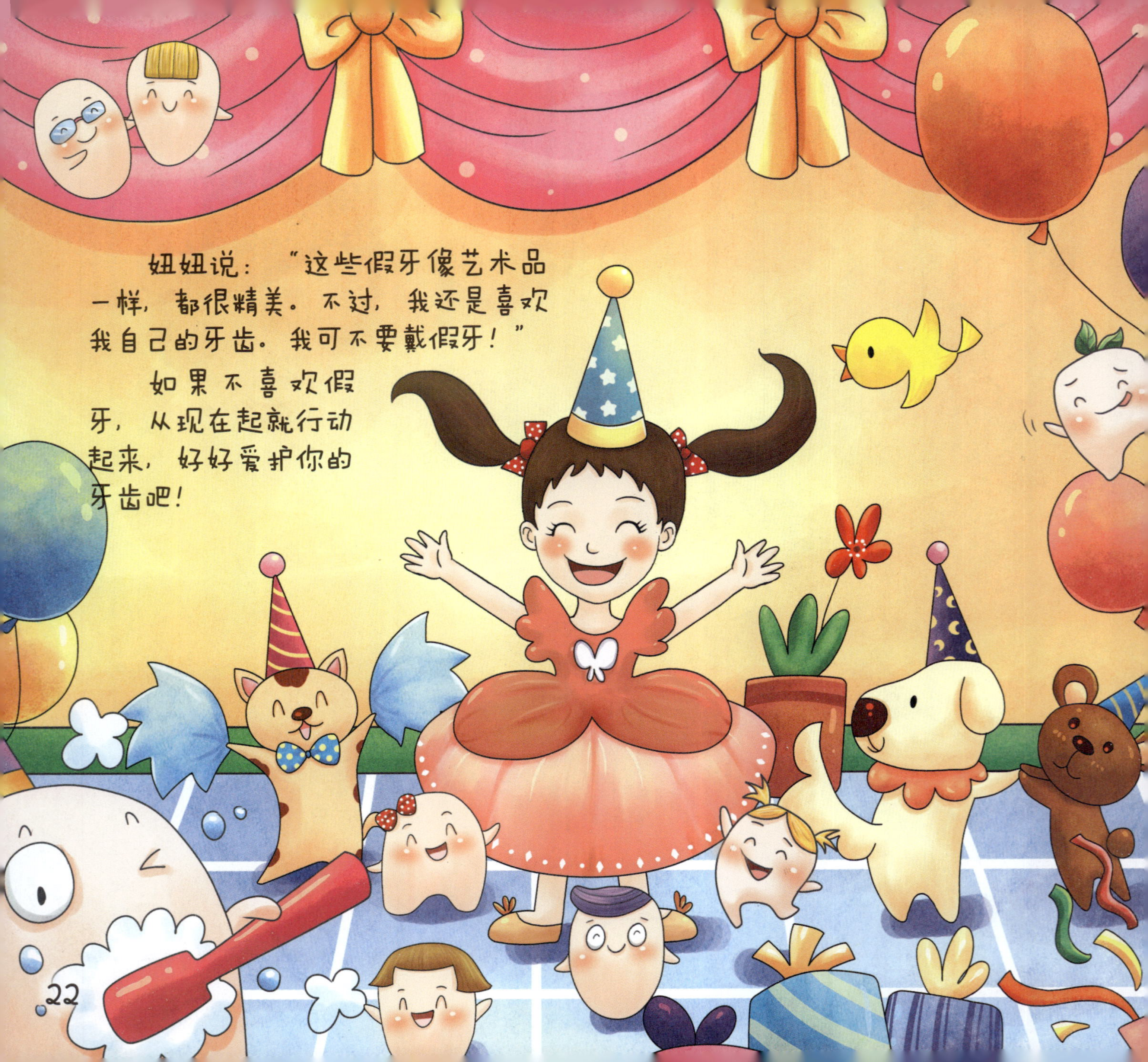

妞妞说："这些假牙像艺术品一样，都很精美。不过，我还是喜欢我自己的牙齿。我可不要戴假牙！"

如果不喜欢假牙，从现在起就行动起来，好好爱护你的牙齿吧！

《我的妈妈是牙科医生》

本套书共六本，以牙科医生的女儿妞妞为主线，通过故事的形式，用简洁的语言和优美的图画系统介绍日常的牙齿保健知识，让孩子们从小重视口腔保健，终生拥有健康牙齿！

1. 《乳牙是我的好朋友》你知道乳牙有什么作用吗？没有了乳牙的妞妞会发生什么事情呢？这个故事介绍**乳牙的重要性及如何保护乳牙**。
2. 《不要在我的牙齿上建房子》细菌小不点与牙洞有什么关系呢？长牙洞了该怎么办呢？这个故事介绍了**龋病（虫牙）发生的原因及如何预防**。
3. 《妞妞和小不点们的斗争》细菌小不点们最擅长躲藏。妞妞能不能找到小不点们呢？让我们去看看妞妞**如何保持牙齿清洁吧**。
4. 《想要鲨鱼的牙齿可以吗》鲨鱼的牙齿和人类的牙齿有什么不一样呢？人老了一定会掉牙吗？这个故事介绍**如何预防老了掉牙（预防牙周病）**。
5. 《参观假牙工厂》让我们一起去看看形形色色的假牙吧。假牙主要有固定假牙、活动假牙、种植牙3种，**装假牙很麻烦，让我们从小爱护牙齿吧！**
6. 《欢迎新朋友》六龄牙是最先长出来的恒牙，六龄牙很重要。**如何保护六龄牙呢**？

图书在版编目（CIP）数据

我的妈妈是牙科医生 / 李霞著. -- 广州 : 暨南大学出版社，2016.1
ISBN 978－7－5668－1727－3

Ⅰ. ①我… Ⅱ. ①李… Ⅲ. ①口腔－保健－基本知识 Ⅳ. ①R78

中国版本图书馆CIP数据核字（2015）第304244号

ISBN 978-7-5668-1727-3

出版人 徐义雄
策划编辑 古碧卡
责任编辑 古碧卡 方 敏
责任校对 周海燕

总定价：60.00元（共六册）

出版发行：暨南大学出版社

地 址：中国广州暨南大学
电 话：总编室（8620）85221601
营销部（8620）85225284 85228291 85228292（邮购）
传 真：（8620）85221583（办公室） 85223774（营销部）
邮 编：510630
网 址：http://www.jnupress.com http://press.jnu.edu.cn

排 版：广州外语通软件科技有限公司
印 刷：深圳市新联美术印刷有限公司

开 本：889mm×1194mm 1/24
印 张：6.17
字 数：120千
版 次：2016年1月第1版
印 次：2016年1月第1次

总定价：60.00元（共六册）

广东省科技计划项目（编号2013B070603009）立项资助；
广东省教育厅、佛山科学技术学院创新强校教学类项目资助

我的妈妈是牙科医生

6 欢迎新朋友

李霞 著

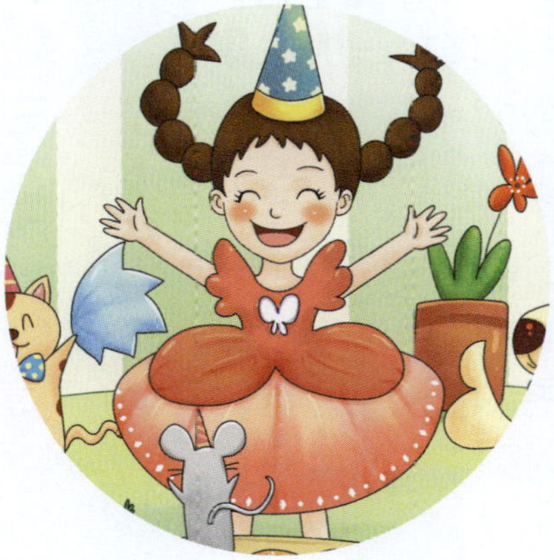

暨南大學出版社
JINAN UNIVERSITY PRESS

前言

在我国，口腔疾病患者的比例很高，而其中得到治疗的人数比例却相当低，这与民众口腔保健知识的缺乏有重要关系。如何把口腔保健知识传达给更多的人呢？我相信很多口腔科的医生和我一样，都考虑过这个问题。但是因为工作忙，这个念头一直被压抑着。

这个念头的复苏并逐渐强烈是在女儿出生之后。妈妈们常常问到乳牙、烂牙等相关问题，并时有抱怨：家里的图书只讲如何刷牙？为什么要刷牙？很难找到一本系统介绍口腔保健知识的科普书；因为职业的关系，几乎所有的朋友都会或多或少向我咨询关于口腔和牙齿健康的问题。大家对口腔健康的关注点燃了我写书的热情。女儿以及她的小伙伴们都特别喜欢看图文并茂的故事书，于是，我想到以图画书的形式来介绍口腔保健知识。经过多次努力尝试，终于成就了今天的《我的妈妈是牙科医生》。

《我的妈妈是牙科医生》一共六册，书中对乳牙的重要性、蛀牙的原因和预防方法、口腔卫生的维护方法、老掉牙的现象（牙周病）、假牙的种类、保护六龄牙等日常口腔保健知识进行了详细的介绍。该书尽管几经修改，以期尽可能多地传达日常牙齿保健知识，但考虑到故事的完整性等因素，书中所涉及的口腔知识仍然非常有限。我希望借此能在孩子们的心中播下一颗关爱牙齿的种子，希望他们能有健康的牙齿相伴终生。

图书能够顺利出版需要感谢的人实在太多了。首先，女儿心禹给了我莫大的勇气，这套书也是特别为她而写的；其次，要感谢家人的支持；再次，要感谢朋友们的热情鼓励和帮助；最后，要感谢图书的绘画作者、暨南大学出版社的古碧卡老师和方敏编辑的用心和努力。

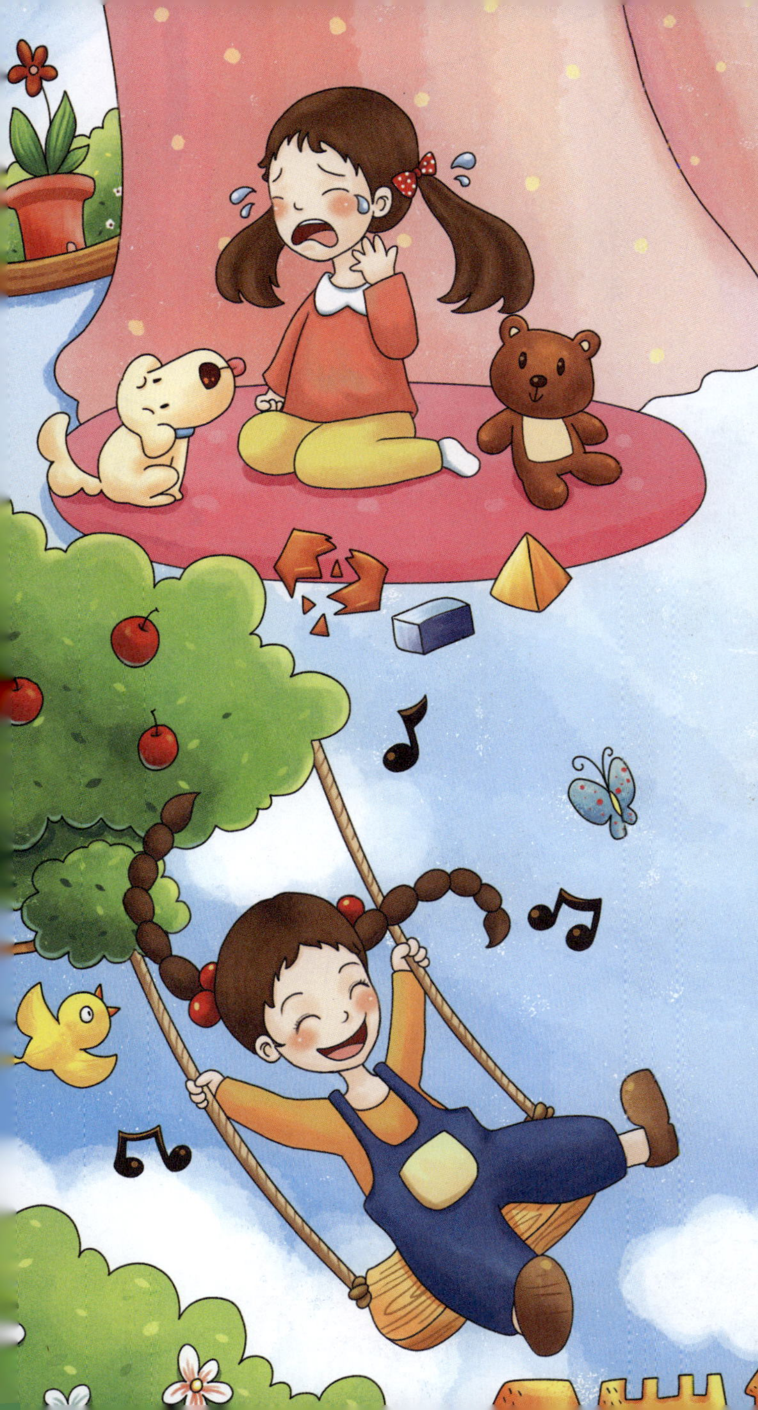

时间就在妞妞的小牙刷上飞快地溜走了。再过一个月妞妞就满6岁了。她长成了一个既爱哭、又爱笑的小姑娘啦！可不管是哭还是笑，我们都能看到妞妞白白亮亮的牙齿。健康的乳牙是妞妞精心呵护的结果呢！

不过，妞妞知道，乳牙朋友们离开自己的时间也快到了。你瞧，小白已经有点松动了，不能像以前一样，使劲用它来咬苹果了。

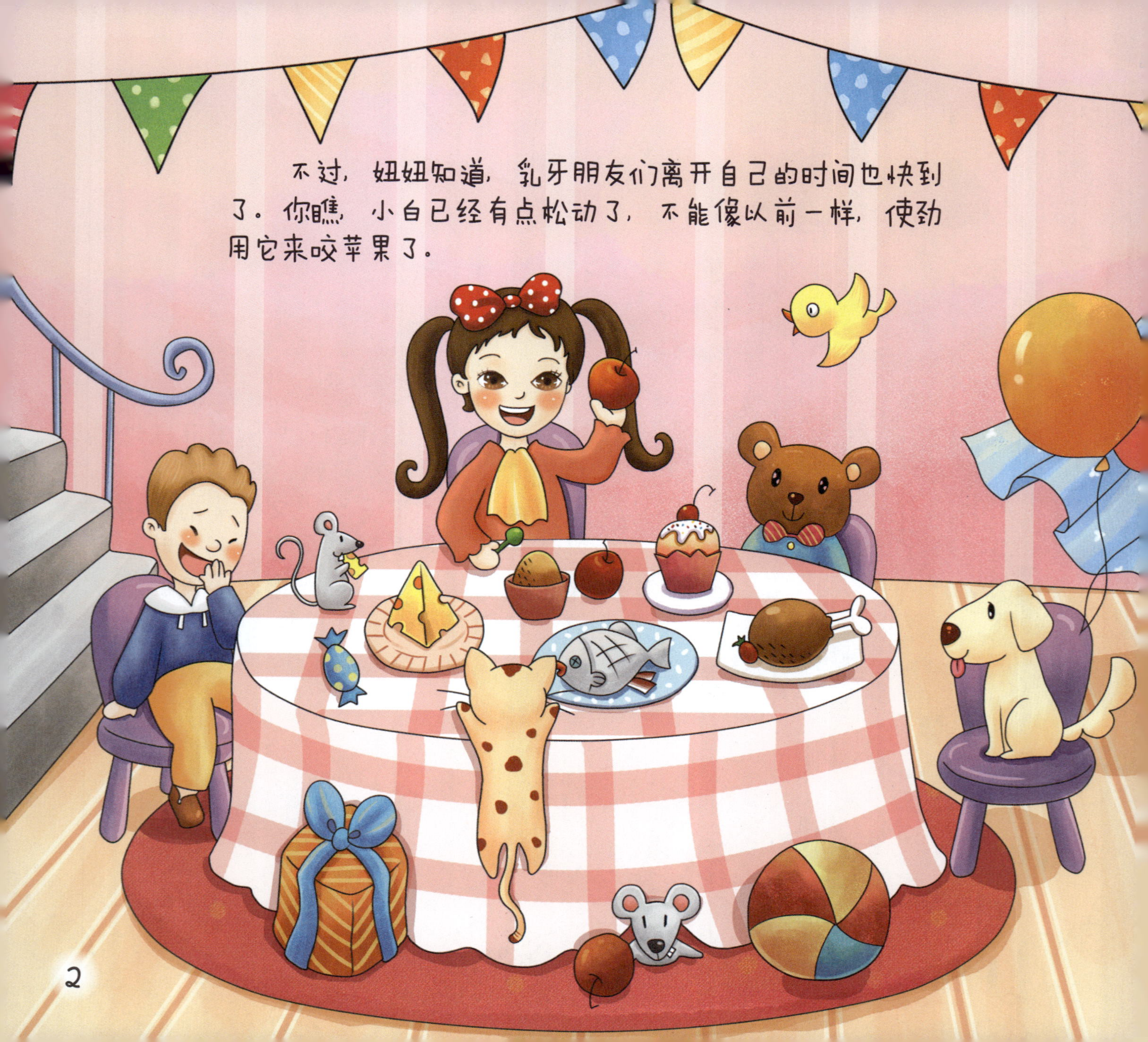

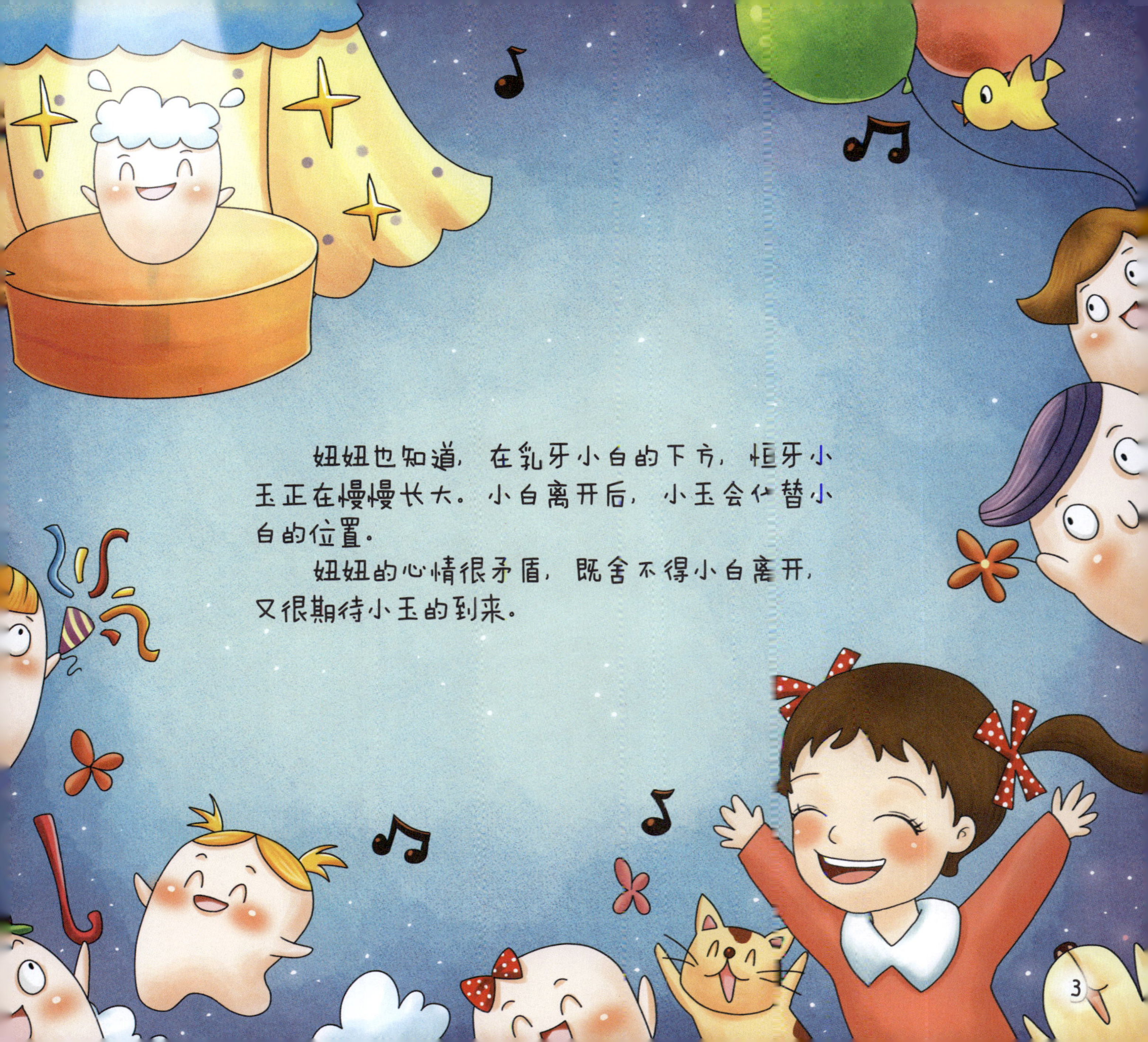

妞妞也知道，在乳牙小白的下方，恒牙小玉正在慢慢长大。小白离开后，小玉会代替小白的位置。

妞妞的心情很矛盾，既舍不得小白离开，又很期待小玉的到来。

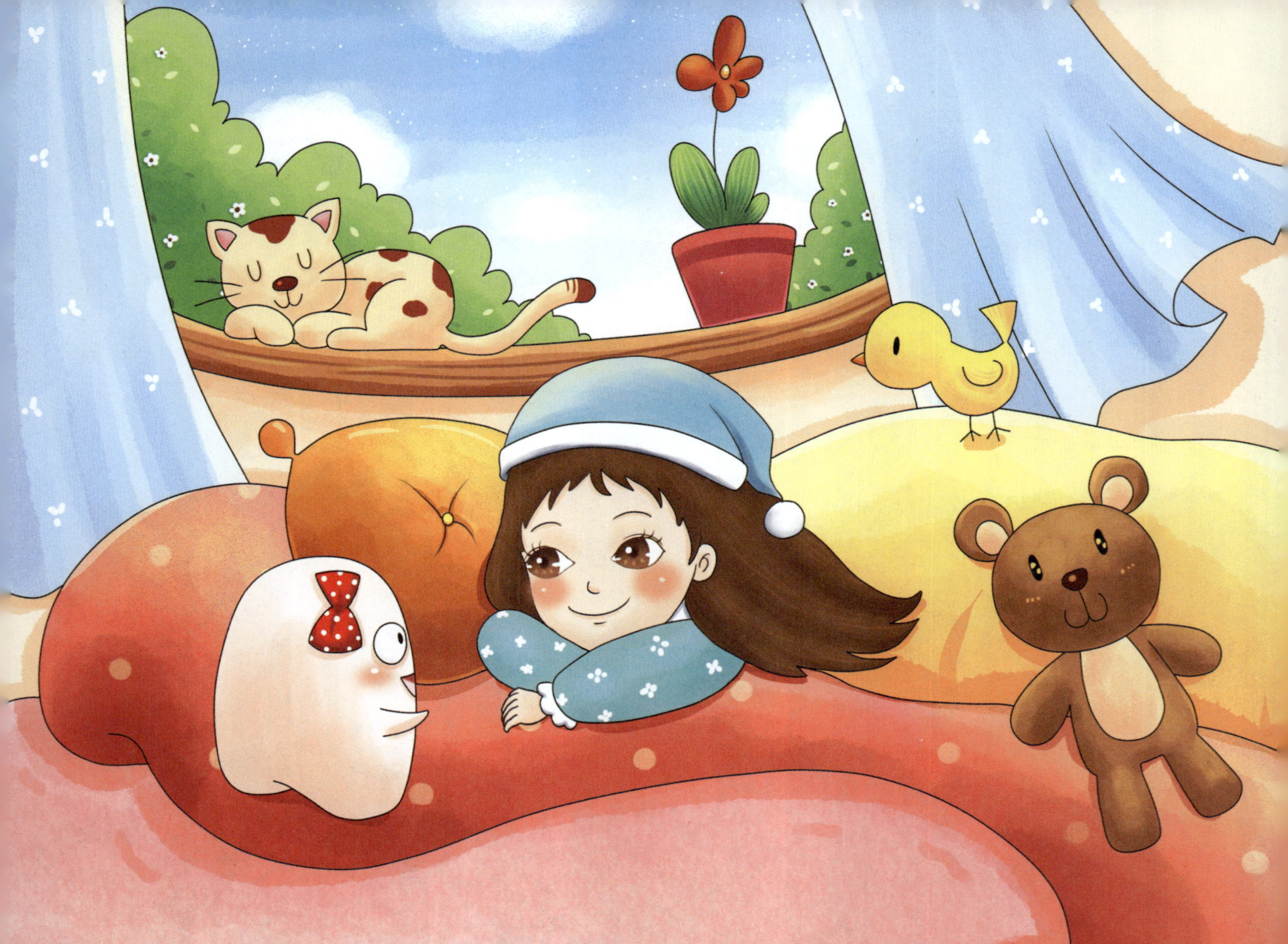

一天晚上，像往常一样刷过牙，小贝突然神秘地问妞妞：“新朋友来了，我们开派对好吗？”

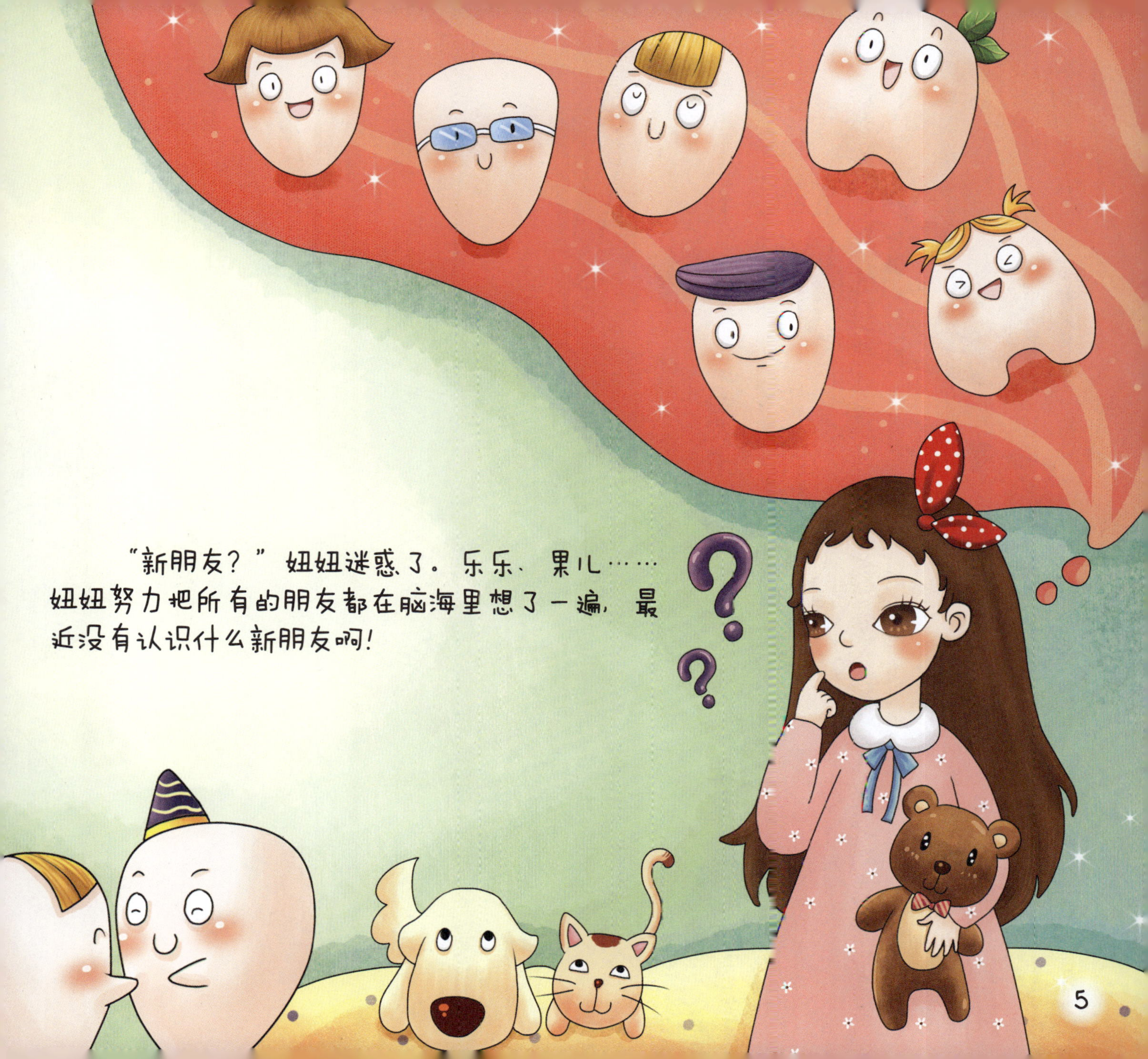

“新朋友？”妞妞迷惑了。乐乐、果儿……妞妞努力把所有的朋友都在脑海里想了一遍，最近没有认识什么新朋友啊！

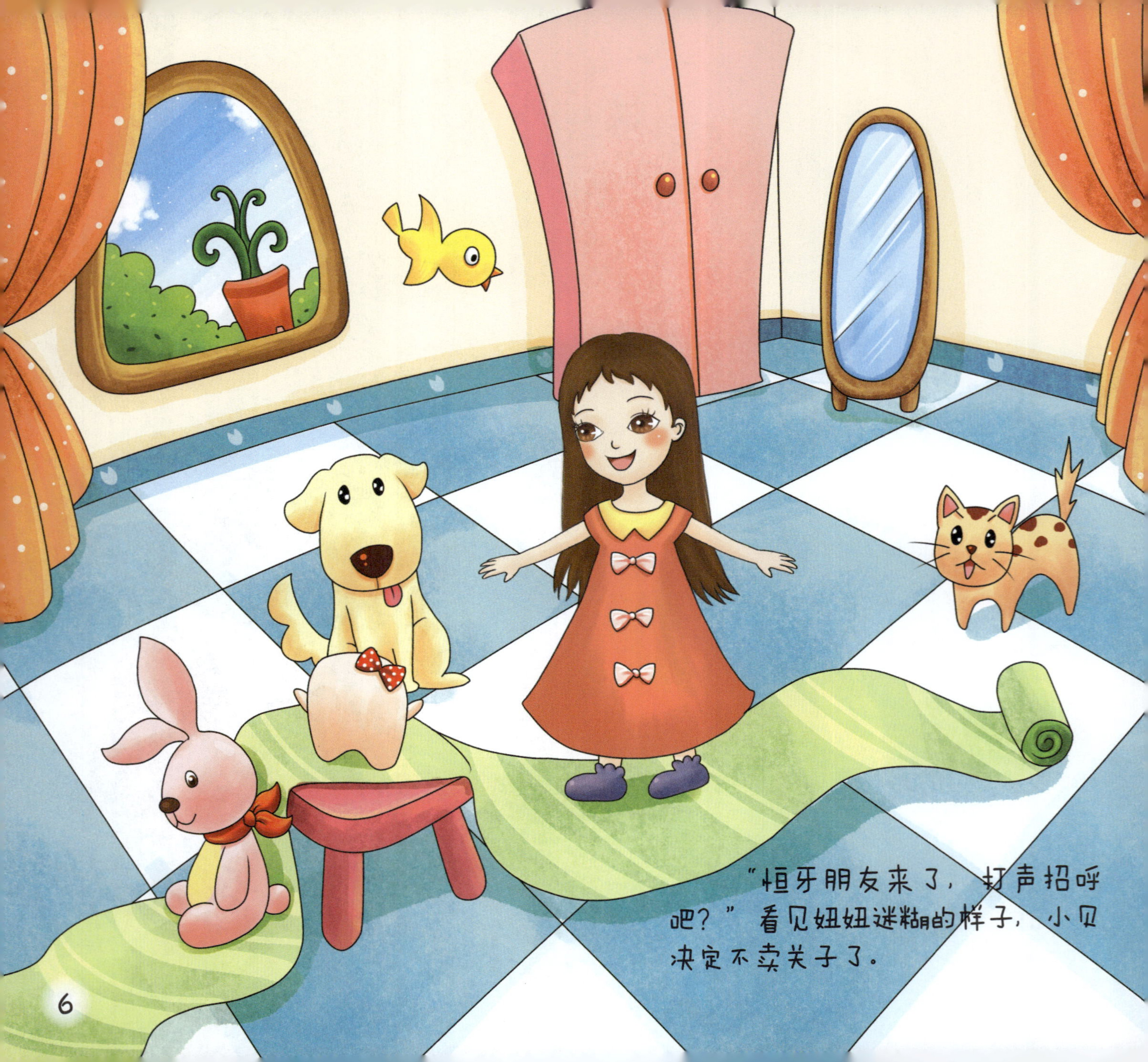

“恒牙朋友来了，打声招呼吧？”看见妞妞迷糊的样子，小贝决定不卖关子了。

“恒牙朋友？”妞妞更惊奇了，“开派对还有点儿早吧？小白松动了，但是小玉还没有长出来呀，等到它们长出来再开派对不是更好吗？”妞妞不同意小贝的意见。

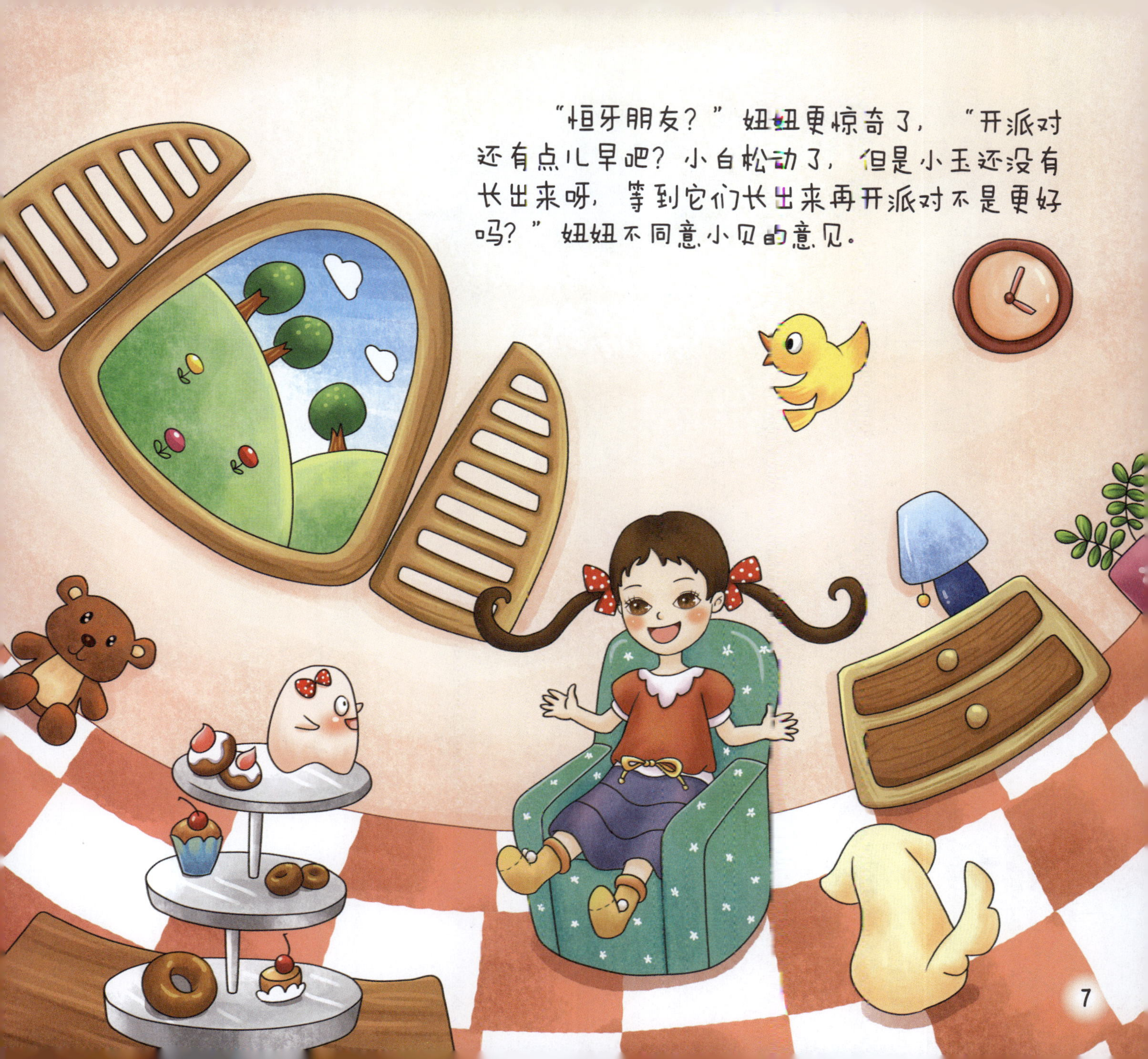

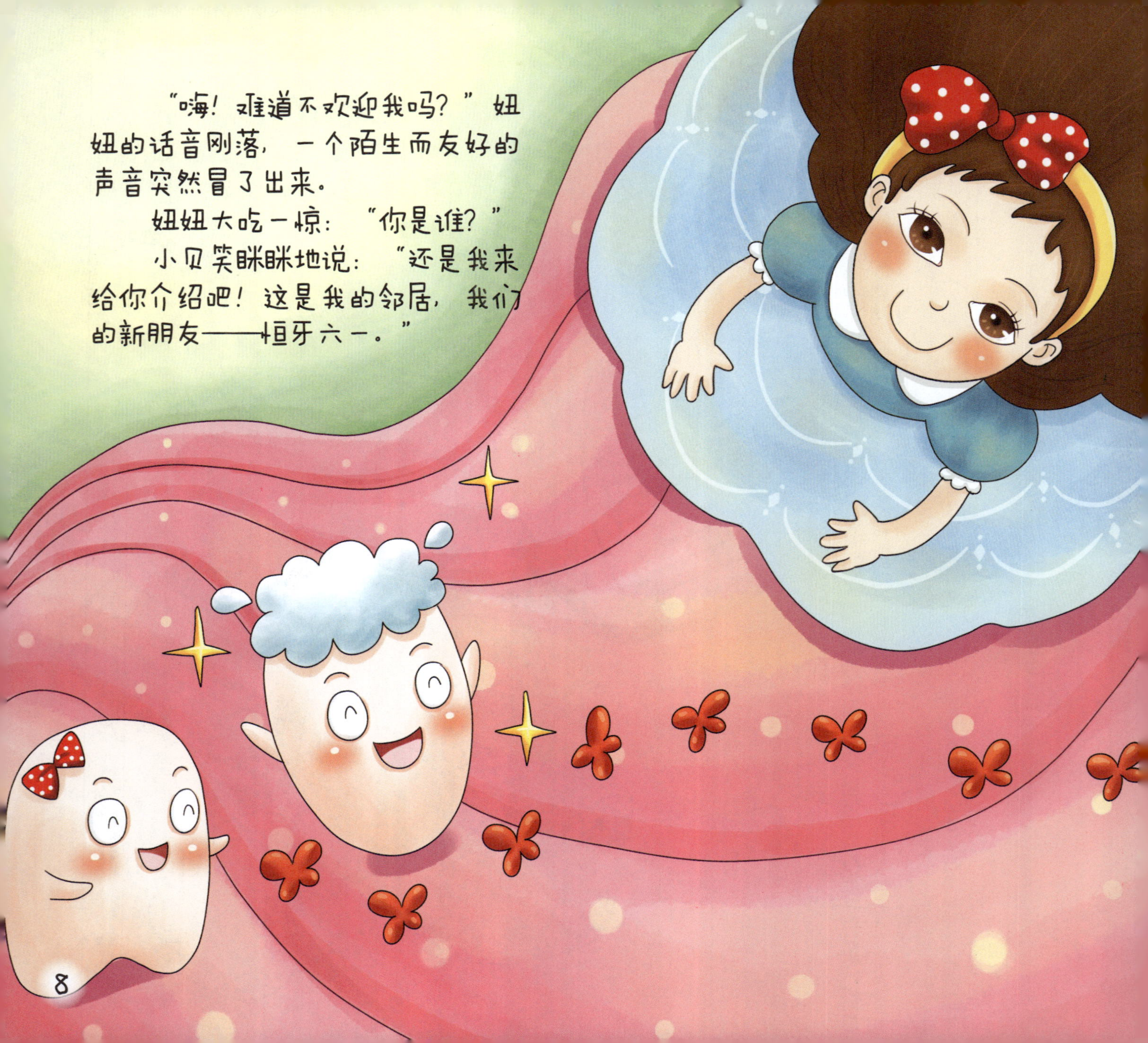

“嗨！难道不欢迎我吗？”妞妞的话音刚落，一个陌生而友好的声音突然冒了出来。

妞妞大吃一惊：“你是谁？”

小贝笑眯眯地说：“还是我来给你介绍吧！这是我的邻居，我们的新朋友——恒牙六一。”

妞妞又惊又喜：“恒牙？我有恒牙了？”

妞妞对着镜子仔细观察，左边真的有一颗牙齿探出了头，就在小贝的下面。

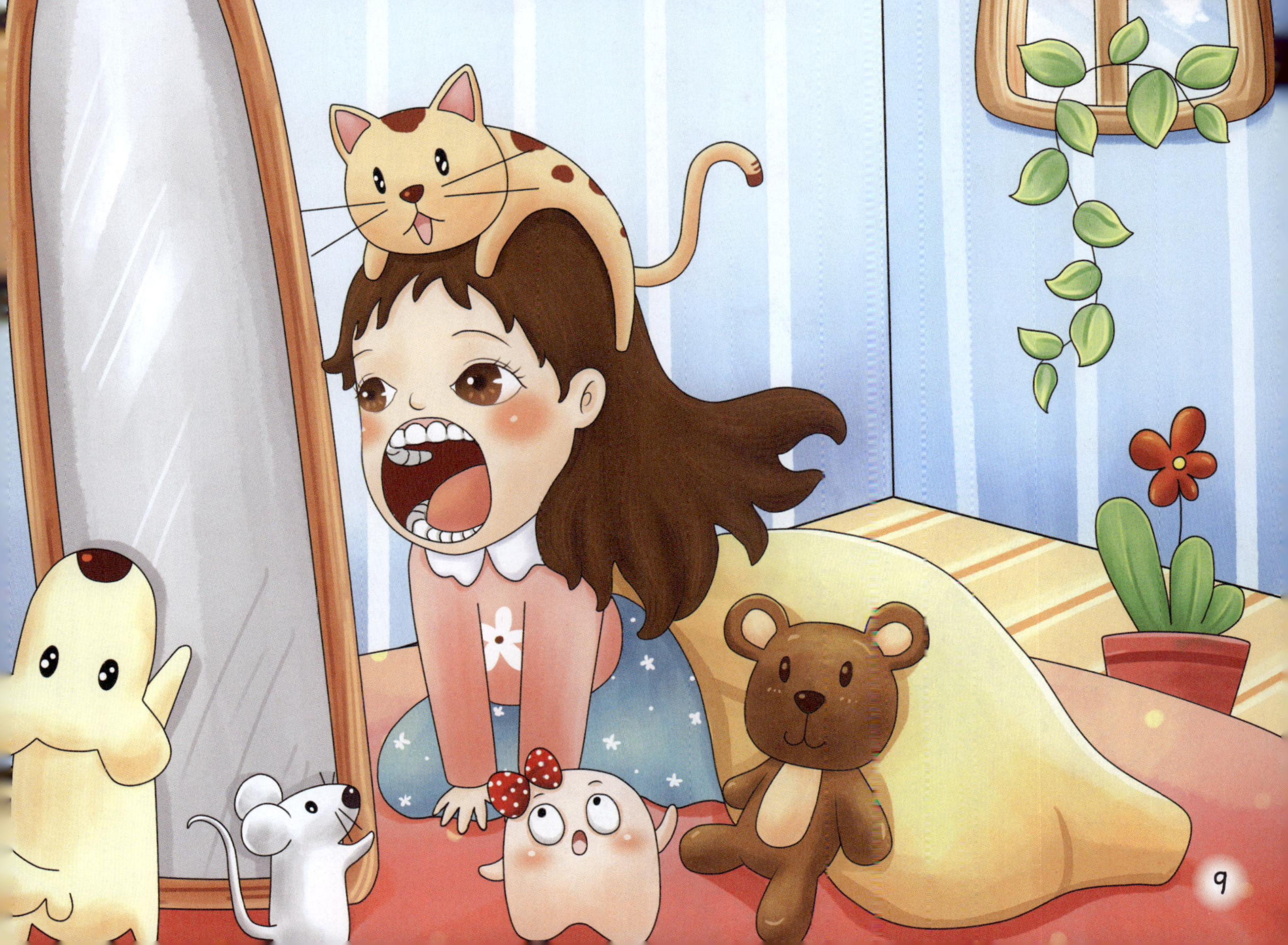

"你好，六一！"妞妞愉快地打招呼。

"你为什么叫六一呢？感觉像是在说'六一'儿童节！"妞妞觉得这个名字很奇怪。

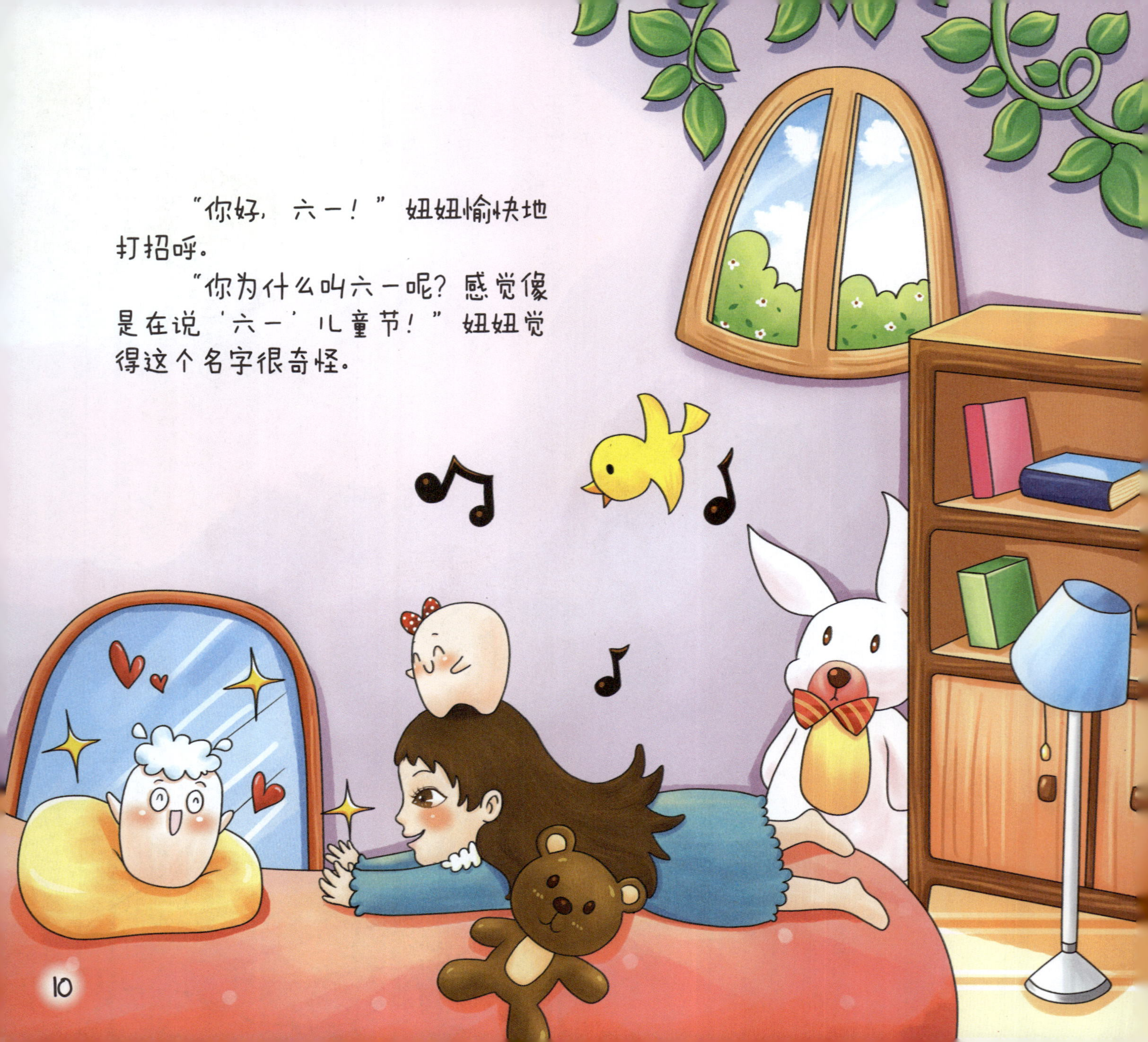

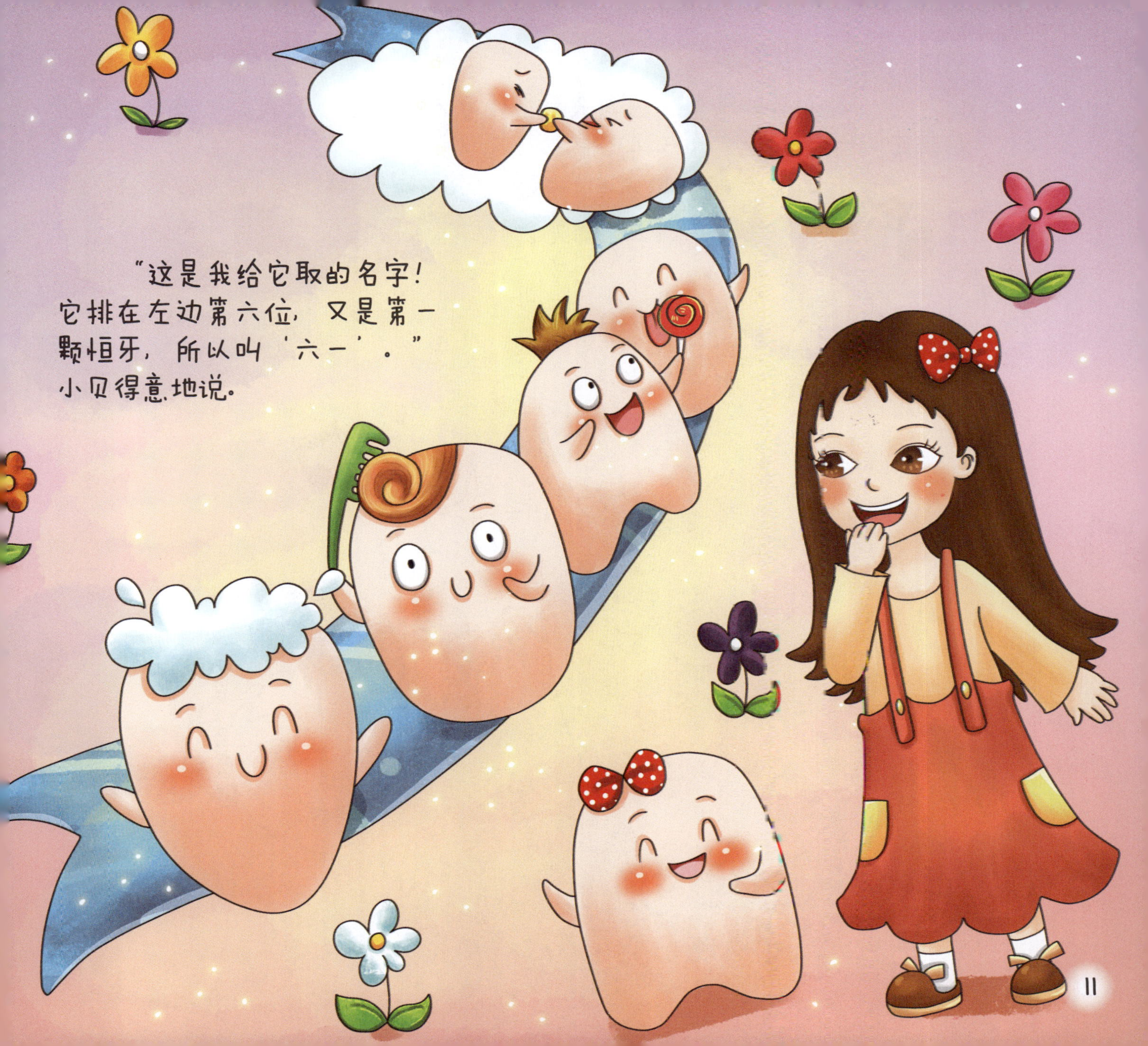

“这是我给它取的名字！它排在左边第六位，又是第一颗恒牙，所以叫‘六一’。”小贝得意地说。

“我们有四兄弟，因为我们是儿童六岁左右长出来的，我们的名字其实叫六龄牙。”六一补充道。

“我是第一颗长出来的六龄牙，名字叫‘六一’也挺合适的。”六一笑着说，“而且，和儿童节同名，多好啊！”

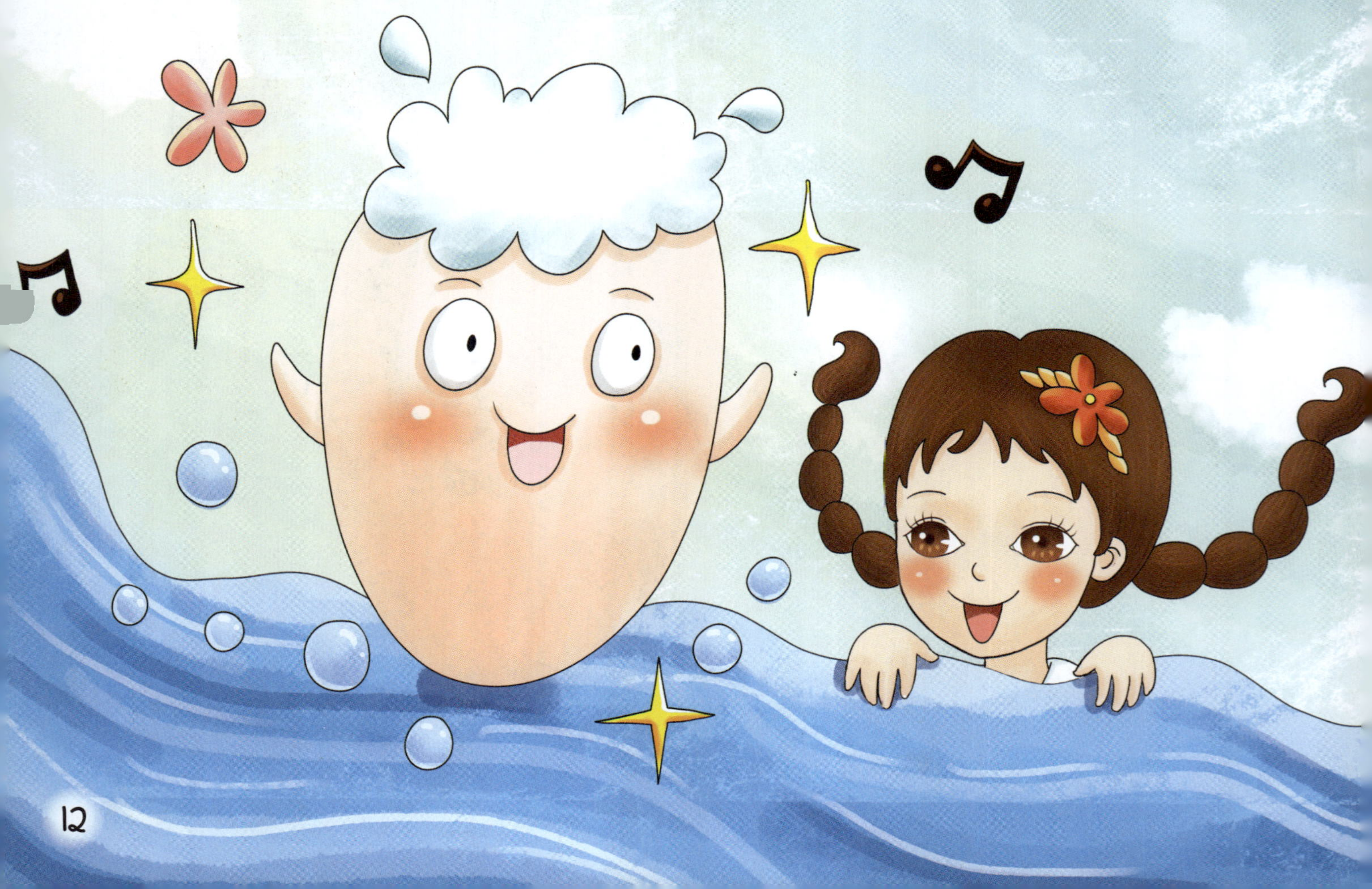

"那其他三颗可以分别叫六二、六三、六四吗？"妞妞不由得笑了。

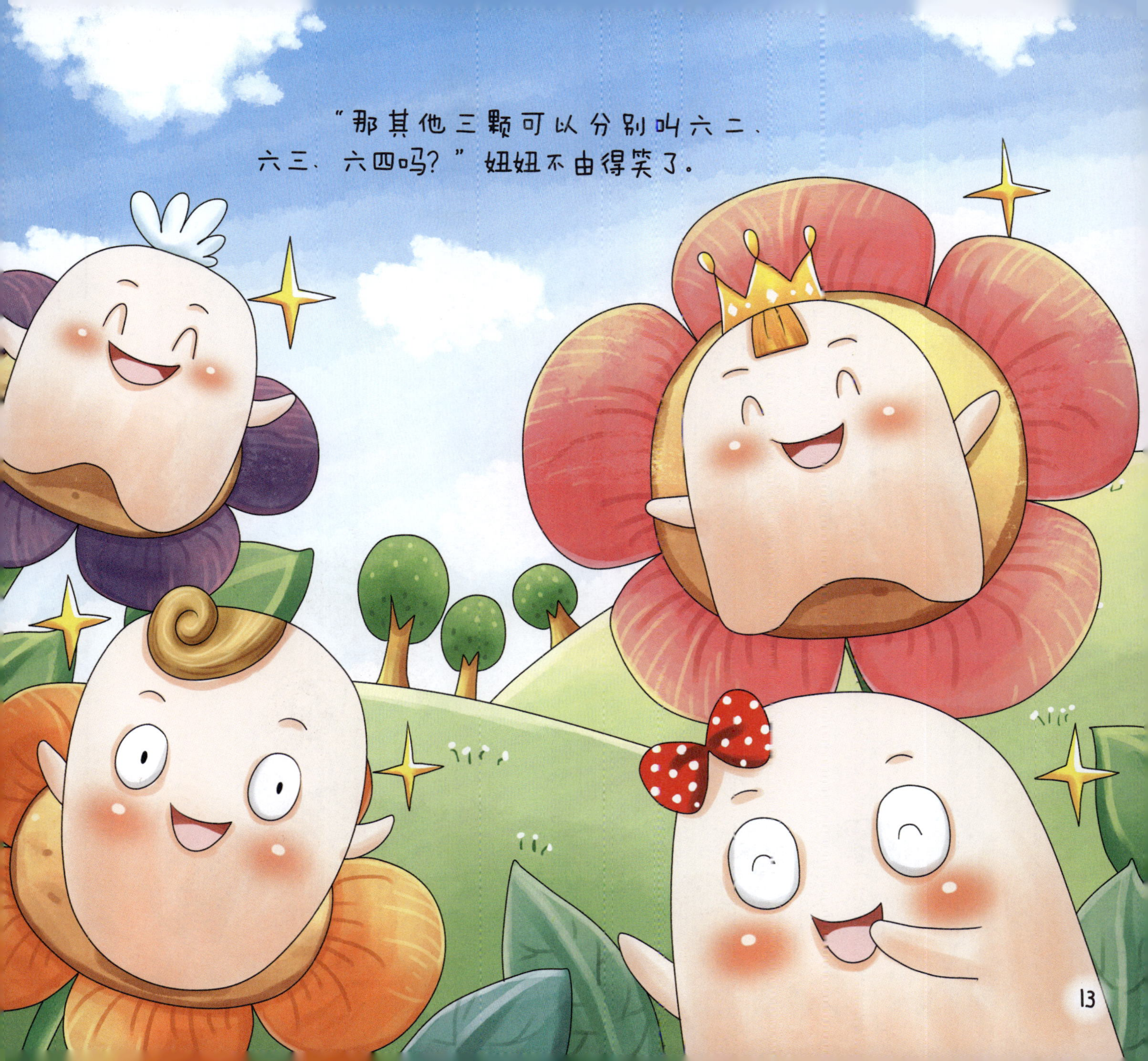

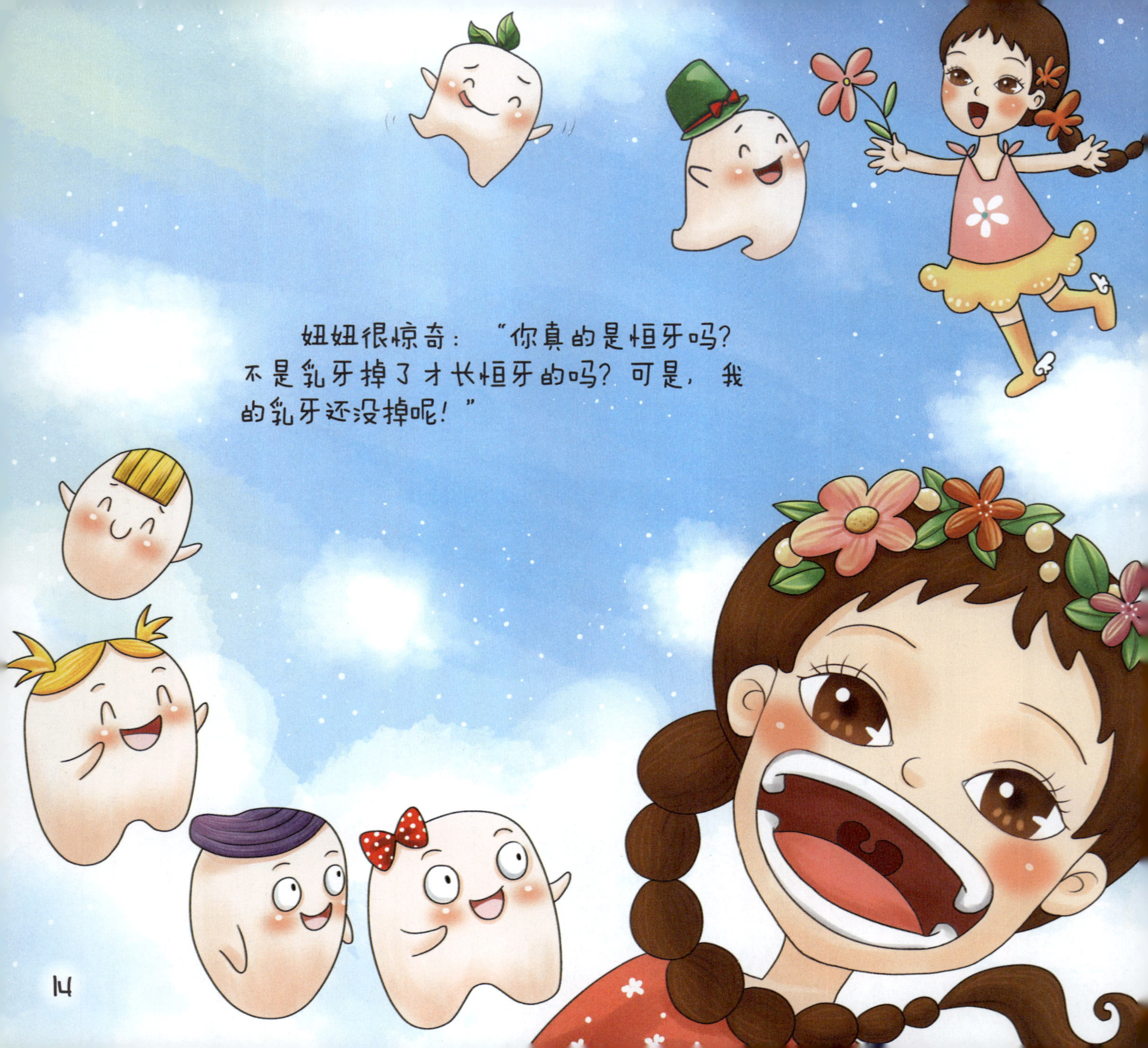

妞妞很惊奇："你真的是恒牙吗？不是乳牙掉了才长恒牙的吗？可是，我的乳牙还没掉呢！"

六一解释说：“乳牙只有20颗，恒牙会有28颗，有的人甚至更多。恒磨牙并不是在乳牙的位置上长出来的，所以在它们长出来时不需要乳牙让路。”

“原来是这样啊，”妞妞恍然大悟，“我一直以为最先长出来的是恒牙呢！”

“其实我们六龄牙才是最早长出来的恒牙。”六一说。

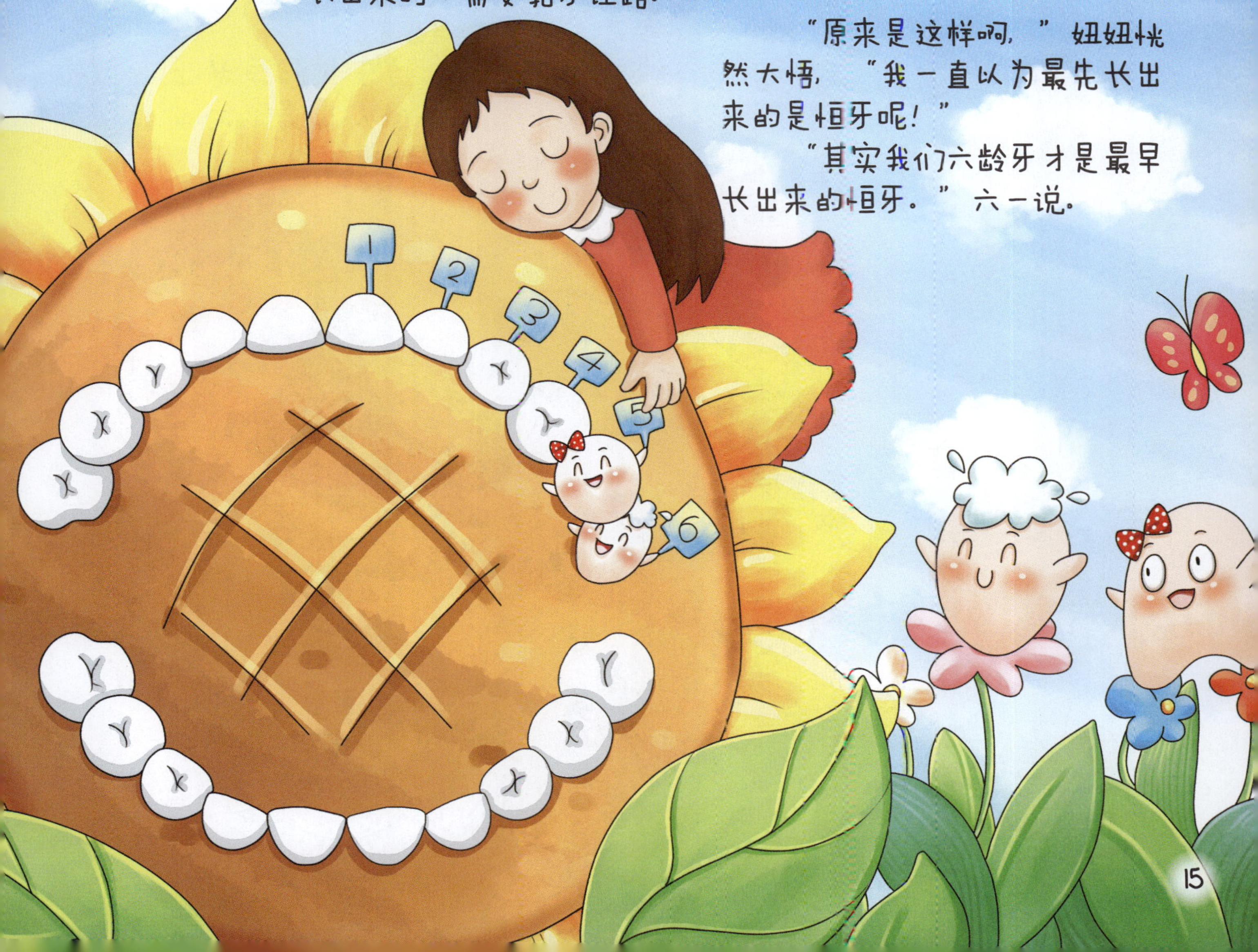

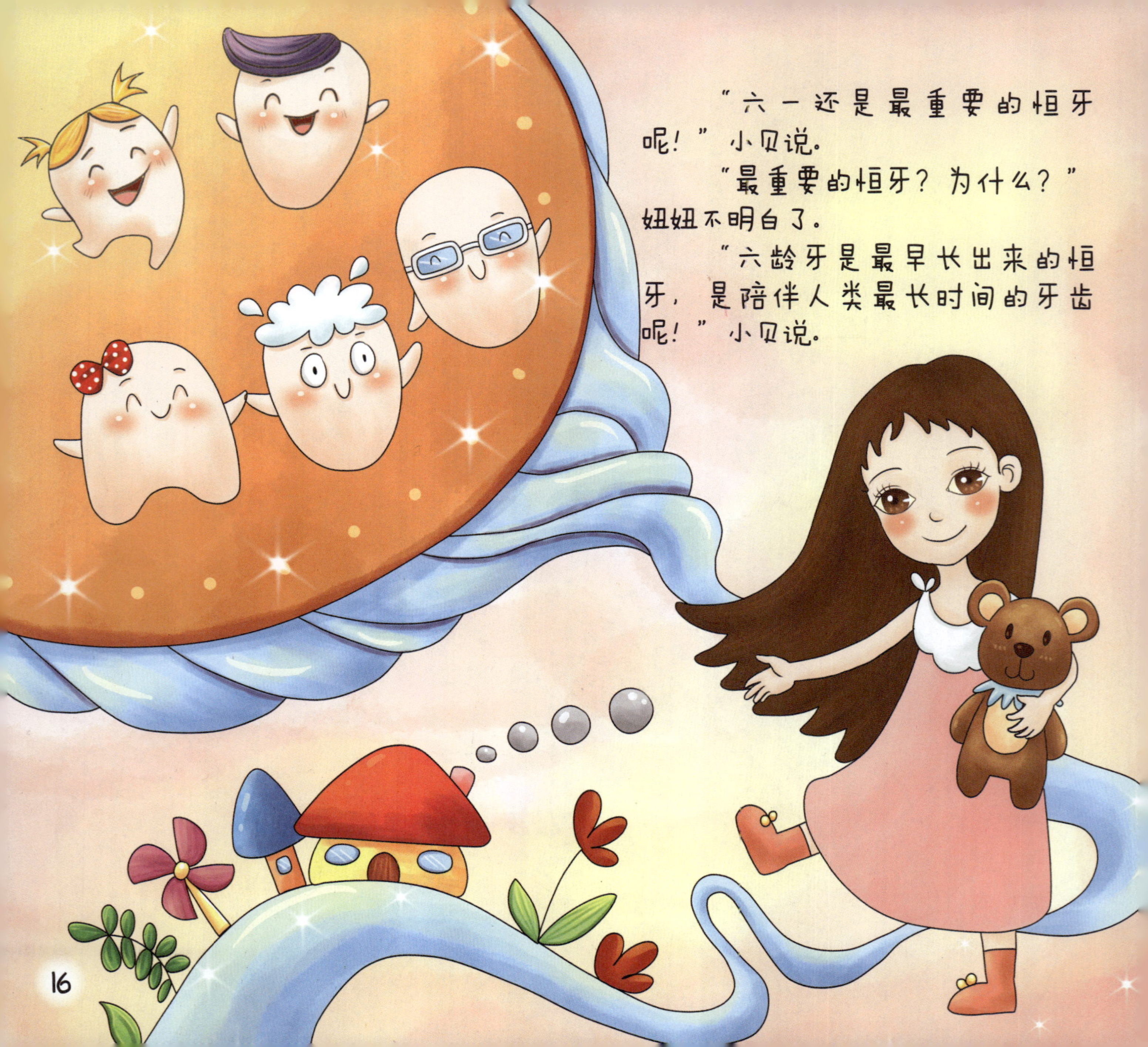

“六一还是最重要的恒牙呢！”小贝说。

“最重要的恒牙？为什么？”妞妞不明白了。

“六龄牙是最早长出来的恒牙，是陪伴人类最长时间的牙齿呢！”小贝说。

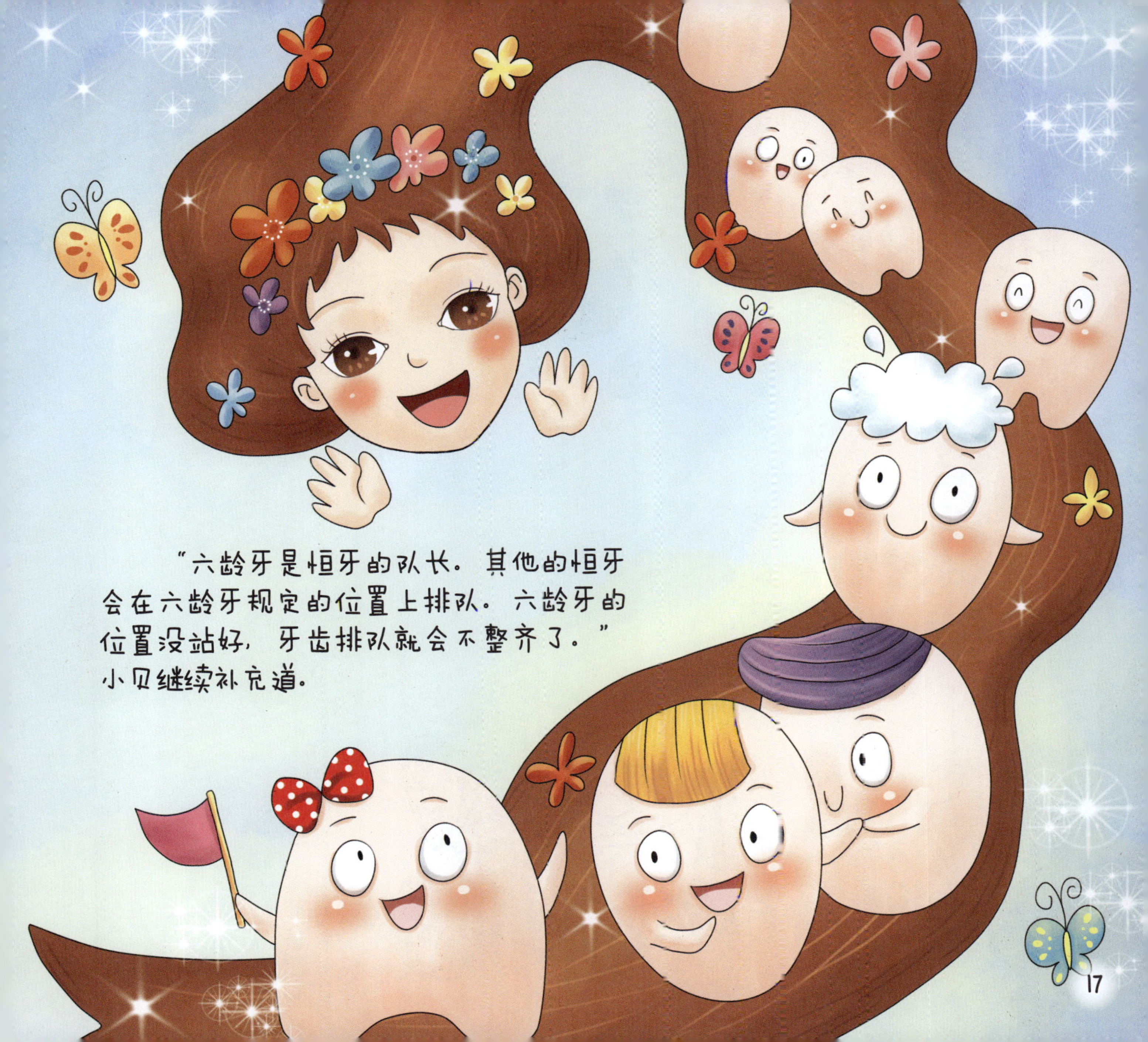

“六龄牙是恒牙的队长。其他的恒牙会在六龄牙规定的位置上排队。六龄牙的位置没站好，牙齿排队就会不整齐了。”小贝继续补充道。

“还有，磨牙就像小磨盘一样，能把食物磨碎，这样食物容易吸收。六龄牙的小磨盘是所有牙齿里最大的，研磨食物它们最能干了！”小贝继续说。

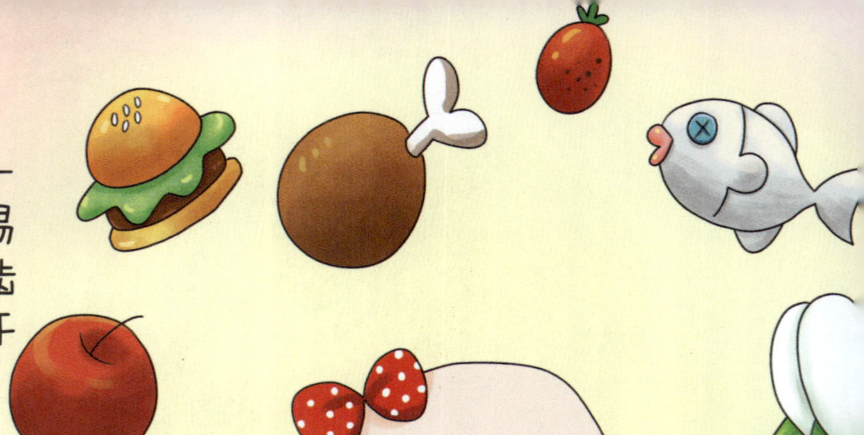

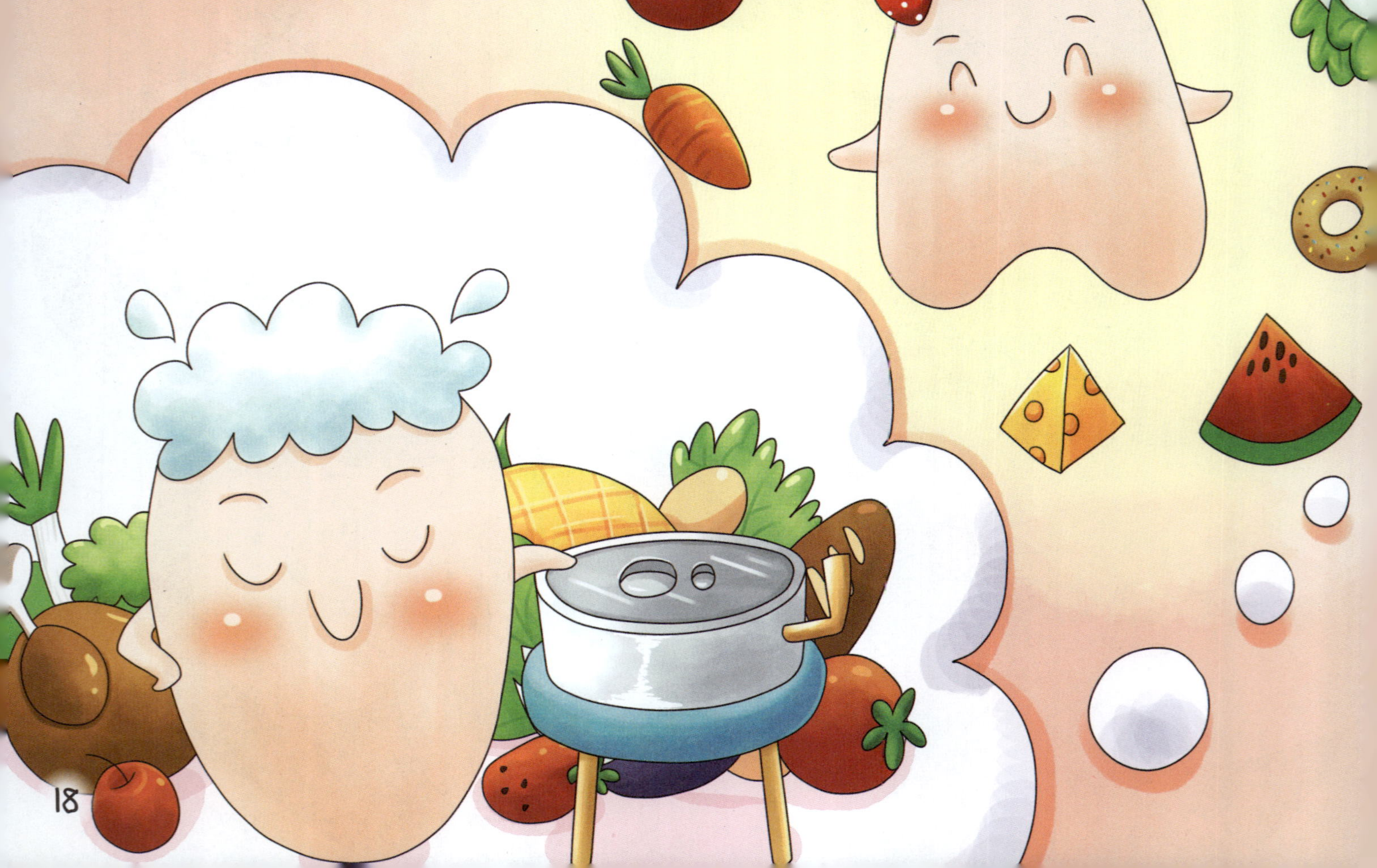

“可惜的是，很多人不知道六龄牙这么能干，没有好好保护它们。有些小朋友的六龄牙长出来后不久就有牙洞了。甚至还有的六龄牙很早就掉了，只能戴假牙，多可惜呀！”小贝感叹道。

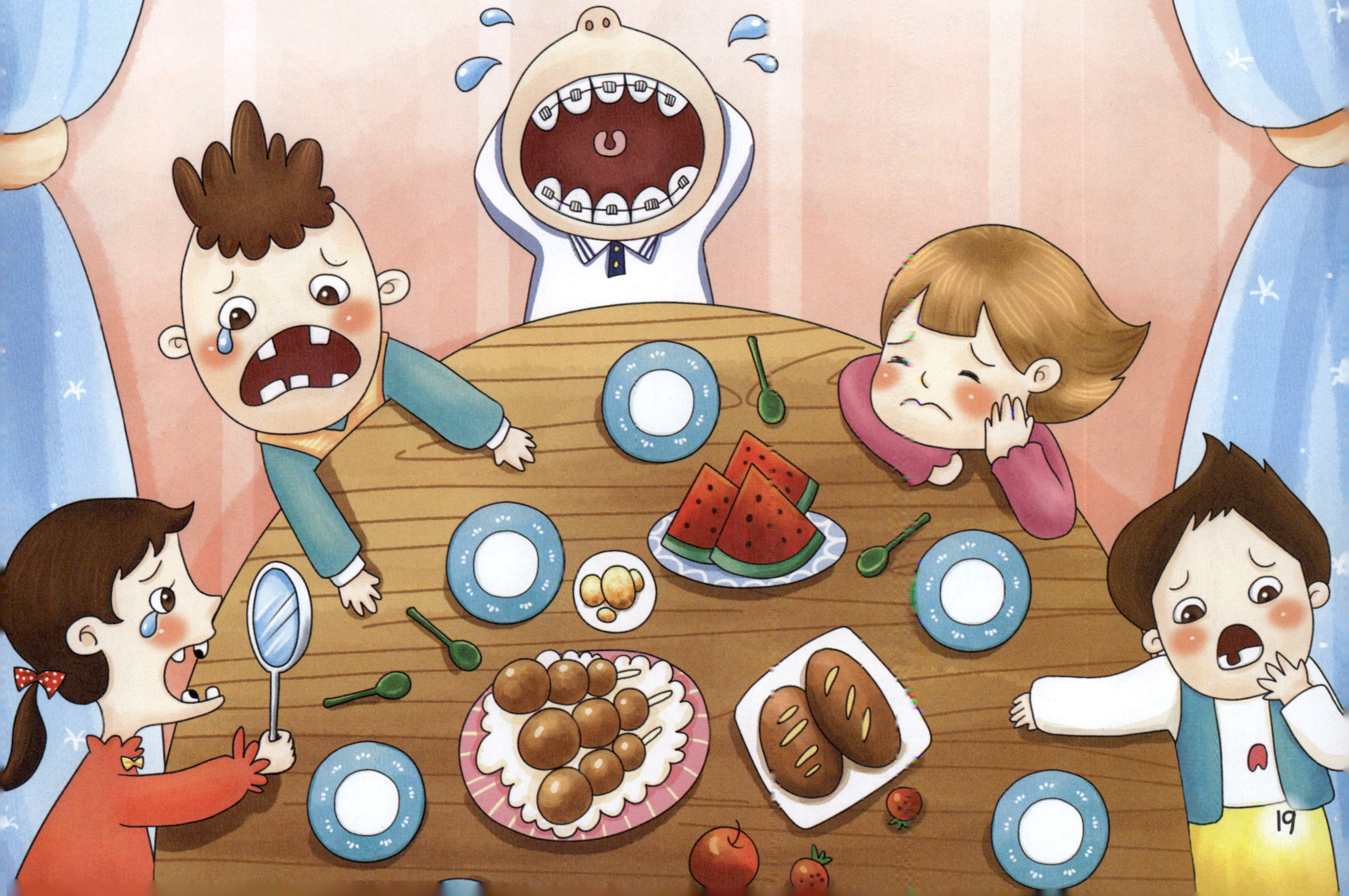

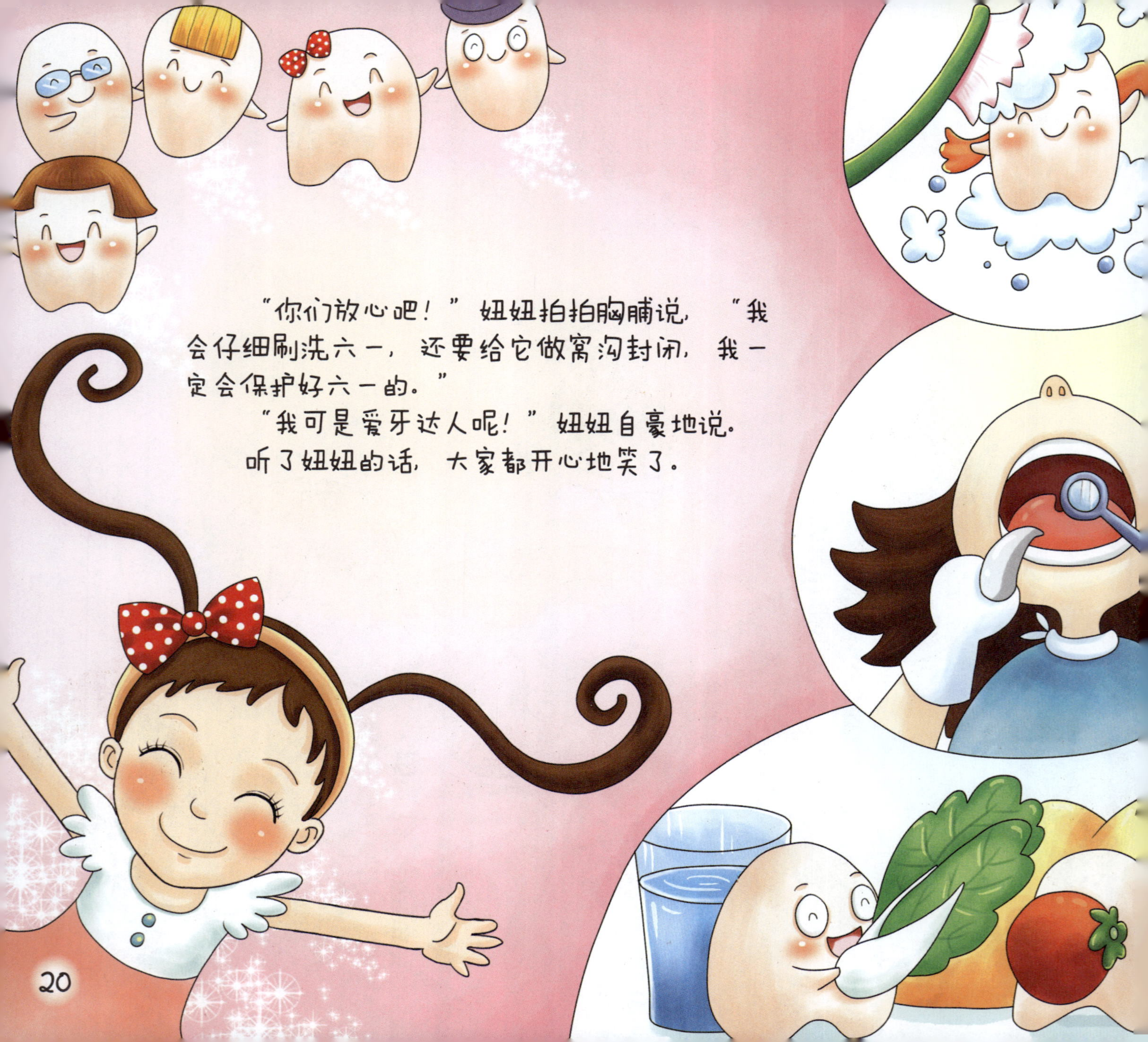

“你们放心吧！”妞妞拍拍胸脯说，“我会仔细刷洗六一，还要给它做窝沟封闭，我一定会保护好六一的。”

“我可是爱牙达人呢！”妞妞自豪地说。

听了妞妞的话，大家都开心地笑了。

“嘿，让我们来开派对吧！”妞妞说。

小贝兴奋地说：“太好了，欢迎派对现在开始！”

“太好了！”牙齿朋友们大声欢呼起来。

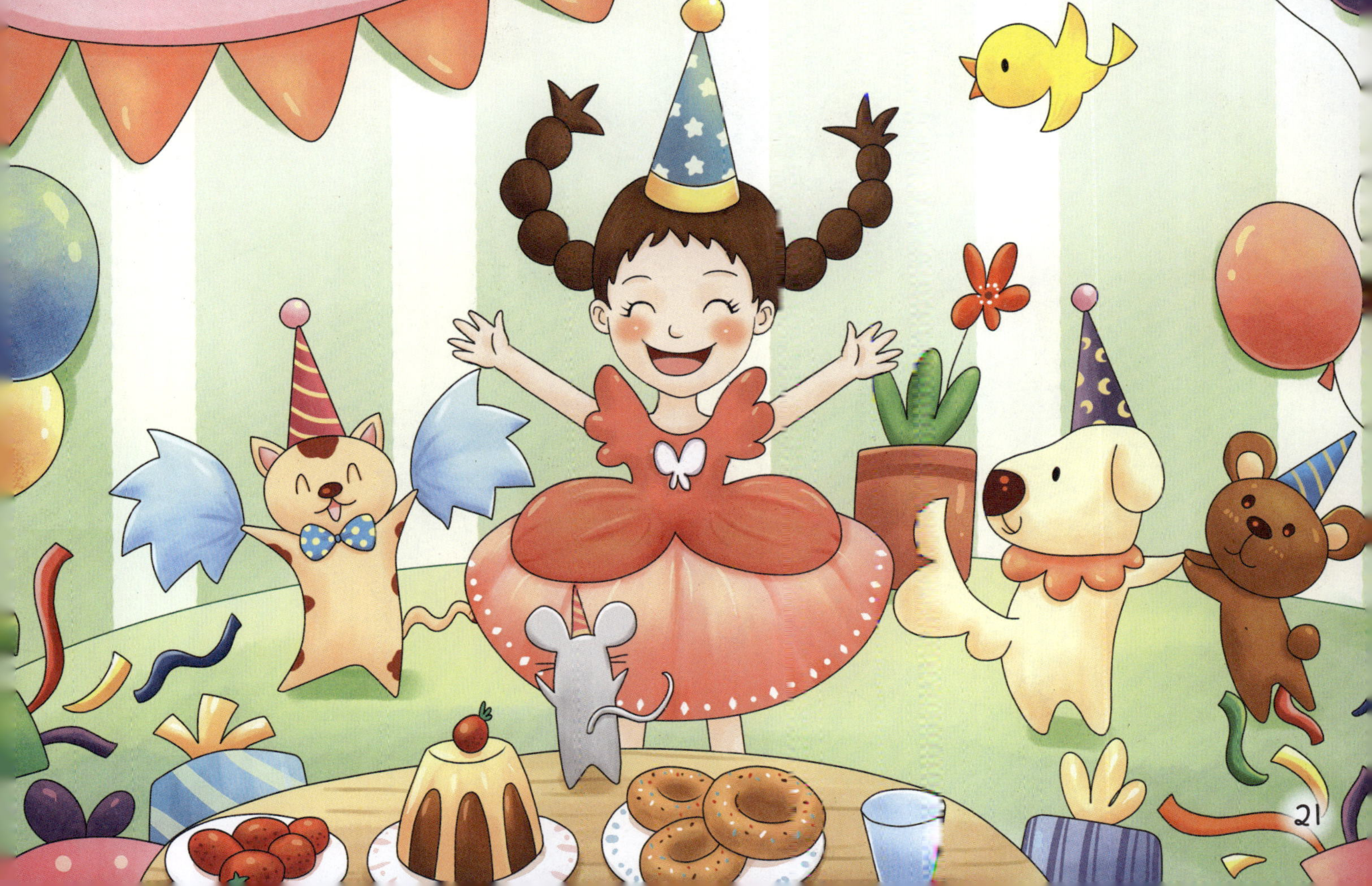

欢乐的派对结束了，但是对新朋友六龄牙的用心呵护可不能就此结束哦！

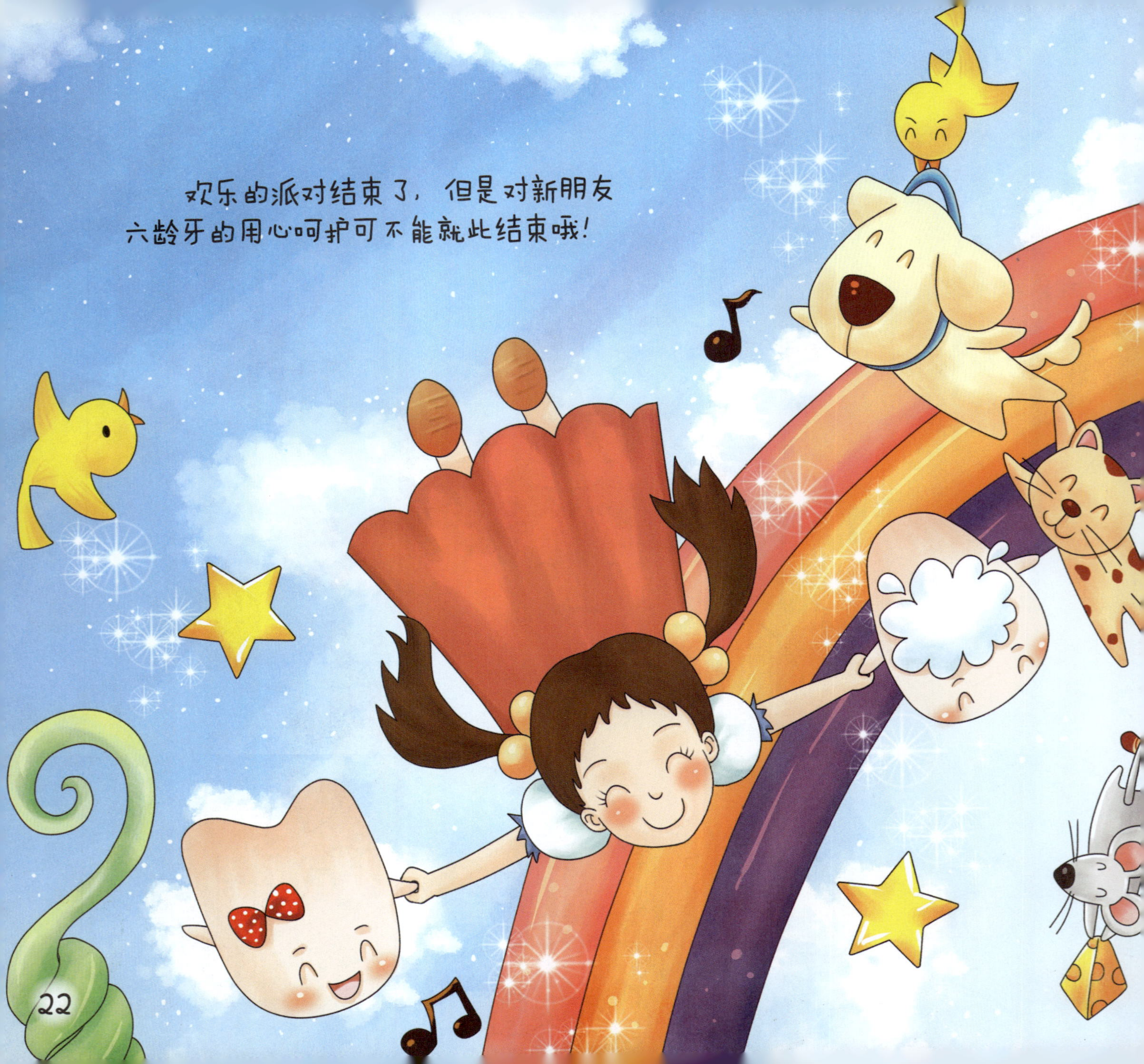

《我的妈妈是牙科医生》

本套书共六本，以牙科医生的女儿妞妞为主线，通过故事的形式，用简洁的语言和优美的图画系统介绍日常的牙齿保健知识，让孩子们从小重视口腔保健，终生拥有健康牙齿！

1.《乳牙是我的好朋友》你知道乳牙有什么作用吗？没有了乳牙的妞妞会发生什么事情呢？这个故事介绍**乳牙的重要性及如何保护乳牙**。

2.《不要在我的牙齿上建房子》细菌小不点与牙洞有什么关系呢？长牙洞了该怎么办呢？这个故事介绍了**龋病（虫牙）发生的原因及如何预防**。

3.《妞妞和小不点们的斗争》细菌小不点们最擅长躲藏。妞妞能不能找到小不点们呢？让我们去看看妞妞**如何保持牙齿清洁**吧。

4.《想要鲨鱼的牙齿可以吗》鲨鱼的牙齿和人类的牙齿有什么不一样呢？人老了一定会掉牙吗？这个故事介绍**如何预防老了掉牙（预防牙周病）**。

5.《参观假牙工厂》让我们一起去看看形形色色的假牙吧。假牙主要有固定假牙、活动假牙、种植牙3种，**装假牙很麻烦，让我们从小爱护牙齿吧**！

6.《欢迎新朋友》六龄牙是最先长出来的恒牙，六龄牙很重要。**如何保护六龄牙呢**？

图书在版编目（CIP）数据

我的妈妈是牙科医生 / 李霞著. -- 广州 : 暨南大学出版社，2016.1
ISBN 978－7－5668－1727－3

Ⅰ. ①我… Ⅱ. ①李… Ⅲ. ①口腔－保健－基本知识 Ⅳ. ①R78

中国版本图书馆CIP数据核字（2015）第304244号

ISBN 978-7-5668-1727-3

出 版 人 徐义雄
策划编辑 古碧卡
责任编辑 古碧卡 方 敏
责任校对 周海燕

总定价：60.00元（共六册）

出版发行：暨南大学出版社

地　址：中国广州暨南大学
电　话：总编室（8620）85221601
营销部（8620）85225284 85228291 85228292（邮购）
传　真：（8620）85221583（办公室） 85223774（营销部）
邮　编：510630
网　址：http://www.jnupress.com http://press.jnu.edu.cn

排　版：广州外语通软件科技有限公司
印　刷：深圳市新联美术印刷有限公司

开　本：889mm×1194mm 1/24
印　张：6.17
字　数：120千
版　次：2016年1月第1版
印　次：2016年1月第1次

总定价：60.00元（共六册）

（暨大版图书如有印装质量问题，请与出版社总编室联系调换）